AF453490

DE LA

FIÈVRE TYPHOÏDE

DANS LA MARINE

ET

DANS LES PAYS CHAUDS

PAR LE

Docteur J. MOURSOU

MÉDECIN DE PREMIÈRE CLASSE DE LA MARINE

PRIX DE MÉDECINE NAVALE (1884)

PARIS

OCTAVE DOIN, ÉDITEUR

8, PLACE DE L'ODÉON, 8

1885

DE LA

FIÈVRE TYPHOÏDE

DANS LA MARINE

ET

DANS LES PAYS CHAUDS

DU MÊME AUTEUR

De la médication antiseptique dans la fièvre typhoïde avec quelques considérations sur la nature de cette fièvre et sur celle de la forme putride. Thèse, Paris 1869.

Observation d'asphyxie locale des extrémités survenue après un accès de fièvre intermittente. *Arch. méd.*, nov. 1873, t. XIX, p. 364.

Nouvelles recherches sur l'origine des taches ombrées. *Annal. de dermatologie*, mai 1878.

Réponse à une lettre du D' Guiol au sujet de la priorité de la découverte de la relation des taches ombrées et des poux du pubis. *Annal. de dermatologie*, juin 1878.

A propos de la coïncidence des taches ombrées et des poux du pubis. Lettre au *Mouvement médical* (1878).

Considérations hygiéniques et étiologiques sur les maladies les plus fréquentes à bord du vaisseau-école des canonniers. *Arch. méd. nav.*, 1879, t. XXXII, p. 258.

Etude clinique sur l'asphyxie locale des extrémités et sur quelques autres troubles vaso-moteurs dans leurs rapports avec la fièvre intermittente. *Arch. méd. nav.*, mai et juin 1880, t. XXXIII.

Note sur l'emploi des bains chauds dans un cas d'hémorrhagie vésicale. *Journal de thérapeutique*, 10 nov. 1880.

Recherches anthropométriques sur les app. canonniers. *Arch. méd., nav.*, janvier et février 1881, t. XXXV.

Note sur les variations de l'urée éliminée par les urines suivant les climats tempérés ou chauds. *Arch. méd. nav.*, 1881, t. XXXVI, p. 227.

Nouvelles recherches sur la globulaire Turbith (en collaboration avec MM. les professeurs *Heckel* de Marseille et *Schlagdenhauffen* de Nancy). (Note exposée par M. Heckel) *in Recueil des actes du Comité médical des Bouches-du-Rhône*, 1880-1881, t. XIX, p. 65.

Nouvelles recherches au point de vue botanique, chimique, physiologique et thérapeutique sur les globulaires. *Comptes rendus de l'Académie des sciences*, 17 et 24 juillet 1882. (Note présentée en collaboration avec MM. les professeurs Heckel et Schlagdenhauffen.)

Nouvelles recherches chimiques et physiologiques sur quelques liquides organiques (Eaux des oursins, des kystes hydatiques et des cysticerques, liquide amniotique). *Comptes rendus de l'Académie des sciences*, 30 octobre 1882 et *Académie de médecine*, 7 novembre 1882. (Note présentée en collaboration avec M. le professeur Schlagdenhauffen.)

Considérations sur certains accidents de l'éruption des dents (en particulier des oreillons et sur leur traitement par l'aconitine associée à divers moyens). *Progrès médical* 1882, n°* 36, 37. 38 et 39.

De certains accidents de l'éruption des dents. Réponse au D' Doubre. *Progrès médical*, 25 nov. 1882.

Recherches sur les températures locales dans la fièvre typhoïde à la suite de l'administration de quelques médicaments. Méthode particulière d'appréciation de ces températures. *Journal de thérapeutique*, 10 août, 10 et 18 septembre 1882.

Note sur le liquide amniotique (en collaboration avec M. le professeur Schlagdenhauffen). *Progrès médical*, février 1883.

De l'emploi en thérapeutique de l'eau des oursins (en collaboration avec M. le professeur Schlagdenhauffen). *Journal de thérapeutique*, mai 1883.

Considérations sur la vaccine en Cochinchine: lettre adressée à M. l'Inspecteur général du service de santé de la marine, *in* Rapport présenté à M. le Ministre du Commerce par l'Académie de médecine. Paris 1883, pages 90 et suivantes.

Note sur le traitement de la diarrhée chronique de Cochinchine par les courants continus. *Arch. méd. nav.*, 1884, t. XLII, p. 55.

Étude clinique sur les lésions du cœur par coup de chaleur, observées à bord du Tourville. *Arch. méd. nav.*, 1884, t. XLII. p. 212.

Note concernant l'usage des tiges germées d'une légumineuse de Cochinchine, comme moyen préventif ou curatif du scorbut dans les latitudes chaudes et à bord des navires. *Arch. méd. nav.*, 1885, t. XLIV.

13516 — Imprimerie A. LAHURE 9, rue de Fleurus, à Paris

DE LA

FIÈVRE TYPHOÏDE

A BORD DES NAVIRES DE LA MARINE DE L'ÉTAT

PARTICULIÈREMENT

DANS LES PAYS CHAUDS

PAR LE

Docteur J. MOURSOU

MÉDECIN DE PREMIÈRE CLASSE DE LA MARINE

PRIX DE MÉDECINE NAVALE (1884)

PARIS

OCTAVE DOIN, ÉDITEUR

8, PLACE DE L'ODÉON, 8

—

1885

DE LA FIÈVRE TYPHOÏDE

A BORD DES NAVIRES DE LA MARINE DE L'ÉTAT PARTICULIÈREMENT DANS LES PAYS CHAUDS[1]

PAR LE Dr J. MOURSOU

MÉDECIN DE PREMIÈRE CLASSE DE LA MARINE

La fièvre typhoïde est une maladie de tous les climats, existant aussi bien dans les zones froides que dans celles voisines de l'équateur (voir le livre si remarquable de notre collègue Corre[2]); seulement, dans ces dernières, elle s'y présente avec certaines modifications qui sont loin d'avoir été suffisamment fixées par les auteurs. Ainsi, « les uns affirment que la maladie n'éprouve aucune modification; d'autres qu'elle diffère beaucoup de la pyrexie observée dans nos climats tempérés; d'autres enfin, qu'elle conserve son allure et ses caractères généraux, mais revêt certaines modalités, en rapport avec les conditions spéciales de son développement dans une zone de haute thermalité et parmi des races d'organisation et d'habitudes très diverses[3] »; je dirais en plus, « en rapport aussi avec des milieux où peuvent dominer divers éléments infectieux venant compliquer sa marche : *mal aria, miasmes typhique, cholérique, amaril*, etc. »

C'est, je crois, pour n'avoir pas tenu compte de ces *éléments surajoutés* que les auteurs n'ont pu se mettre d'accord sur les caractères de la fièvre typhoïde dans les pays chauds.

Existe-t-il au moins cet accord parmi *les médecins de la marine*, que leurs fonctions appellent plus particulièrement sur ce vaste champ d'étude des maladies exotiques, soit à bord des navires de l'État, soit dans les hôpitaux des colonies? Malheureusement, non! Trop de circonstances interviennent pour l'empêcher.

[1] Ce mémoire a obtenu le prix de médecine navale pour l'année 1884.
[2] *Traité des fièvres bilieuses et typhiques des pays chauds.* Paris. 1883
[3] Corre. Page 554. *loc. cit.*

Ainsi, leurs campagnes lointaines comportent des destinations si diverses, au point de vue climatique, qu'il est bien rare que l'un d'eux puisse remplir la même mission, un nombre de fois suffisant, pour lui permettre d'asseoir, sur cette importante question, un jugement vrai!

D'un autre côté, les cas de fièvre typhoïde à bord des navires de l'État sont si disséminés, par le fait du chiffre généralement inférieur des effectifs, que très peu de ces médecins ont pu se faire une opinion basée sur l'observation de faits assez nombreux.

Enfin, les situations d'un même navire sont tellement différentes, d'une année à l'autre, qu'il n'est pas étonnant de voir les maladies, qui ont des rapports si étroits avec les milieux, se présenter sous des aspects si dissemblables entre eux.

Croit-on que, sur tel vaisseau, appelé un jour à transporter des troupes avec ou sans chevaux, une autre fois à rapatrier des blessés, des malades divers, des convalescents, etc., la fièvre typhoïde puisse être identique dans les deux cas? Le fait ne paraîtra nullement douteux à tout esprit non prévenu.

Dans un voyage, la mer sera belle, et tous les sabords seront ouverts, permettant une aération parfaite, qui rendra les effets de l'encombrement complètement nuls. Dans un autre voyage, avec des conditions moindres d'encombrement, l'état agité de la mer obligera à tenir fermées toutes les ouvertures d'aération du navire. Pense-t-on que les fièvres typhoïdes qui évolueront dans l'un et l'autre cas soient comparables entre elles? Évidemment, cela ne peut se soutenir.

On jugera de la confusion qui règne à ce sujet par la lecture des extraits suivants de quelques rapports de fin de campagne:

« Je sais, dit le médecin-major du *Tonquin*[1], que la fièvre typhoïde est rare sous les tropiques; j'ignore si l'on a observé qu'elle est moins grave dans les pays chauds que dans les pays froids ou tempérés et si, dans ces derniers, les cas sont moins sérieux l'été que l'hiver; mais j'ai remarqué à bord de deux transports sur lesquels je viens de naviguer, que cette maladie se présentait avec des allures bénignes et qu'elle évoluait sans complications sérieuses (j'en excepte toutefois un élève mécanicien *mort subitement* à bord de l'*Annamite* d'une *congestion pulmonaire*); bien entendu que mon observation est très

<hr>

[1] Dʳ Rit, médecin de première classe. Rapport manuscrit déposé à la Bibliothèque de l'École de médecine navale de Toulon.

restreinte et j'énonce ici tout simplement une idée qui est peut-être fausse. Il me semble pourtant avoir entendu quelques-uns de mes collègues faire la même remarque. D'ailleurs, si le fait est vrai, on pourrait aussi bien dire qu'il n'est pas dû à la température élevée, mais plutôt aux excellentes conditions hygiéniques que les navires du type *Annamite* présentent dans le voyage d'aller. »

Un autre médecin de la marine est encore plus catégorique dans ses affirmations en faveur de la bénignité des fièvres typhoïdes des pays chauds : « Il nous a été donné, dit-il[1], d'observer plusieurs cas de fièvre typhoïde sur les navires au début d'une campagne dans les pays chauds ; plus rarement nous l'avons vue atteindre ceux qui avaient séjourné dans ces climats ; la guérison nous a paru être la règle et nous nous sommes demandé si les sueurs profuses qui inondent les malades alités, ne contribuent pas à la guérison en abaissant la température, en diminuant la violence de la fièvre. La conséquence de ce fait, ainsi interprété, conduirait à une méthode de traitement autre que celle que nous employons habituellement ; mais, d'un autre côté, les sueurs qui surviennent dans le cours du troisième septénaire ne sont-elles pas considérées comme un signe de pronostic favorable? »

A côté de l'opinion de ces deux médecins sur le peu de gravité de la fièvre typhoïde dans les climats tropicaux (bien que l'un d'eux donne un cas de cette pyrexie où le malade a été emporté en trois jours ; c'était, il est vrai, dans la mer Rouge!), je pourrais citer un certain nombre d'appréciations d'autres médecins, où la présence de la fièvre typhoïde dans les zones chaudes a été considérée avec des couleurs plus sombres.

Ainsi pour le docteur Aiguier[2] « la fièvre typhoïde dans les pays chauds se rapproche plus du typhus que celle que nous observons en France. A l'appui de mon assertion, je vais citer, dit-il, quatre observations prises sous des latitudes diverses mais chaudes[3], et l'on verra quelle frappante analogie il y a entre elles, et combien ces analogies rapprochent plus cette affection du typhus que de la fièvre typhoïde. »

En présence de ces divergences d'opinion, j'ai eu l'idée d'ana-

[1] Dr Rousse. Rapport manuscrit, *loc. cit.*

[2] Rapport manuscrit, *loc. cit.* sur l'*Albatros* (de Toulon au Mexique).

[3] On trouvera l'une d'elles dans le cours de ce travail.

lyser la série des *cas de fièvre typhoïde pris, autant que possible, dans des milieux et des situations identiques, à bord des navires de l'État, à mission bien déterminée et toujours la même.*

C'est cette étude que j'offre à la bienveillante appréciation de mes collègues, les priant de m'excuser sur les imperfections de l'œuvre et sur les inexactitudes de statistique, qu'ils seront à même de constater. Je ne puis être responsable des chiffres sur lesquels elle s'appuie, puisqu'ils appartiennent à chacun de nous.

Néanmoins les résultats qu'ils donneront, représenteront une moyenne de vérité telle, qu'à mon avis, on ait à en tenir le plus grand compte, et qu'ils deviennent le point de départ de travaux ultérieurs, dont l'importance ne fera de doute pour personne.

Ces recherches auront, en outre, l'avantage de donner une idée *de la morbidité et de la mortalité de la fièvre typhoïde dans la marine :* mais, ici, *il faudra bien se garder de comparer ces résultats à ceux obtenus dans l'armée,* car les effectifs de la marine sont d'une telle *mobilité,* qu'il est impossible de les suivre, et par suite, puisqu'ils ne portent que sur des effectifs moyens, de les opposer à ceux de l'armée où ils sont d'une *fixité* remarquable.

On ne devra pas oublier, non plus, qu'étant répartis sur un nombre variable, mais toujours élevé d'*années,* ces résultats ne représentent que des moyennes auxquelles on ne doit opposer que des chiffres obtenus dans les mêmes conditions.

Cette étude comprendra deux parties : la première se rapportera exclusivement à la *statistique ;* la seconde aux *considérations étiologiques et cliniques* de la fièvre typhoïde dans les différents milieux nautiques.

PREMIÈRE PARTIE

STATISTIQUE

CHAPITRE PREMIER. — FIÈVRE TYPHOÏDE A TOULON ET SUR LES NAVIRES EN ARMEMENT DANS CE PORT.

Avant d'aborder directement l'étude des cas de fièvre typhoïde à bord des navires, j'ai cru (cette étude ayant été faite, d'après les documents existants dans les *Archives du conseil de santé de Toulon*[1] et pour des navires ayant presque tous pris armement dans ce port)[2] qu'il était important d'avoir, comme point de départ, quelques notions sur la fièvre typhoïde qui sévit à l'état endémique dans cette place de guerre.

Mais je dois l'avouer de suite ; il m'a été fort difficile d'arriver au but que je m'étais proposé d'atteindre et cela pour plusieurs raisons : d'abord, parce que les *Archives du conseil de santé ou des hôpitaux* n'ont pu me donner les chiffres des effectifs nécessaires au calcul de la morbidité ou de la mortalité de certains corps de la marine ou de la guerre ; ensuite parce que celles de quelques régiments n'ont pu m'être communiquées ; enfin, parce que d'autres ne contenaient aucun document capable de me mettre sur la voie que je désirais parcourir. Il m'a fallu, alors, puiser à d'autres sources, les renseignements que je ne pouvais obtenir là où je croyais devoir les trouver ; leur insuffisance est indiscutable comme prémices d'une statistique touchant à la marine. J'espère néanmoins que tels qu'ils sont, ils suffiront à donner une idée de l'intensité d'action du foyer typhoïgène existant à Toulon.

A bord de l'*Iéna*, réserve du port de Toulon, avec un

[1] Ils sont déposés à la Bibliothèque de l'École de médecine, où ils sont à la portée de tous ceux qui veulent les consulter.

[2] Quelques uns parmi les nombreux rapports manuscrits du port de Toulon que je citerai, seront sans nom d'auteurs. J'ai cru devoir adopter cette manière de faire, afin de m'éviter le reproche de m'être servi, pour les livrer à la publicité, de documents qui n'avaient pas été écrits dans cette intention.

effectif moyen de 496 hommes, la *morbidité* (à 1000 d'effectif moyen)[1] de la fièvre typhoïde a été de 8,06, dans une année, la mortalité de 4,03, la mortalité des cas de 50 p. 100[2].

Dans les années 1868 et 1869, le 56° *de ligne*, caserné à Toulon avec un effectif moyen de 2002 hommes, a eu 25 décès de fièvre typhoïde, soit une *mortalité* à 1000 d'effectif de 11,98 (*Canonge*[3] et *Maget*[4]).

L. Colin (p. 52)[5] indique même, pour les troupes de la guerre, un chiffre de *mortalité* encore plus élevé : « A Toulon en particulier, écrit-il dans son livre, la gravité de l'épidémie (de fièvre typhoïde) prend une intensité exceptionnelle; il y a, par fièvres typhoïdes seulement, 86 décès sur 5052 hommes d'effectif, soit plus de 17 morts pour 1000, le double de la mortalité annuelle de nos soldats, par l'ensemble de toutes les causes léthifères. »

A bord du *vaisseau-école des canonniers*, qui séjourne trois fois par an à toutes les fins d'instruction dans la rade de Toulon, le temps nécessaire aux mutations de son personnel (un mois environ) pour aller ensuite mouiller dans la rade des salins d'Hyères, j'ai trouvé pour une période de huit années, avec un effectif moyen de 1165 hommes, dont la presque totalité a déjà subi l'influence de l'infectieux typhoïde, soit dans les divisions des ports, soit à bord de la *Bretagne*, en rade de Brest, les chiffres suivants :

Morbidité à 1000 d'effectif moyen.	17.2	A 1000 d'effectif vrai.		9.2
Mortalité.	6.21	—	—	2.9
Gravité des cas	51.4 %			

La *morbidité* sur le *transport-école des torpilleurs*, « le *Japon* », placé dans les mêmes conditions que le vaisseau-école des canonniers, est à peu de chose près identique à celle de celui-ci, ce qui prouve que, sur les deux navires, l'infection est la même; mais la *mortalité* et *la gravité des cas* sont

---

[1] Tous les chiffres de morbidité et de mortalité qui se trouvent dans ce travail ont tous été relevés pour les navires à 1000 d'*effectif moyen*.

[2] Rapport manuscrit. Dr Michel, médecin de première classe, *loc. cit.*

[3] Canonge. Thèse de Paris, 1869. *Considérations sur l'hygiène de l'infanterie, etc.*

[4] Maget. Thèse de Montpellier. *Généralités sur le climat provençal, etc.* 1870.

[5] L. Colin. *De la fièvre typhoïde dans l'armée.* Paris. 1878.

bien différentes en raison des conditions hygiéniques opposées de chacun des navires : dans l'un, le vaisseau des canonniers, il y a un certain degré d'encombrement et plus de fatigues ; dans l'autre, le navire des torpilleurs, les conditions contraires existent ; rien d'étonnant alors à ce que la fièvre typhoïde importée dans ces deux milieux se présente sous des aspects si opposés.

Effectif moyen.	201
Morbidité à 1000 d'effectif pour une période de trois années	16.6
Mortalité.	4.6
Gravité.	10 %

A *l'hôpital principal* situé au centre de la ville de Toulon, la *mortalité* des cas aurait été dans les 4 années (1862-1865) un peu plus élevée, d'après *Comte*[1] : 517 cas auraient donné 110 décès, soit une mortalité (que j'appellerai dans les pages suivantes : *gravité des cas* pour ne pas la confondre avec la mortalité à l'effectif, à laquelle je laisserai cette dénomination) de 37,79 p. 100.

A *l'hôpital de Saint-Mandrier*, la *gravité* s'est montrée plus faible, la moyenne de 17 années donne le chiffre peu élevé de 11,5 p. 100. Cette bénignité est évidemment le fait de la supériorité hygiénique de cet établissement (voir *Bérenger-Féraud*)[2] si admirablement situé, au milieu d'un bois de pins et sur le bord de la mer, dans une presqu'île, qui ne reçoit aucune des émanations putrides de la ville de Toulon.

Marc, à Lorient[3], a fait ressortir de même, dans l'épidémie de fièvre typhoïde de 1864-1865, la différence de deux hôpitaux inégalement favorisés au point de vue hygiénique. Dans l'hospice civil, entouré de rues étroites et malpropres, la *mortalité* a été énorme (45,5 p. 100). Dans l'hôpital militaire, situé dans un quartier salubre et aéré, elle a été inférieure à la mortalité moyenne de la fièvre typhoïde, soit 16 p. 100. — Entre les deux hôpitaux la différence de gravité est donc de 27,5 p. 100, qui est, à 1 p. 100 près, la même que celle existant entre les deux hôpitaux de la marine du port de Toulon.

---

[1] Comte. Thèse de Montpellier. 1866. *Quelques observations cliniques, etc.*

[2] Bérenger-Féraud. De l'hôpital Saint-Mandrier, etc. Paris, 1881.

[3] Marc. Thèse de Montpellier. 1866. citée dans Colin (relation d'une épidémie de fièvre typhoïde, etc.).

8   J. MOURSOU.

C'est dans la thèse d'*Eyssautier*[1] que j'ai pris les chiffres
suivants, qui m'ont permis de donner la note vraie de la gravité générale de la fièvre typhoïde à Toulon ; je n'ai fait qu'y
ajouter ceux afférents aux années 1879-1882.

Statistique de la fièvre typhoïde à l'hôpital de Saint-Mandrier.

1866 Cas de fièvre typhoïde .	505 Décès . .	27 Gravité	5.35 %
1867 —	708 —	61 —	8.61
1868 —	676 —	35 —	8.1
1869 —	502 —	20 —	6.6
1870 —	757 —	87 —	11.5[2]
1871 —	858 —	67 —	7.8
1872 —	560 —	31 —	8.6
1873 —	539 —	35 —	6.5
1874 —	1391 —	165 —	11.8[3]
1875 —	1259 —	140 —	11.3
1876 —	879 —	132 —	15.0
1877 —	1714 —	158 —	9.2[4]
1878 —	1680 —	154 —	9.2
1879 —	1150 —	158 —	13.98
1880 —	859 —	156 —	18.16
1881 —	859 —	152 —	18.11
1882 —	755 —	152 —	17.48

Pour 17 ans, totaux des cas : 15 191 des décès : 1750 Gravité moyenne. 11.3 %.

Le nombre des cas des années (1873-1882) représente
exactement ceux des fièvres typhoïdes de toute la population
militaire et maritime de Toulon, pendant ces années (aux autres
années, il faudrait ajouter les entrées des mêmes fièvres de
l'hôpital principal). Leur moyenne peut donc servir de base
à une appréciation du degré d'intensité de l'infectieux typhoïde
à Toulon.

*De 1100 à 1200 cas de fièvre typhoïde dans l'année avec
150 décès, et une gravité de 12,7 p. 100*, tel est le tribut que
les marins et les soldats paient à Toulon au poison typhoïde !

Pour *les navires en armement, chez ceux seulement où
la fièvre typhoïde s'est déclarée*[5], et qui ont pu me fournir

[1] Eyssautier, Thèse de Montpellier. De l'hôpital Saint-Mandrier, 1880.

[2] Guerre de 1870.

[3] Nouvelle loi militaire.

[4] Dissémination des troupes de l'infanterie de marine dans les forts autour de
Toulon et sur les vieux vaisseaux en bois dans la darse de Missiessy.

[5] Je dois prévenir ici que toutes mes recherches sur la fièvre typhoïde à bord
des navires n'ont porté que sur les bâtiments où celle-ci a existé, laissant de côté
dans mes calculs ceux où elle a été absente, à cause de l'impossibilité où je me
suis trouvé de fixer leur nombre.

des indications suffisantes, j'ai relevé les chiffres suivants se rapportant exclusivement à la période d'armement qui dure de vingt jours à trois mois.

Effectif moyen par navire . . . . 258 hommes
Morbidité à 1000 d'effectif moyen 23.0
Mortalité. 7.0
Évacués dans les hôpitaux (suite inconnue). . . 4.2
Gravité . . . . 81.2 %

Sur le croiseur *le Tourville* (effectif 556 hommes), pendant les mois de juin et de juillet (durée de son armement), j'ai évacué sur les hôpitaux 25 cas de fièvre typhoïde, ainsi caractérisés par les chefs de service des salles (dont quatre avec décès avant le départ de Toulon), ce qui donne une *morbidité* de 41,0 p. 1000.

Les résultats obtenus sur ces navires s'expliquent parfaitement par les *conditions morales déprimantes* des hommes en expectative de départ pour une campagne lointaine qui va les séparer de leur famille et dont les dangers sont grossis à plaisir par les matelots ayant déjà navigué. Ils trouvent aussi leur raison d'être dans les fatigues qui proviennent de l'armement du navire, surtout si cet armement est précipité ; dans le séjour du navire pendant tout ce temps dans un coin du port où l'aération se fait mal ; enfin dans son défaut de propreté, correspondant à celui des hommes, qu'il est de toute impossibilité de pallier, au milieu de l'encombrement du matériel, embarqué pour toute la durée de la campagne. Il est inutile d'ajouter que ces conditions préparent admirablement le terrain pour l'évolution de l'infectieux typhoïde, que les hommes importent de la *Division des équipages de la flotte*, où il est à l'état endémique.

Si cette étude sur la fièvre typhoïde dans le milieu maritime et militaire de Toulon ne m'a pas fourni tous les éléments nécessaires à une statistique complète, surtout au point de vue des effectifs, elle a du moins servi à montrer quel foyer d'endémicité typhoïde renferme ce port militaire. Par la suite, l'on sera moins étonné de voir la plupart des navires partant de Toulon, présenter des cas plus ou moins nombreux de fièvre typhoïde[1].

---

[1] Je n'ai pas à m'étendre ici sur les causes de l'insalubrité de la ville de Toulon ; cette étude m'entrainerait hors des limites de ce travail ; il me suffit de l'avoir

Tels qu'ils sont cependant, ces éléments, une fois groupés ensemble, permettent, surtout après discussion (voir tableau), d'arriver à certains résultats positifs.

TOULON ET RADE DES SALINS D'HYÈRES	EFFECTIF MOYEN	MORBIDITÉ A 1000 D'EFFECTIF MOYEN	MORTALITÉ A 100ᵉ D'EFFECTIF MOYEN	GRAVITÉ	OBSERVATIONS
Réserve (génie)	496	8.06	4.05	50.00 °/₀	La gravité moyenne a été constituée avec les chif-
56ᵉ de ligne.	»	»	11.98	»	fres qui ont servi à
Troupes de la guerre (L. Colin).	»	»	17.00	»	établir la morbidité et
Vaisseau-école des canonniers.	1165	17.2	6 21	31.4	la mortalité moyennes.
Japon. École des torpilleurs.	201	16.6	1.66	10.00	Elle est donc limitée,
Hôpital principal (Comte) . . .	»	»	»	37.79	ne tenant nullement
Hôpital Saint-Mandrier (dix-sept années)	»	»	»	11.3	compte de celle des hôpitaux.
Navires en armement. . . .	258	11.2	7.0	81.2	
Tourville en armement. . .	536	41.0	»	»	
Moyenne	»	16.8	5.17	30.7	

Ainsi, si on laisse de côté les chiffres donnés pour les navires en armement qui ne portent que sur un ou deux mois (voir plus haut ce que je viens de dire), l'on s'aperçoit que la *morbidité* varie de 8,06 à 17,2 p. 1000 d'effectif moyen, la *mortalité* de 1,66 à 17,00[1]; quant à la *gravité des cas*, elle est exactement représentée par celle des dix-sept années de *l'hôpital de Saint-Mandrier*, 11,5. Mais elle peut atteindre des proportions plus grandes, suivant certains milieux.

Je ne m'étendrai pas plus longuement sur la *morbidité* pour laquelle les éléments d'une discussion font défaut, mais je m'arrêterai sur la *mortalité*. Ainsi, elle est très faible pour *l'école des torpilleurs* où les fatigues sont à peu près nulles et où les hommes sont largement logés; elle est un peu plus

constatée. D'ailleurs, l'épidémie de choléra de 1884 n'a, malheureusement, que trop bien fait connaître à toute la France cette insalubrité.

[1] En France, la *mortalité* de la fièvre typhoïde est dans *l'armée* d'autant plus élevée qu'on s'approche plus du Sud.

L. Colin (page 58) a donné, pour les années 1866 et 1872, la mortalité (à 1000 d'effectif) de la fièvre typhoïde des différentes garnisons de France, qui montre bien sa progression du Nord au Sud.

Garnisons du Nord.	1866	1.25	1872	2.85
— du Centre.	»	1.79	»	1.53
— du Sud	»	2.90	»	5.65

forte sur la réserve *l'Iéna*, où les hommes sont plus occupés et où l'isolement du foyer infectieux de Toulon est moins grand. Elle est beaucoup plus élevée à bord du *vaisseau-école des canonniers*, malgré l'assuétude déjà en partie acquise par les hommes de ce vaisseau à bord de la *Bretagne* et malgré son isolement dans la *rade des salins d'Hyères*, à cause du chiffre très considérable de son effectif. (Voir les deux mémoires que j'ai publiés à ce sujet[1].) Enfin, cette mortalité devient très grande pour les *troupes de la guerre*, parce qu'elles sont logées dans des casernes placées au centre du foyer infectieux typhoïde, au cœur même de la ville infestée.

Je dirai aussi un mot sur la *gravité des cas :* le chiffre élevé de celle des fièvres typhoïdes du *vaisseau-école des canonniers*, trouve son explication dans les raisons données à propos de la *mortalité*. Quant à celui de la *Réserve*, je ne le comprends qu'en admettant qu'il a surtout porté sur de jeunes marins, venus des ports du Nord, qui n'ont pas eu le temps de s'acclimater à ce foyer infectieux si intense de Toulon. Ils tombent alors, pour ainsi dire, sidérés par la violence du miasme typhoïde.

CHAPITRE II. — FIÈVRES TYPHOÏDES SUR LES NAVIRES STATIONNANT DANS LES DIFFÉRENTS POINTS DE LA MÉDITERRANÉE.

Je passerai maintenant à la situation de la fièvre typhoïde dans les différents points de la Méditerranée; car, il importe d'avoir, pour plus tard, des notions exactes sur son compte, prises dans une mer touchant au port d'infection et jouissant d'un climat tempéré.

J'examinerai cette situation d'abord sur *les navires de la station locale des côtes de Provence*, ensuite sur les *navires d'escadre* qui séjournent un certain nombre de mois de l'année à Toulon, enfin sur les navires qui ne reviennent dans ce port qu'après avoir terminé leur mission dans une des rades de la Méditerranée. En procédant ainsi, il sera plus facile de saisir l'influence du port d'infection.

[1] J. Moursou. *Considérations hygiéniques et étiologiques sur les maladies les plus fréquentes à bord du vaisseau-école des canonniers. Archives de méd. nav.*, oct. 1879, t. XXXII. page 258. Et *Recherches anthropométriques sur les apprentis-canonniers. Archives de méd. nav.*, mai et juin 1881. page 55.

A. — *Station locale des côtes de la Provence et de la
Corse.* — Les navires affectés à cette station sont très recher
chés des matelots du littoral. Le service, quoique par moment
assez pénible, ne présente pas une très grande somme de
fatigues, à côté de celui de beaucoup d'autres navires. La
fièvre typhoïde s'y montre, néanmoins, encore assez fréquente.

Sur sept navires ayant un effectif moyen de 112 hommes,
la *morbidité* à 1000 d'effectif moyen a été de 24,7, la *mortalité* de 2,47, enfin la *gravité* de 10 p. 100.

B. — *Escadre de la Méditerranée.* — L'escadre de la
Méditerranée, en temps de paix, ne s'éloigne des eaux de la côte
de Provence que pour aller, dans sa campagne d'été, montrer le pavillon sur les côtes d'Algérie, d'Italie ou sur celles
qui limitent la mer du Levant. Les conditions de salubrité de
cette escadre sont les meilleures de la Marine; les travaux des
hommes consistent surtout en exercices réguliers, qui maintien-
nent le corps sans le fatiguer dans un état d'activité d'une
utilité hygiénique incontestable. Des cas assez fréquents de
fièvre typhoïde s'y montrent cependant, importés des divisions
des équipages de divers ports.

Anciennement les vaisseaux d'escadre étaient *en bois* et
montés par des équipages nombreux. Aujourd'hui il n'en est
plus ainsi ; la *cuirasse* est venue modifier profondément la
construction et le type des navires, qui comportent des effectifs
bien moins élevés. De là, la nécessité d'étudier séparément la
situation de la fièvre typhoïde sur chacune de ces escadres;
leur comparaison, au point de vue de leur degré de réceptivité
de l'infectieux typhoïde, sera intéressante à plus d'un titre.
Mais avant de commencer cette étude, je dois prévenir que ces
recherches n'ont porté que sur des effectifs moyens, celles sur
les effectifs vrais étant impossibles, tant leur mobilité est
extrême.

1° — *Escadre en bois.* — J'ai pu réunir les documents se
rapportant à quatre années de l'escadre entière et ceux concernant sept navires séparés, détachés en missions diverses.

Pour un effectif moyen de 6858 hommes, pour toute
l'escadre,

<pre>
Morbidité à 1000 d'effectif moyen. 10.9
Mortalité. 2.24
Gravité. . . . .   20.3 °/₀
</pre>

Pour sept navires d'escadre ayant un effectif moyen de 865 hommes (missions séparées),

Morbidité 12.8
Mortalité. 0.85
Gravité . . . . 6.4 °/₀

Les navires appartenant à l'escadre proprement dite semblent moins atteints que ceux envoyés en missions, mais les décès y sont plus nombreux et la gravité de la maladie autrement considérable. J'attribuerai assez volontiers cette différence aux fatigues plus grandes des hommes sur les vaisseaux d'escadre; peut-être aussi, au séjour plus prolongé de cette escadre sur la rade contaminée de Toulon.

2° — *Escadre cuirassée.* — Bourel-Roncière (Contrib. à l'hygiène des cuirassés, *Archives méd. nav.*), dans le travail si remarquable qu'il a consacré aux navires cuirassés, n'a relevé, pour un effectif moyen de 2116 hommes, que 14 cas de fièvre typhoïde ou muqueuse[1], soit une morbidité, à 1,000 d'effectif moyen, de 6,6. Malheureusement le nombre des décès n'est point indiqué dans son travail.

Dans un rapport déposé à la bibliothèque de Toulon, j'ai trouvé, pour un effectif moyen de 2519 hommes, les résultats suivants :

Morbidité à 1000 d'effectif moyen 11.4
Mortalité. 4.7
Gravité. . . . . 41.1 °/₀

Sur trois rapports de médecins-majors des navires d'escadre, d'une autre période, j'ai pu noter le nombre de fièvres typhoïdes qui se sont présentées pour un effectif moyen de 400 hommes par navire ; mais ici encore, le chiffre des décès est resté inconnu pour moi.

A 1000 d'effectif moyen, la morbidité a été de 25,8.

Sur le *Colbert* (équip. 800), elle a été pour une période de dix mois de 18.1 sans décès signalé.

Le nombre des fièvres typhoïdes varie donc, d'un cuirassé à

---

[1] Dans tout ce travail, les fièvres dites *muqueuses*, sur les rapports des médecins-majors, sont comptées au nombre des fièvres typhoïdes. Il en sera de même pour beaucoup de fièvres considérées comme cas de *typhus*. Les *embarras gastriques fébriles*, les *fièvres synoques*, les *fièvres inflammatoires*, etc., par contre, n'ont jamais figuré dans aucune de mes statistiques.

l'autre, sans que j'aie pu trouver la cause des différences constatées. Tantôt il est représenté par un chiffre insignifiant de 6,6, tantôt il reste dans les limites ordinaires, 11,4, d'autres fois, au contraire, il atteint les chiffres élevés de 18,1 et de 25,8, qui indiquent un milieu typhogène intense. En tout cas, comparé à celui des vaisseaux de l'escadre en bois, le milieu des cuirassés dénote de la part de ces navires une infériorité hygiénique des plus évidentes sur les anciens vaisseaux.

Escadre en bois. . Mortalité à 1000 d'effectif moyen. 2.24 et 0.83 gravité 20.3 %
Escadre cuirassée.   —   —   4.7   —   41.1

Je l'attribuerai assez volontiers à une aération insuffisante et aux diverses cloisons étanches ou murs blindés qui divisent le navire en autant de loges où le renouvellement de l'air se fait mal. Les fièvres typhoïdes des cuirassés doivent avoir un certain fond de typhisme[1] qui n'existait peut-être pas aussi prononcé sur les vaisseaux de l'escadre en bois pris dans les mêmes conditions. Enfin, il y a aussi à tenir compte du changement opéré dans le mode de recrutement depuis les dernières lois militaires que la France s'est données ; on n'a plus aujourd'hui, comme autrefois dans la Marine, ces vieux matelots ayant payé leur tribut à la fièvre typhoïde ; le fond de nos équipages se compose de jeunes hommes présentant les meilleures conditions de réceptivité à l'infectieux typhoïde. On sait que dans l'armée, le même fait s'est produit par la suppression des vieux soldats.

C. — *Campagne de 1859 dans l'Adriatique.* — Un certain nombre de vaisseaux en bois se sont rendus, lors de la guerre d'Italie, dans l'Adriatique pour coopérer aux opérations maritimes qui ont eu lieu dans la saison d'été.

Leur effectif a été de 4524 hommes d'équipage, qui s'est accru, pendant les quelques jours de séjour sur la côte de Dalmatie, de 900 soldats. L'effectif moyen par navire, qui était de 904 hommes d'équipage, s'est alors élevé à 1084. La situation de la fièvre typhoïde a été, pour l'année entière, ainsi représentée :

---

[1] Je préviens le lecteur que ce qualificatif se rapporte exclusivement au miasme du *typhus exanthématique*, autrement dit au *miasme d'encombrement et de l'air confiné.*

Équipage. Morbidité à 1000 d'effectif moyen. 12.5   Passagers. 4.44
   —   Mortalité. . . . .   1.76   —   »
   —   Gravité. . . . . 14.2 %   —   »

Sur deux *frégates-transports*, pour la saison d'été seulement,
la situation a été plus grave.

Effectif moyen. 243
Morbidité à 1000 d'effectif moyen.. . . . .   8.2
Mortalité.. . . . .   4.1
Gravité . . . . 50 %

D. — *Station du nord de l'Afrique et du sud de l'Espa-
gne*. — Je n'ai pu recueillir pour cette station les éléments
d'une statistique complète. Quatre navires, ayant un effectif
de 104 hommes, ont pourtant donné quelques cas de fièvre
typhoïde.

Morbidité à 1000 d'effectif moyen. 21.5
Mortalité 4.78
Gravité.   22.2 %

La plupart des rapports médicaux ne font, du reste, aucune
mention de la fièvre typhoïde. D'autres, au contraire, signalent
bien la présence de quelques cas de cette pyrexie, pendant
leur séjour dans les parages de ces côtes, mais la durée de ce
séjour a été si courte, qu'il m'a été de toute impossibilité d'en
tirer un parti quelconque[1].

Enfin certains rapports ont été faits sur des navires à voiles
employés, avant la conquête de l'Algérie, à des croisières en
pleine mer. Il m'a été tout aussi difficile d'en tenir compte.

E. — *Station du Levant*. — Cette station est réputée
dans la Marine, comme l'une des plus agréables et des plus
saines. La plupart des navires ne présentent, en effet, qu'un
nombre insignifiant de malades et quelques-uns n'ont offert
aucun cas de fièvre typhoïde.

Sur ceux où cette maladie a été constatée (et j'ai pu en réunir un nombre assez élevé) les médecins-majors n'ont pas hésité
à attribuer sa présence à une infection prise à Toulon. Ainsi,

[1] Ainsi la *Reine Blanche* a eu au mois d'août, en *Tunisie*, sur 550 hommes
d'équipage, 12 cas de fièvre typhoïde avec 2 décès.

Morbidité à 1000 d'effectif. 54.2
Mortalité. 5.7
Gravité. . . . . 16.6 %

selon le médecin-major du *Ducouédic*[1], l'influence typhoïde
se serait fait sentir pour ce navire parti de Toulon, du 28 juillet au mois de septembre de la même année. A partir de ce
mois, « il n'a plus observé les embarras gastriques avec fièvre
et céphalée persistante, ces états indéterminés, ébauche de la
fièvre typhoïde, qui ne demandaient que des conditions favorables pour devenir sérieux. » En général, je n'ai pas vu sur
les rapports de mes collègues l'influence typhoïde persister
dans les conditions normales de navigation au delà de deux à
trois mois. Après ce laps de temps, elle n'est plus signalée
que si certaines causes ont entretenu sa durée, ou si, dans les
lieux fréquentés par les navires, ne se trouvent de nouveaux
foyers typhoïgènes.

Pour vingt-six navires, ayant un effectif moyen de 116 hommes par an et par navire,

> Morbidité à 1000 d'effectif moyen. 18.5
> Mortalité 3.96
> Gravité . . . .   21.4 °/₀

A l'époque où les *transports de Cochinchine* ne passaient
pas par le canal de Suez, il n'était point rare de voir séjourner,
sur *rade d'Alexandrie* pendant un nombre de jours variant de
vingt à soixante environ, les navires qui leur apportaient leur
chargement de passagers. Ceux-ci ralliaient ensuite leur bord
par le chemin de fer d'Alexandrie à Suez. Or, certains cas de
fièvre typhoïde ne manquaient pas de se présenter, pendant le
séjour à Alexandrie, évidemment importés de Toulon.

> Effectif moyen . . . .   531 hommes
> Morbidité à 1000 d'effectif moyen. 3.12
> Mortalité 1.56
> Gravité . . . .   50 °/₀

La *gravité des cas* est ici le fait naturel de l'encombrement,
car à bord du navire de guerre, qui stationnait sur cette rade,
je n'ai pas eu connaissance d'une pareille gravité[2].

F. — *Campagne de Crimée. Navires tenant station dans
le Bosphore et dans la mer Noire.* — Ce sont les vaisseaux

[1] Rapp. manuscr. Dr Talairach, médecin de 1re classe, *loc. cit.*
[2] Cerl-Mayer. Thèse de Paris, 1869. *Deux années de séjour à Alexandrie
d'Egypte.* — Vauvray. *Arch. méd. nav.*, t. XX, p. 161.

de l'escadre en bois, dont il est ici question; j'ai pu suivre la marche de la fièvre typhoïde sur dix d'entre eux, ayant un effectif moyen de 422 hommes; la voici pour l'année entière :

Morbidité à 1000 d'effectif moyen. 26
Mortalité.. . . . .   8.7
Gravité . . . . 33.6 %

Les évacués sur les hôpitaux à terre rendent cette statistique incomplète, car la plupart du temps, le médecin-major n'est pas renseigné sur les suites de la maladie. *J'ai pensé alors, dans tous mes calculs de statistique, compenser l'erreur qui en résulte, en portant à l'actif des décès la moitié des évacués.* Il m'a paru que les malades, dont un médecin-major consentait ainsi à se séparer, devaient présenter une telle gravité, qu'on pouvait les considérer comme également exposés à guérir ou à mourir; cette manière de faire ne peut avoir aucun inconvénient, puisque aucun des chiffres relevés sur les navires n'est comparable à ceux de l'armée et que pour les navires comparés entre eux, l'erreur étant la même pour tous, aucun des termes du rapport n'est changé. On ne pourrait que discuter la valeur du chiffre de compensation adopté, croire que 1/3, ou toute autre fraction, serait plus vrai que 1/2. Avec cette correction que j'adopterai dans le cours de ce travail, la mortalité de ces vaisseaux devient 10,1 et la gravité 39,0 p. 100[1].

Arrivé à ce point de mes recherches, exclusivement bornées aux fièvres typhoïdes observées à bord des navires naviguant dans la Méditerranée, je suis naturellement conduit à comparer dans un tableau d'ensemble, les résultats obtenus dans les divers points de cette mer.

---

[1] Ici la *gravité* un peu plus grande de ces cas de fièvre typhoïde est due, peut-être à la *complication paludéenne*, qui a sévi avec intensité sur les navires mouillés à Beicos, mais sûrement à *l'influence cholérique* qui s'est fait sentir sur les navires en *mai, juin* et *surtout juillet.* J'aurai plus loin l'occasion d'insister sur ces faits.

STATIONS DIVERSES DE LA MÉDITERRANÉE	EFFECTIF MOYEN	MORBIDITÉ A 1000 D'EFFECTIF MOYEN	MORTALITÉ A 1000 D'EFFECTIF MOYEN	GRAVITÉ DES CAS
Station de la Provence	112	24.7	2.47	10.0 %
Escadre en bois	6858	10.9	2.24	20.5
Escadre cuirassée (B. Roncière)	2216	6.6	»	»
Escadre cuirassée	2519	11.4	4.7	41.1
Vaisseaux d'escadre séparés (en bois)	865	12.8	0.85	6.4
Vaisseaux d'escadre cuirassés, séparés	400	25.8	»	»
Vaisseaux (campagne de l'Adriatique)	904	12.5	1.76	14.2
Stations du nord de l'Afrique	104	21 5	4.78	22.2
Stations du Levant	116	18.5	5.96	21.4
Vaisseaux (station de Crimée)	122	26	10.1	59.0
Frégate-transport (Adriatique) (4 à 5 mois)	245	8.2	4.1	50.0
Reine Blanche (Tunisie) (mois d'août)	550	54.2	5.7	16.6
Station des transports à Alexandrie (1 à 2 mois)	551	5.12	1.56	59.0
Moyenne avec effectif total	51.970	12.8	2 57	21.6 [1]

[1] Avec 1/2 évacués.

J'écarte tout d'abord les chiffres ne portant que sur des périodes de un à deux mois (*frégates-transports de l'Adriatique : Reine Blanche, en Tunisie ; station des transports à Alexandrie* [1]) pour m'en tenir exclusivement à ceux qui représentent les résultats de toute une année. On voit alors que la *morbidité* varie de 6,6 à 26 (moyenne 12,8), la *mortalité* de 0,85 à 10,1 (moyenne 2,57) la *gravité des cas* de 6,4 0/0 à 41,1 0/0 (moyenne 21,6 0/0.

La *morbidité* présente une infériorité évidente sur celle de Toulon (de 8,06 à 17,2, moyenne 16,8) ce qui semble prouver qu'une légère élévation de température est indifférente à l'évolution de l'infectieux typhoïde, celui-ci étant plu-

[1] Quant à la *gravité des cas* traités à *Alexandrie* et sur les *frégates transports de l'Adriatique*, on remarquera qu'elle n'est pas le fait de la température plus élevée, car elle est exactement la même que celle des fièvres typhoïdes de la *Réserve*, et qu'elle est inférieure à celle des *navires en armement*. De plus, comme ces navires arrivaient directement de Toulon, il n'y a rien d'extraordinaire que l'éloignement n'ait pas suffi à diminuer l'extrême gravité de leurs fièvres typhoïdes. Il ne faut pas oublier non plus que les hommes de ces transports venaient d'être soumis à un encombrement des plus marqués par le *fait d'un voyage en mer*, où, la plupart du temps, les sabords sont fermés.

tôt sous l'influence d'une autre cause que je vais essayer de définir.

Si j'étudie seulement la *morbidité* des navires dans l'ordre suivant, je remarque un premier fait, c'est que :

1	Vaisseaux (station. Crimée). . . .	Morbidité	26	Effectif moyen	422
2	Cuirassés séparés.	—	25 8	—	400
3	Station (*Provence*	—	24.7	—	112
4	Station (Nord-Afrique	—	21.5	—	104
5	Station (Levant	—	18.5	—	116
6	Vaisseaux en bois séparés	—	12.8	—	865
7	Vaisseaux (Adriatique)	—	12.5	—	904
8	Escadre cuirassée.	—	11 4	—	»
9	Escadre en bois	—	10.9	—	»
10	Escadre cuirassée (B. Roncière . .	—	6.6	—	»

Moyenne 12.8

les navires dont les rapports avec Toulon sont les plus fréquents : *station locale de Provence, station du Nord de l'Afrique*, présentent les cas les plus nombreux de fièvre typhoïde. Il n'y a eu d'exception que sur les navires ayant participé à la *guerre de Crimée*; leur voisinage avec le foyer typhoïde intense de l'armée rend bien compte du fait.

Ce premier point acquis, on s'aperçoit facilement *qu'avec l'éloignement des navires de Toulon, les cas de fièvre typhoïde deviennent moins nombreux dans l'année* (12,8 comme moyenne au lieu de 16,8) malgré l'élévation de la température ambiante et malgré le chiffre plus élevé de l'agglomération humaine. Si, sur *trois navires cuirassés*, la *morbidité* est la même que sur les *navires de la station locale* directement en contact avec le foyer typhoïde de Toulon, on doit attribuer cette anomalie aux cloisonnements excessifs de ces navires qui ne permettent pas une aération dont l'insuffisance se fera d'autant plus sentir que la température sera plus élevée. Le *typhisme* s'ajoute alors à l'infection typhoïde, pour constituer un produit d'une gravité considérable.

La *mortalité* présente sur toute la ligne (moyenne 2,57) des chiffres d'une infériorité marquée, sur celle relevée à Toulon (de 4 à 17, moyenne 5,17). Je m'explique ce fait en considérant toutes les fièvres typhoïdes des navires, à moins de nouvelle infection, que je signalerai en son lieu et place, comme importées à bord, du foyer d'infection du port d'armement. Par suite les fièvres typhoïdes qui se déclarent après

le départ, n'ont, peut-être, pas été produites par une dose
d'infectieux aussi forte que celle des mêmes pyrexies observées dans le port d'armement; car sans ces dernières elles
auraient évolué immédiatement. Si, comparées ensuite entre
elles, les fièvres typhoïdes (venues après le départ du port infecté), sont plus graves et plus mortelles suivant l'élévation
de la température des lieux, il faut y voir l'action fâcheuse
de la température, envisagée seule, ainsi que je l'expliquerai
plus loin.

1	Vaisseaux (Crimée)	Mortalité	10.1	Effectif moyen	422
2	Station (Nord-Afrique)	—	4.78	—	104
3	Escadre cuirassée	—	4.7	—	»
4	Station (Levant)	—	3.96	—	116
5	Station (*Provence*)	—	2.47	—	112
6	Escadre en bois	—	2.24	—	»
7	Vaisseaux en bois (Adriatique)	—	1.76	—	704
8	Vaisseaux en bois séparés	—	0.83	—	865

Moyenne 2.57

Dès maintenant, on peut conclure que : si *une chaleur
modérée augmente la morbidité, elle diminue avec certitude la mortalité.*

Mais alors pourquoi trouve-t-on cette mortalité plus forte
dans le *Levant* et dans le *Nord de l'Afrique* (*l'escadre cuirassée* exceptée pour des raisons qui viennent d'être indiquées) que dans les autres points de la Méditerranée? La température plus élevée est-elle la cause de cette aggravation? La
suite de ce travail donnera une réponse affirmative à cette
question.

Quant à la *gravité des cas*, elle paraît suivre la même
marche que la *mortalité* (21,6 0/0 au lieu de 30,7 0/0) ; ce qui
s'applique à l'une, peut donc se dire de l'autre.

1	Escadre cuirassée	Gravité	41.1 %	Effectif moyen	»
2	Vaisseaux (Crimée)	—	39.0	—	422
3	Station (Nord-Afrique)	—	22.2	—	104
4	Station (Levant)	—	21.4	—	116
5	Escadre en bois	—	20.3	—	»
6	Vaisseaux (Adriatique)	—	14.2	—	904
7	Station (*Provence*)	—	10.0	—	112
8	Vaisseaux séparés (en bois)	—	6.4	—	805

La *gravité à Toulon* pour l'année étant comprise entre les
chiffres extrêmes de 11,3 0/0 et de 50 0/0, la moyenne est de
21,6 0/0 (1/2 évacués comptés).

En résumé, malgré la difficulté d'exprimer par un chiffre moyen les caractères des fièvres typhoïdes survenues sur les navires restant dans les eaux méditerranéennes, car trop de facteurs tendent à modifier leur nature, leur forme, etc., un fait me paraît se dégager de cette étude, c'est que leur nombre et leur mortalité ont de la tendance à diminuer (à moins d'une nouvelle infection) avec l'éloignement du port d'armement : l'élévation de la moyenne thermométrique favorise seulement l'éclosion des fièvres typhoïdes qui probablement n'auraient pas abouti sans son concours : celles qui se terminent favorablement, sont, par suite plus nombreuses qu'au port d'infection, quoique dans certains cas particuliers, à éloignement égal de celui-ci, leur gravité soit augmentée par le fait de leur évolution sous un climat plus chaud.

CHAPITRE III. — FIÈVRES TYPHOÏDES SUR LES NAVIRES PARTIS DE TOULON POUR DES LATITUDES PLUS FROIDES ET INVERSEMENT.

On vient de voir que l'infection typhoïde perd dans la Méditerranée avec la distance, malgré l'élévation de la température moyenne de l'année, une partie de l'intensité de son action. Or, le fait étant encore plus évident, ainsi qu'on va le constater dans un instant, sur les navires qui vont de Toulon dans les latitudes plus froides, il faut en conclure que la température joue un rôle plus effacé que la question de distance.

Ainsi sur quelques *navires, allant de Toulon à Brest ou à Cherbourg*, j'ai trouvé une *morbidité*, à 1000 d'effectif moyen, égale à 2,0, sur des navires ayant des effectifs moyens de 500 hommes.

J'extrais du rapport du médecin en chef de *l'escadre de l'amiral Hamelin* (2ᵉ semestre 1857) (rapport du docteur Beau[1]), les considérations suivantes qui fixeront les idées sur ce point. « Je crois devoir relater ici, très brièvement d'ailleurs, une épidémie de dothiénenterie qui a régné à bord du *Montebello* dans sa dernière traversée de Toulon à Brest. Je signalerai d'abord, à ce propos, un fait étiologique digne d'intérêt, qui se rattache à l'histoire de cette épidémie, ou pour

---

[1] Rapp. manus., *loc. citato.* Toulon.

mieux dire à la marche qu'elle a affectée. Après s'être annon-
cée avec des signes d'un assez haut degré de gravité et avoir
fait plusieurs victimes parmi nous, cette maladie ne tarda pas
à se montrer moins redoutable et les cas devinrent de plus en
plus rares, à mesure que nous approchant du but de notre
voyage, nous parvînmes au milieu d'une *température moins
élevée*. Dès notre arrivée à Brest, tout cessa comme par enchantement. *Est-ce à l'état thermométrique* de l'atmosphère
ou plutôt à l'acclimatement de nos jeunes marins à la vie du
bord, qu'il faut attribuer la diminution puis la disparition
complète de cette funeste maladie? Je penche d'autant plus
vers cette dernière explication que, chose remarquable, *l'influence épidémique s'exerça pendant ce voyage uniquement
sur des officiers ou des marins embarqués peu de jours
avant le départ du vaisseau (de Toulon).* »

Évidemment ces fièvres typhoïdes avaient été contractées
dans le foyer infectieux de la ville de Toulon. Elles furent
d'abord d'autant plus graves, qu'on était plus près du lieu
d'infection et d'autant plus nombreuses que l'escadre descendit
dans le sud pour passer le détroit de Gibraltar; puis elles
devinrent de moins en moins redoutables à mesure que la
distance fut plus grande entre les vaisseaux et Toulon et de
plus en plus rares avec l'élévation de ceux-ci dans les régions
froides du Nord.

Ces faits se sont reproduits bien souvent, je ne puis les donner tous; je me bornerai à citer encore le suivant, qui s'offre
à moi dans les notes que j'ai recueillies :

La *Pomone* (591 hommes d'équipage)[1] prend armement à
Toulon au mois d'avril pour tenir la *station de Terre-Neuve*.
5 cas de fièvre typhoïde sont évacués dans les hôpitaux pendant la période d'armement. Le départ a lieu au commencement de juin; deux nouveaux cas de fièvre typhoïde sont observés dans les premiers jours de la traversée; l'un avec
terminaison par la mort, seize jours après le moment du départ de Toulon. La fièvre typhoïde disparaît ensuite pour toute
la durée de la campagne, malgré la marche du navire dans les
régions froides qui entourent Terre-Neuve.

Sur les *navires allant de Brest à Toulon*, par exemple,

---

[1] Rapp. médic., *loc. citato*. Toulon.

les faits se passent différemment. Brest étant un foyer de fièvres typhoïdes aussi intense que Toulon (voir L. Colin), la plupart des navires qui sont armés dans ce port ont des cas plus ou moins nombreux de cette pyrexie. Or, sur 5 navires avec un effectif moyen de 667 hommes, ayant fait la traversée de Brest à Toulon, j'ai constaté, à côté d'une faible *morbidité* et *mortalité*, une *gravité* exceptionnelle des fièvres typhoïdes.

```
Morbidité à 1000 d'effectif moyen. . . . . . . .     5.2
Mortalité  . . . . . . . . . . . . . . . . . .       0.9
Évacués sur les hôpitaux. . . . . . . . . . .        0.9
Gravité en comptant 1 2 évacués pour décès. . . .   40.9 %
```

Les faits ont encore lieu ici, comme pour les navires de la *station du Levant* et du *nord de l'Afrique*, comparés à ceux de la *station locale des côtes de Provence*.

La différence des traversées, suivant qu'elles s'effectuent du nord au sud ou du sud au nord, est frappante. Au début de cet article on avait déjà vu que pour les navires se dirigeant vers le nord, la morbidité a été seulement de 2,0. Malheureusement je n'ai pu continuer la comparaison de la *mortalité* et de la *gravité des cas* pour les autres points, faute de renseignements suffisants.

CHAPITRE IV. — FIÈVRES TYPHOÏDES SUR LES NAVIRES DES STATIONS LOINTAINES. — PAYS CHAUDS.

J'arrive maintenant aux *stations lointaines* dont le plus grand nombre se trouve dans les zones chaudes. Parmi celles dont j'ai pu consulter les rapports des médecins-majors, j'en vois une, celle de la *station de Chine et du Japon*, qui occupe une position intermédiaire entre les climats chauds et les climats tempérés, à cause de la pratique suivie dans ces mers par les navires de toutes les marines, de passer l'été dans le nord de la Chine et au Japon, et l'hiver dans le sud de la Chine; je commencerai donc par elle, car ses résultats peuvent se comparer à ceux de la Méditerranée, en n'oubliant pas, toutefois, que tous les navires de cette station ont été obligés de faire, pour se rendre à leur destination, une traversée sous les zones chaudes, de un à deux mois de durée.

1. *Station de la Chine et du Japon.* — 27 navires ayant un effectif moyen de 160 hommes et 162 soldats logés à Yokoama dans une caserne, aujourd'hui disparue, ont offert dans l'année, comme :

Morbidité à 1000 d'effectif moyen	8.59
Mortalité.	0.75
Gravité	8.92 °/₀

La plupart de ces cas sont notés dans les premiers mois du départ de France, ce qui indique leur importation. Les quelques autres cas signalés, dans le cours de la campagne, se sont montrés à Tchefou et à Yokohama, où l'infection typhoïde est très faible.

Avec l'éloignement, la fièvre typhoïde devient encore dans cette station moins fréquente, moins meurtrière et surtout moins grave qu'en France ; je ne fais pas intervenir la question de chaleur, car la température dans les conditions de séjour que j'ai indiquées tantôt (en été, dans le nord de la Chine, en hiver dans le Sud) n'est pas plus élevée que celle observée dans le nord de l'Afrique ou dans le Levant. Cela prouve une fois de plus, que l'infection perd de son intensité avec l'éloignement du navire du port contaminé.

2. *Stations dans les pays chauds.* — J'aurais voulu pouvoir offrir, au sujet des navires qui font partie de ces stations, une statistique complète, mais j'ai dû borner mes recherches aux sources qui étaient à ma disposition. D'un autre côté, j'ai trouvé dans beaucoup de rapports l'indication d'un assez grand nombre de cas de fièvre typhoïde, seulement sans fixation du chiffre des effectifs, de telle sorte que je n'ai pu en tirer aucun parti.

21 navires pris sous des latitudes chaudes diverses (1 Pacifique, 1 Taïti, 1 Mayotte, 2 Mexique, 4 Cochinchine, 1 Malaisie, 1 Montévidéo, 7 Pacifique, 3 Côtes occidentales d'Afrique) avec un effectif moyen de 248 hommes, ont offert :

Morbidité à 1000 d'effectif moyen	24.9
Mortalité.	6.3
Gravité	25.7 °/₀

Ces chiffres, quoique à peine supérieurs à ceux des *stations* du *Levant* ou du *nord de l'Afrique*, semblent indiquer néanmoins une infection typhoïde intense, surtout si on les compare à ceux de la *station de Chine et du Japon* où la température est relativement tempérée et à côté desquels la question de distance ne peut plus être mise en jeu. Il ne faut pourtant point se hâter de juger : trois exemples vont montrer quels éléments nouveaux dont il faut tenir compte interviennent ici. Je crois inutile de donner les faits dans tous leurs détails, le lecteur devant les retrouver plus loin : il me suffira de les caractériser par une simple indication.

Trois navires, le *Sané*, la *Sirène*, le *Laplace*, présentent dans le cours de leur campagne des cas de fièvre typhoïde dans des conditions bien différentes : sur le *Sané*, à la *Martinique*, la fièvre typhoïde se complique de *coups de chaleur*: sur la *Sirène*, à *Taïti*, d'*infection typhique (encombrement et dysenterie)*: sur le *Laplace*, en *Cochinchine*, de *paludisme* et des circonstances aggravantes d'une *expédition de guerre*: rien d'étonnant alors à ce que leur situation respective soit exprimée par des chiffres si dissemblables !

Sané . .	Effectif	220	Morbidité	56.5	Mortalité	22.7	Gravité 62.5 °/₀
Sirène. .	—	600	—	100.0	—	25.0	— 25.0 °/₀
Laplace.	—	166	—	61 7	—	7.5	— 12.2 °/₀

Ces trois exemples montrent bien le rôle de chacun des facteurs qui vient changer la physionomie de la fièvre typhoïde.

La *gravité* a été surtout le *fait* de l'évolution du poison typhoïde, dans un milieu où le *corps est brusquement surchauffé*. Cette indication concorde avec ce que nous savions déjà sur l'influence de la chaleur.

Elle a été ensuite, mais dans une proportion moins considérable, augmentée par le *miasme typhique ou putride*.

Enfin elle a été très peu élevée par la présence du *miasme paludéen* aidé des *circonstances de guerre*.

Celui-ci, au contraire, n'a pas paru s'opposer à la naissance des cas de fièvre typhoïde, il les a même aidés dans leur éclosion. Mais c'est le *miasme typhique* qui a surtout facilité leur apparition dans des proportions effrayantes, laissant (ainsi que le paludisme et les circonstances de guerre), bien loin derrière lui, l'action de la chaleur.

Dans les chapitres suivants, je chercherai à faire la part qui revient à chacun de ces facteurs : jusque-là je n'établirai plus

d'autre comparaison, entre les fièvres observées sous les latitudes chaudes et celles notées dans les zones tempérées.

CHAPITRE VI. — STATISTIQUE GÉNÉRALE DES CAS DE FIÈVRE TYPHOÏDE
DANS LA MARINE (*transports non compris*)

En résumé, les *navires de l'escadre* (en bois et cuirassés)
(5 années) et 114 *navires de guerre* (*transports non compris*)
montés par un effectif total et moyen de 71 207 hommes,
ayant un effectif moyen de 564 hommes par navire, ont
donné 1051 cas de fièvre typhoïde, 226 décès et 11 évacués.
Soit à 1000 d'effectif moyen :

Morbidité.	14.4
Décès	3.17
Évacués	0.14
Gravité (1 2 évacués compris).	22.4 °/.

Ces chiffres semblent plutôt indiquer une atténuation qu'une
exagération du principe infectieux puisé dans les ports d'armement.

CHAPITRE VII. — FIÈVRES TYPHOÏDES DANS LA MARINE ANGLAISE

Il n'est pas inutile de comparer les résultats obtenus dans
la marine française avec ceux relevés dans la *marine anglaise*
et publiés dans les *Statistical Reports, Health of the Navy*,
pour une période de douze années (1869-1881).

Tout d'abord, on remarquera la très grande différence entre
les chiffres anglais et ceux que j'ai donnés dans ce travail,
différence qui tient à ce que, dans mes calculs, je n'ai pas fait
intervenir les effectifs des navires où la fièvre typhoïde ne
s'est pas présentée, ce qui n'a pas été fait dans la statistique
anglaise. Peut-être aussi les Anglais ne comptent-ils pas, parmi
les fièvres typhoïdes, beaucoup de cas que les Français considèrent comme appartenant au typhus abdominal. Si l'on fait
un tableau distinct pour chacun des termes qui sert à caractériser la fièvre typhoïde : *morbidité, mortalité et gravité*, on

s'aperçoit que c'est seulement sur la côte Est des deux
Amériques que la fièvre typhoïde est moins fréquente qu'en
Angleterre; dans toutes les autres stations, la *morbidité* est
supérieure, particulièrement dans la station de la Méditerranée
et de l'Australie, où elle atteint son chiffre le plus élevé.

*Ce n'est donc, ni la chaleur exagérée, ni l'éloignement qui
semblent jouer un rôle dans le genèse de la fièvre typhoïde:
c'est plutôt la chaleur tempérée, l'acclimatement de la race,
l'absence de tout paludisme et la création de foyers
typhoïdes secondaires, comme on le constate au Cap, en
Australie et dans la Méditerranée, qui favorisent la naissance du principe infectieux typhoïde.*

*Morbidité de la fièvre typhoïde dans la marine anglaise (suivant son
ordre de fréquence).*

1	Station :	Nord-Amérique et Indes occidentales . .	0.55
2	—	Côtes sud-est d'Amérique.	0.70
3	—	Home station.	0.87
4	—	Pacifique.	1.04
5	—	Indes orientales.	1.13
6	—	Mers de Chine	1.36
7	—	Côtes ouest d'Afrique et le Cap	1.59
8	—	Méditerranée.	2.02
9	—	Australie.	6.50
10	—	Missions diverses	1.86
		Moyenne.	1.52

Mortalité de la fièvre typhoïde dans la marine anglaise, etc.

1	Station :	Nord-Amérique et Indes occidentales. .	0.14
2	—	Home station	0.21
3	—	Indes orientales.	0.32
4	—	Mers de Chine	0.39
5	—	Pacifique.	0.41
6	—	Côte sud-est d'Amérique	0.42
7	—	Côtes occidentales d'Afrique et le Cap.,	0.49
8	—	Méditerranée.	0.78
9	—	Australie.	0.83
10	—	Missions diverses	0.40
		Moyenne	0.32

Gravité de la fièvre typhoïde dans la marine anglaise, etc.

1	Station :	Australie	12.8 %
2	—	Home station.	24.5
3	—	Nord-Amérique et Indes occidentales .	27.7
4	—	Indes orientales.	28.5
5	—	Mers de Chine..	29.1

```
 6  Station :  Côtes ouest d'Afrique et le Cap . . . .   51.2
 8     —      Pacifique . . . . . . . . . . . . . . .   59.1
 9     —      Côtes sud-est d'Amérique . . . . . . .   60.0
10     —      Missions diverses . . . . . . . . . .   21.8
              Moyenne . . . . . . . . . . . .   24.7
```

Il en est de même, pour la *mortalité*, à quelques légères différences près.

Quant à la *gravité des cas*, elle suit une marche qui s'écarte en plusieurs points de la morbidité et de la mortalité, sans qu'on puisse trouver la raison de cette anomalie; ainsi, si la fièvre typhoïde présente une *fréquence* et une *mortalité* exceptionnelle dans l'Australie, elle y est, en revanche, d'une bénignité remarquable, tandis que pour la station de la côte sud-est d'Amérique, si la *morbidité* y est très faible et la *mortalité* de fréquence moyenne, par contre, la *gravité* y atteint un chiffre exceptionnel.

Il en résulte que cette statistique de la fièvre typhoïde de la marine anglaise ne peut guère me rendre des services dans le travail que je poursuis. Comment pourrai-je utiliser les éléments aussi disparates que ceux provenant, soit de la station du Nord-Amérique et des Indes occidentales (Antilles), soit de la station des côtes occidentales d'Afrique et du Cap ou de la côte sud-est d'Amérique (Guyane et station de la Plata), c'est-à-dire des stations où les climats froids ou tempérés, mais sains, sont juxtaposés aux climats tropicaux et paludéens?

Je ne retiendrai de cette statistique anglaise que le chiffre de la gravité moyenne 24,7 p. 100, qui est à peu de chose près le même que celui de la statistique de la marine française 22,4 p. 100. (Voir au chapitre précédent.)

CHAPITRE VIII. — FIÈVRES TYPHOÏDES SUR LES NAVIRES-TRANSPORTS NE NAVIGUANT QUE DANS LES PAYS TEMPÉRÉS ET SUR CEUX ALLANT DANS LES PAYS CHAUDS.

De tout temps, la marine de guerre a eu pour mission de transporter des troupes nombreuses pour les expéditions lointaines. N'ayant pas, la plupart du temps, un matériel suffisant à son service, elle s'est vue dans l'obligation d'entasser les hommes, non seulement sur des navires particuliers appelés *navires-transports* et destinés spécialement à cet usage, mais encore elle a été obligée bien souvent de bonder les flancs de ses propres vaisseaux de combat, où déjà existaient de nombreux équipages. La fièvre typhoïde, petite-fille de l'encombrement, n'a pas manqué d'y trouver les conditions les plus favorables à son évolution, ainsi que j'aurai, dans un moment, l'occasion de le montrer.

Enfin la marine de l'État a dû pourvoir, par ses *navires-transports-hôpitaux*, au renouvellement des troupes qui ont terminé leur période coloniale et au rapatriement des convalescents et des malades, à qui il faut absolument l'air bienfaisant et tempéré du beau pays de France pour le rétablissement de leur santé.

Dans la marine d'autrefois, les navires-transports-hôpitaux n'existaient pas : les mêmes navires servaient aussi bien à transporter du matériel, des chevaux, des hommes, que des malades.

Aujourd'hui des progrès étonnants ont été accomplis dans la construction de ces navires, et l'on est arrivé au type *Annamite*, du nom de celui qui a été le premier créé, dont les installations laissent très peu à désirer au point de vue hygiénique.

Dans l'étude que je poursuis, il ne me sera nullement nécessaire de signaler la différence hygiénique qui sépare tous ces genres de transports les uns des autres. Je renvoie aux publications spéciales (thèses, etc.) de mes collègues.

Il me suffira de rechercher seulement les effets de leur encombrement respectif sur la genèse de la fièvre typhoïde. Je m'occuperai plus particulièrement de l'influence que peut avoir le passage successif des troupes dans des climats différents sur la naissance, l'évolution et la gravité des fièvres typhoïdes. Fidèle à l'ordre suivi jusqu'ici, je commencerai par l'analyse des rapports ayant trait aux expéditions limitées à la Méditerranée pour passer ensuite à l'analyse de ceux concernant les transports sortant de la région méditerranéenne.

A. *Fièvres typhoïdes à bord des navires ayant transporté des troupes dans la Méditerranée.* — Je n'ai trouvé dans les archives du Conseil de santé de Toulon aucun renseignement sur les fièvres typhoïdes des *transports de troupes en Algérie*. La traversée est trop courte pour donner à ces fièvres le temps de paraître en nombre suffisant de cas pour une étude quelconque. Les médecins-majors de ces navires les passent, d'ailleurs, sous silence.

On pourrait faire la même observation au sujet du *rapatriement des blessés d'Italie*. L'évacuation s'est faite, en général, de *Gênes sur Toulon, Marseille, Port-Vendres* ou l'*Algérie*, c'est-à-dire dans un laps de temps très court. Je n'ai relevé par suite aucun cas de fièvre typhoïde parmi les *passagers*. Les *équipages* seuls ont subi une certaine influence de la présence à bord de nombreux malades dont plusieurs étaient en cours de maladie typhoïde.

Sur quatre navires, ayant un effectif moyen de 6800 hommes passagers et 156 hommes d'équipage, la *morbidité* de l'équipage a été, à 1000 d'effectif moyen, de 9,15.

Quant à la *mortalité* et à la *gravité* de la maladie, elle n'a pu être établie; les nombreux voyages répétés coup sur coup qu'ont faits ces navires, n'ont pas permis aux médecins-majors de suivre leurs malades et de savoir ce qu'ils étaient devenus.

Avant l'ouverture du *canal de Suez* les troupes à destination de l'*extrême Orient*, étaient dirigées *de Toulon sur Alexandrie* où elles restaient un certain nombre de jours, soit sur les navires qui les avaient conduites dans ce port, soit sur le *stationnaire* français de la rade; elles rejoignaient, ensuite, par chemin de fer jusqu'à Suez le transport allant en Cochinchine. La traversée de Toulon à Alexandrie, était en général, de huit à dix jours. Elle suffisait à donner un certain nombre de fièvres typhoïdes, qui étaient évacuées aussitôt après l'arrivée à Alexandrie, sur l'hôpital de cette ville, sans que les médecins aient jamais pu connaître leur issue.

La *morbidité*, seule, a pu être établie sur un navire ayant fait successivement quatre voyages avec un effectif moyen de 626 hommes à chaque voyage (équipage et passagers compris); elle a été de 4.82, à 1000 d'effectif moyen; celle de l'équipage (effectif moyen de 160 hommes) s'étant élevée à 7,5 cas.

On explique facilement la supériorité du chiffre de la morbidité de l'équipage, en remarquant que les hommes qui le composaient sont restés les mêmes pendant la durée de ces quatre voyages, tandis que les passagers dès leur arrivée à Alexandrie, quittaient le navire qui les avait conduits dans ce port, offrant, après leur débarquement, de nouveaux cas de fièvre typhoïde demeurés inconnus au médecin du transport.

Dans la *guerre de Crimée*, le transport des troupes de *France en Crimée* a été fait par des vaisseaux de guerre et des navires-transports. La traversée a été plus ou moins longue suivant la saison, le point de destination (Bosphore, Crimée); en général elle n'a pas été supérieure à un mois.

Sur 27 navires, où des indications statistiques suffisantes existaient, 22 ont présenté des cas de fièvre typhoïde, avec 1079 hommes d'effectif moyen; pour les navires où celle-ci n'a pas été constatée, l'effectif a été seulement de 877 hommes (équipage 579, passagers 498). Un certain nombre de *chevaux* dont je n'ai pu fixer le chiffre ont été transportés en même temps, ajoutant leur encombrement à celui des hommes.

La *morbidité* n'a été exactement établie que sur 18 navires, ayant un effectif moyen de 1127 hommes (équipage 346 — passagers 781); elle a été, à 1000 d'effectif moyen, de 4,62 cas de fièvre typhoïde.

La *mortalité* sur les 22 navires s'est élevée à 1,05 décès. Les *évacués* sur les hôpitaux ont atteint les chiffres de 0,58.

La *gravité* sur les 18 navires dont j'ai connu le nombre des décès a été de 18 p. 100 et, en comptant la moitié des évacués au chiffre des décès, de 21,2 p. 100.

Dans les voyages particuliers du *Bosphore en Crimée* (de 7 à 8 jours de durée) 7 navires, non contaminés par des cas de typhus, ayant un effectif moyen de 1566 hommes (équipage et passagers compris) et un certain nombre de chevaux, ont présenté :

```
Morbidité à 1000 d'effectif moyen . . . . . . . . . . . .    6.27
Mortalité. . . . . . . . . . . . . . . . . . . . . . . .    0.62
Évacués. . . . . . . . . . . . . . . . . . . . . . . . .    0 31
Gravité : 9.6 ... et avec moitié des évacués pour décès .   12    %
```

Ces *voyages du Bosphore* avec blessés, dysentériques et typhiques, ont eu une influence fâcheuse sur la santé des équipages. Sur 5 navires, où le chiffre des passagers et des malades n'est pas signalé, je suis arrivé aux résultats suivants, pour l'équipage seulement (ayant un effectif moyen de 551 hommes) dans toute une série de voyages :

Morbidité à 1000 d'effectif moyen 53.8
Mortalité.   8.15
Gravité   24   °/₀

Mais je dois ajouter que cette gravité devient moins considérable, si je compte tous les cas de fièvre typhoïde ou de décès, des navires à effectifs inconnus qui n'ont pu entrer dans les calculs précédents.

Gravité moyenne . . . .   16.3 %
Avec 1/2 des évacués pour décès. 17.7

La comparaison de tous ces chiffres de *morbidité* ou autres, suivant les points de la même ligne de parcours, en laissant de côté les navires où ont été évacués des malades, c'est-à-dire ceux où les conditions ne se présentaient plus les mêmes, montre que même avec un encombrement supérieur, la *gravité* et la *mortalité* de la fièvre typhoïde diminue avec la température de l'air, seulement sa *fréquence* est plus grande.

	Morbidité	Mortalité	Évacués	Gravité	Effectif moyen
De France en Crimée. .	4.62	1.05	0.38	21.2 %	1127
Du Bosphore en Crimée.	6 27	0.62	0.31	12 %	1366
De Crimée au Bosphore (avec malades)	55.80	8 15	»	24 % et 17.7 %	équipage seulement 531

Le *typhus* s'est déclaré sur un grand nombre de navires affectés au *rapatriement des troupes et malades de Crimée.* Quelques-uns, cependant, en ont été indemnes, mais alors, ils ont offert un certain nombre de cas de fièvre typhoïde. D'autres enfin, mais ceux-là plus rares, n'ont eu, ni cas de typhus, ni cas de fièvre typhoïde. Il est facile de comprendre que les fièvres typhoïdes observées dans un pareil milieu, n'ont plus été celles des troupes partant de France. Leur gravité s'est ressentie de leur origine infectieuse des camps.

Sur 6 navires, ayant un effectif moyen de 1150 hommes (équipage 550) la *morbidité*, à 1000 d'effectif moyen, a été de 626, et sur 6 navires ayant un effectif moyen de 1175 hommes, la *mortalité* a été de 1,54 et la *gravité* de 52.1 p. 100.

Enfin, 2 navires ayant un effectif moyen de 1635 hommes n'ont pas eu de fièvre typhoïde à leur bord.

B. *Fièvres typhoïdes à bord des navires-transports allant dans les pays chauds.* — La route suivie par les na-

vires-transports affectés au renouvellement des troupes et au
rapatriement des convalescents et des malades de nos colonies,
varie avec la position de chacune d'elles sur la surface du
globe ; ainsi l'une passera par le canal de Suez, la mer Rouge
pour les colonies de l'extrême Orient (Cochinchine, Chine,
Bourbon, Nouvelle-Calédonie), tandis que l'autre traversera le
détroit de Gibraltar (si le navire est parti de Toulon) pour
prendre ensuite, suivant la destination (Mexique, Montévidéo,
Guyane, Antilles), la direction de l'est, ou (Nouvelle-Calédonie,
Bourbon, Chine) celle du sud par le cap de Bonne-Espérance,
après avoir coupé la ligne. Pour les navires-transports armés
dans les ports du nord, pour les Antilles et la Nouvelle-
Calédonie, la route sera plus directe, du point de départ à
ces deux colonies, ayant néanmoins, comme celle dont le
point d'attache est Toulon, une certaine partie de son trajet en
zone tempérée, analogue à celle de la Méditerranée, quoique
plus courte qu'elle.

Pour plus de clarté dans l'exposition, j'étudierai séparément
la fièvre typhoïde de chaque ligne commençant par celle des
expéditions de guerre; je terminerai ensuite par un travail
d'ensemble sur les fièvres typhoïdes observées sur tous les
transports.

I. *Fièvres typhoïdes des transports affectés à l'expédition
de Chine* (1859). — Les documents publiés sur l'expédition
de Chine sont très incomplets.

Ainsi, je n'ai même pu arriver, avec ceux trouvés aux
Archives du Conseil de santé de Toulon, à reconstituer la
situation exacte de la fièvre typhoïde sur les navires ayant participé au transport des troupes. Malgré cette lacune leur étude
n'en offrira pas moins encore quelque intérêt.

19 des navires (car plusieurs ont été oubliés dans les travaux
publiés sur cette guerre) affectés au transport des troupes et
du matériel destiné à cette expédition, étaient montés par
4822 hommes d'équipage et 8000 hommes de troupes, en
tout 12822 hommes.

. 6 de ces navires (3 à voiles, 3 à vapeur) ayant un effectif
total de 5590 hommes (soit par navire 948 hommes) ont donné
55 décès de fièvre typhoïde, dont 7 caractérisés *typhus*.

Tandis que 13 de ces mêmes navires (3 à voiles, 10 à
vapeur) ayant un effectif de 7192 hommes, soit 550 hommes

par navire (environ 400 de moins que les premiers) n'ont
fourni que deux décès de fièvre typhoïde, dont un seul caractérisé typhus.

Le rôle de l'*encombrement humain est* ici des plus mani-
festes ; c'est à lui seul qu'on doit attribuer la différence des
atteintes. Il me paraît avoir joué un rôle plus important que
celui du *genre de navire, à voiles* ou *à vapeur*, ainsi qu'on
a voulu le dire.

Si les *navires à vapeur* ont offert un tiers de décès de
toutes sortes en moins que les navires à voiles, ce n'est pas
parce qu'ils ont eu des relâches plus fréquentes et des traversées plus courtes, dont je ne nie pourtant pas l'influence heureuse, mais plutôt parce qu'ils étaient moins encombrés. On
verra du reste, plus loin, des navires à vapeur tout autant
frappés par la fièvre typhoïde que les navires à voiles.

Sur 5 de ces navires j'ai relevé les éléments complets de la
statistique qui suit :

```
Effectif moyen. . . . . . . . . . . . . . .   994 hommes
Morbidité à 1000 d'effectif moyen. . . . .    14.4
Mortalité.. . . . . . . . . . . . . . . .      5.2
Gravité . . . . . . . . . . . . . . . . .     36.11 %
```

Les premiers cas de fièvre typhoïde se seraient présentés de
France au Cap, dans la période initiale de la traversée (avant
le passage des tropiques). Une nouvelle éclosion aurait eu lieu
ensuite sur quelques navires, du Cap à Singapour, avant d'arriver au détroit de la Sonde, avec grosse mer et sabords fermés.

2. *Fièvres typhoïdes sur les transports de l'expédition
du Mexique.* — La pauvreté en documents concernant cette
expédition est encore plus grande que pour celle de Chine !
Ceux que j'ai recueillis aux *Archives de Toulon* suffisent
pourtant à donner une idée de la marche de la fièvre typhoïde
à bord des navires qui ont transporté les troupes.

Ainsi, sur deux navires ayant un effectif moyen de 1035 hommes (équipage 300), j'ai obtenu les chiffres suivants :

```
Morbidité à 1000 d'effectif moyen.. . . . . . .   11.6
Mortalité. . . . . . . . . . . . . . . . . . .     8.69
Gravité.. . . . . . . . . . . . . . . . . . . .   75 %
```

Sur deux autres navires où le voyage s'est effectué sans

troupes, avec un effectif de 293 hommes, la fièvre typhoïde
s'est présentée avec une gravité un peu moins grande :

```
Morbidité à 1000 d'effectif moyen . . . . . . . .   8.53
Mortalité . . . . . . . . . . . . . . . . . . .   5.11
Gravité . . . . . . . . . . . . . . . . . . . .  60.00 %
```

Si l'on compare les résultats de chaque groupe de navires,
l'importance de l'encombrement dans la genèse de la fièvre
typhoïde sautera aux yeux de tous. J'insisterai plus loin sur
les conséquences de ce fait.

La durée de la traversée a été de deux mois en moyenne.
Après le détroit de Gibraltar, la route suit, dans une grande
partie de son étendue pour rejoindre le golfe du Mexique,
celle des transports des Antilles.

3. *Fièvres typhoïdes sur les transports de l'expédition
du Tonkin.* — Les documents que j'ai consultés sur la dernière
expédition du Tonkin, dont l'éloignement est, à quelques
jours près, le même que celui de la Chine, me semblent devoir
trouver ici leur place.

Le transport des troupes a été fait par les navires les plus
perfectionnés (*type Annamite* ou *type Aveyron*), car dans
cette statistique ne figurent pas les chiffres afférents aux navires de commerce, frétés par l'État.

12 navires ayant un effectif moyen de 1160 hommes (équipage 518) ont présenté :

```
Morbidité à 1000 d'effectif moyen . . . . . . . .   9.70
Mortalité . . . . . . . . . . . . . . . . . . .   1.12
Évacués . . . . . . . . . . . . . . . . . . . .   2.24
Gravité (avec 1/2 évacués) . . . . . . . . . . .  21.3 %
Sans évacués . . . . . . . . . . . . . . . . .  11.2
```

2 navires seulement avec un effectif moyen de 553 hommes
(équipage 553) n'ont pas eu de fièvre typhoïde.

Ces transports ont séjourné un certain temps à la baie d'Ha-
Long ; quelques-uns ont même fait, avant leur retour en France,
un ou deux voyages à Saïgon ou dans un autre point de la
côte d'Annam. — La répartition des cas de fièvre typhoïde de
l'équipage offre, à partir du jour du départ de France, le plus
grand intérêt, en ce sens qu'elle porte sur un assez grand
nombre de mois ; car pour les *passagers*, les cas notés dans
cette statistique à partir du troisième mois, ont trait à des

évacués de terre ou d'autres bâtiments rencontrés sur la route
du transport.

```
1er mois. Cas. Équipage.     15   Passagers.   30   Ensemble.   45
2e        —       —           9       —        29      —        38
3e        —       —          10       —        10      —        20
4e        —       —           4       —         9      —         9
5e        —       —           1       —         0      —         1

1er mois. Décès. Equipage.    1   Passagers.    2   Ensemble    3
2e        —       —           2       —         6      —         8
3e        —       —           0       —         1      —         1
4e        —       —           0       —         1      —         1
5e        —       —           0       —         0      —         0
```

*Donc chez les hommes de l'équipage, les cas et les décès
diminuent au fur et à mesure de l'éloignement du port d'infection;* cependant il faut observer la légère poussée dans le
nombre de cas au troisième mois, qui doit correspondre à
l'éclosion des nouvelles fièvres typhoïdes constatées dans
l'expédition de Chine entre le Cap et Singapoor.

4. *Fièvres typhoïdes sur les transports allant au Sénégal.*
— Tous les cas de fièvre typhoïde qui font l'objet de l'étude
suivante, appartiennent à des navires partis de Toulon. La
traversée de Toulon au Sénégal est de courte durée, en moyenne
de 15 à 20 jours. Bien que, dans ces conditions, les maladies
n'aient presque pas le temps de se produire, les cas de fièvre
typhoïde n'en ont pas moins été assez nombreux, avec une
mortalité relativement considérable sur quelques navires.

Sur 11 navires, ayant un effectif moyen de 653 hommes
(équipage 225) et de 22 chevaux :

```
La morbidité à 1000 d'effectif moyen a été de. .   6.0
La mortalité de. . . . . . . . . . . . . . . . .   1.11
Les évacués de. . . . . . . . . . . . . . . . . .   0.83
La gravité (1/2 des évacués comme décès) de. . .   25.6 %
```

Trois navires n'ont pas eu de cas de fièvre typhoïde; ils
n'avaient qu'un encombrement de 416 hommes.

5. *Fièvres typhoïdes sur les transports allant au Sénégal,
à la Guyane et aux Antilles.* — Les transports qui effectuent
ces voyages partent la plupart du temps de Toulon, de préférence aux autres ports; ils reviennent ensuite des Antilles
après avoir fait escale au Sénégal et à la Guyane. — La durée
du voyage est très variable, de 35 à 40 jours en moyenne,

mais elle est allée jusqu'à 72 jours. — En dehors des troupes destinées aux colonies, ces navires transportent encore les *condamnés* réservés à la Guyane.

Sur 30 navires ayant un effectif moyen de 815 hommes (équipage 231) :

La morbidité à 1000 d'effectif moyen a été de. .   9.30
La mortalité de 1.55
Les évacués ont été de.. . . . .   1.10
La gravité (1/2 évacués pour décès). . . . . . . 22.3 %

6 navires n'ont pas eu de cas de fièvre typhoïde ; leur effectif moyen s'élevait au chiffre de 665 ; celui des navires à fièvres typhoïdes était de 815.

6. *Fièvres typhoïdes sur les transports de troupes allant à Montévidéo.* — Un corps de troupes a été expédié en 1850 à Montévidéo. Malheureusement je n'ai trouvé dans les archives de Toulon que les chiffres de la fièvre typhoïde à un seul transport, la *Zénobie ;* les voici :

Effectif moyen (équipage, 258). 8.28
Morbidité 7.24
Mortalité.. . . . .   0.90
Gravité . . . . 12.5 %

Je ne signale cette expédition qu'incidemment, un seul navire ne pouvant servir de base à une statistique. Ce voyage s'est d'ailleurs effectué dans la meilleure saison de l'année, au mois de février.

7. *Fièvres typhoïdes sur les transports allant à Bourbon par le cap de Bonne-Espérance.* — Les renseignements que j'ai recueillis d'après quelques rapports de médecins-majors, sur les fièvres typhoïdes observées sur les navires qui suivaient, avant l'ouverture du canal de Suez, la route du cap de Bonne-Espérance pour se rendre à Bourbon, ne sont pas d'une exactitude rigoureuse. Malgré ce défaut, j'en ai tiré des résultats comparables à ceux des transports des autres lignes. La durée de la traversée est encore ici très variable. Sur 5 navires ayant un effectif moyen de 506 hommes :

La morbidité à 1000 d'effectif moyen a été de. . 11.17
La mortalité. 5.13
La gravité.. . . . . 48.2 %

Ces chiffres peuvent être placés à côté de ceux de l'expédition de Chine dont les navires ont parcouru la même route que celle de ces transports jusqu'à Bourbon.

Cependant malgré leur traversée plus courte, la gravité des fièvres typhoïdes a été plus grande à bord des transports de Bourbon, fait que j'attribuerai volontiers à la différence des types de navires employés.

Les transports de Bourbon comprenaient des *frégates et des corvettes à voiles;* tandis que les navires de l'expédition de Chine étaient des navires-transports à une ou deux batteries, offrant des dispositions hygiéniques inconnues à l'époque où l'on allait à Bourbon, en passant par le Cap.

8. *Fièvres typhoïdes sur les navires allant en Nouvelle-Calédonie et à Taïti par le cap de Bonne-Espérance.* — Les navires destinés à remplir cette mission sont d'anciens vaisseaux à voiles transformés, ou de vieilles frégates du même genre auxquelles on a ajouté une batterie; aussi, l'encombrement y est-il peu considérable[1]. Sur 35 de ces navires, il a été de 827 hommes, chiffre relativement faible à leur tonnage. La fièvre typhoïde, qu'on y a rencontrée, s'est ressentie de ce défaut d'encombrement. Sa bénignité a été, en général, exceptionnelle. Il convient de dire, pour comprendre ce fait, qu'après le passage des zones équatoriales de l'Atlantique, la navigation s'accomplit par des latitudes froides avec de fortes brises d'ouest persistant à peu près jusqu'à la longitude de notre colonie. C'est seulement alors que ces navires retrouvent la chaleur des mers tropicales. La traversée se fait exclusivement à la voile, sa durée est très variable, de 2 à 5 mois. Le *scorbut* s'y voit fréquemment, frappant surtout les *condamnés.* Or on le sait, sa présence ne constitue pas un terrain favorable à l'éclosion de la fièvre typhoïde. Elle ne l'est qu'à celle du *typhus.* On ne sera donc pas étonné de la faiblesse des chiffres qui caractérisent leurs fièvres typhoïdes.

Sur 10 navires *partis de Toulon* ayant un effectif moyen de 657 hommes :

---

[1] Je dois ajouter que quelques transports du *type Var* ont fait ce voyage, n'usant de leur machine que dans les atterrissages et dans les zones de calme.

```
Morbidité à 1000 hommes d'effectif. . . . . . .     8.09
Mortalité. . . . . . . . . . . . . . . . . . .       0.84
Évacués. . . . . . . . . . . . . . . . . . . .       0.67
Gravité. . . . . . . . . . . . . . . . . . . .      13.4 °/₀
```

Pour les navires *partis de Brest*, on trouve une différence assez marquée, entre les chiffres exprimant la gravité et la mortalité. Je ne peux m'expliquer cette différence que par le chiffre plus élevé de l'encombrement ou de l'agglomération humaine (quelques cas ont été, en effet, voisins du typhus pour les navires ayant fait route de Brest); peut-être aussi, par cette circonstance que plusieurs des navires, comptés comme partis de Toulon, ont été armés à Brest. Avant leur départ ils avaient évacué sur les hôpitaux de ces deux villes, dans l'intervalle du jour de l'armement à Brest au départ de Toulon, leurs fièvres typhoïdes graves du début.

1° *Type Var*. — 11 navires, effectif moyen 755 à 1000 d'effectif :

```
Morbidité. . . . . . . . . . . . . . . . . .       5.7
Évacués. . . . . . . . . . . . . . . . . . .       0.59
Mortalité. . . . . . . . . . . . . . . . . .       2.80
Gravité . . . . . . . . . . . . . . . . . . .     53.1 °/₀
```

2° *Type Loire*. — 12 navires, effectif moyen 1096 à 1000 d'effectif :

```
Morbidité. . . . . . . . . . . . . . . . . .       3.72
Évacués . . . . . . . . . . . . . . . . . . .        »
Mortalité. . . . . . . . . . . . . . . . . .       1.29
Gravité. . . . . . . . . . . . . . . . . . .      54.6 °/₀
```

Moyenne des navires partis de Toulon et de Brest et de tous types.

Trente-trois navires, effectif moyen 831 hommes à 1,000 d'effectif :

```
Morbidité. . . . . . . . . . . . . . . . . .       5.2
Évacués . . . . . . . . . . . . . . . . . . .       0.26
Mortalité. . . . . . . . . . . . . . . . . .       1.61
Gravité. . . . . . . . . . . . . . . . . . .      55.2 °/₀
```

De Nouméa, les transports continuent leur route sur Taïti, après avoir pris à leur bord les hommes valides et les convalescents rapatriés en France ; à Taïti ils déposent les personnes destinées à cette colonie. Ils rejoignent ensuite la France, en passant par les latitudes froides du cap Horn.

De Nouméa au cap Horn, un certain nombre de nouvelles fièvres typhoïdes se présentent, que je crois importées de la Nouvelle-Calédonie et de Taïti, où l'infectieux typhoïde a élu domicile depuis quelques années.

Sur quinze navires (dont quatre seulement de Toulon) ayant un effectif moyen de 825 hommes :

La morbidité à 1000 d'effectif moyen a été de. .   9.4
La mortalité de. 2.07
Et la gravité de. . . . .   23.7 %

Ainsi, plus grande *morbidité* et plus grande *mortalité* de la fièvre typhoïde dans les parages de la Nouvelle-Calédonie et de Taïti. Seule, la *gravité des cas* est moins considérable, suivant la loi entrevue jusqu'ici de l'influence de la chaleur sur la fièvre typhoïde, quand celle-ci n'agit pas comme coup de chaleur.

Dans les voyages de l'expédition de Chine, l'on a vu la fièvre typhoïde reparaître à bord des transports entre le cap de Bonne-Espérance et Singapour, après leur passage dans la zone tempérée des parages du cap de Bonne-Espérance. Dans les voyages de Nouvelle-Calédonie, la zone tempérée intermédiaire aux zones chaudes, devient la grande étendue de mer qui va du cap de Bonne-Espérance au sud de l'Australie, et c'est seulement quelque temps après l'avoir quittée que la fièvre typhoïde se montre une seconde fois à bord. Est-ce par le fait d'une incubation latente de l'infectieux venant de France et éclos par la chaleur, que ces fièvres typhoïdes surgiraient ainsi tout d'un coup, après un si long silence? Ne serait-ce pas plutôt à la suite d'une nouvelle infection contractée dans nos colonies du Pacifique?

Je pencherais vers cette dernière hypothèse, en me basant sur la différence des chiffres des atteintes des passagers et de l'équipage, et surtout sur la différence de la gravité de ces atteintes dans l'une et l'autre partie de l'effectif.

Effectif moyen de treize navires 738 — équipage 338, — passagers 400 :

Morbidité à 1000 d'effectif moyen.   Equipage.   12.7   Passagers.   6.3
Mortalité   —   —   —   2.2   —   1.92
Gravité   —   —   —   17.8%   —   30.3 %

Ainsi que nous le démontrerons plus loin, sur tous les autres transports, la fièvre typhoïde est moins fréquente, moins mortelle et moins grave sur les hommes de l'équipage que sur les passagers.

Si, dans le cas actuel, le contraire a eu lieu, pour la gravité exceptée, c'est que les hommes de l'équipage, nouveaux venus dans un foyer infectieux, ont été plus influencés par lui que les passagers ayant déjà subi un certain acclimatement. Toutefois comme l'infection n'a pas eu le temps d'être bien profonde chez eux, leur fièvre typhoïde a été bénigne, lorsque celle des autres était grave.

C'est ce que dit clairement du reste le médecin-major du *Tage* en décrivant l'épidémie typhoïde qui frappa ce navire à son voyage de retour de la Nouvelle-Calédonie, *cinq mois après* le dernier cas de fièvre typhoïde observé au départ de Brest. Sur 35 cas, les matelots en présentèrent 27 (effectif 410), les passagers 8 (dont 4 chez des enfants et 4 chez des soldats) (effectif 685 dont 341 soldats). « Les soldats étaient, cependant, logés avec nos hommes. Nous attribuons cette immunité à l'assuétude qu'ils avaient contractée en Nouvelle-Calédonie où ils avaient déjà vécu au milieu du miasme typhique. Nous l'avons dit plus haut, 38 d'entre eux avaient été atteints, raison suffisante pour créer chez eux une immunité presque complète[1]. »

La répartition des cas de fièvre typhoïde, pour les navires partis de Toulon et de Brest suivant le voyage entier de circumnavigation, fait encore bien ressortir l'existence de ces deux points infectieux de la Nouvelle-Calédonie et de Taïti. Les cas, les décès et les évacués ont été relevés d'après l'indication des rapports des médecins-majors ; mais beaucoup ont été oubliés, sans que cet oubli ait pu troubler, je crois, la vérité exprimée par la série.

	1ᵉʳ MOIS	2ᵉ MOIS	3ᵉ MOIS	4ᵉ MOIS	5ᵉ MOIS	6ᵉ MOIS	7ᵉ MOIS	8ᵉ MOIS	9ᵉ MOIS	10ᵉ MOIS
Cas de F. T. . . .	40	36	16	24	22	28	13	16	3	1 (?)
Décès	7	19	6	8	3	7	4	4	1	1 (?)
Évacués	»	2	1	1	0	8 (?)	x	»	»	»

[1] Rapp. manusc., *loc. cit.*

	VOYAGE D'ALLER POUR LES TROIS PRE-MIERS MOIS	SÉJOUR EN CALÉDONIE ET A TAÏTI PENDANT LES TROIS MOIS SUIVANTS	VOYAGE DE RETOUR POUR LES QUATRE DERNIERS MOIS
Cas de F. T. . . .	125	80	55
Décès.	52	20	10
Évacués.	3	9	0

Durée du voyage *de France à Nouméa sur* 50 *navires :* 16 navires à 107 jours ; 15 navires à 128 jours ; et 1 navire à 202 jours.

De Nouméa à Taïti sur 17 *navires :* 7 navires à 54 jours ; 6 navires à 55 jours ; 2 navires à 85 jours ; et 2 navires à 141 jours.

De la traversée totale sur 25 *navires :* 3 navires à 219 jours ; 8 navires 256 jours ; et 12 navires à 538 jours.

Le docteur *Guyot* m'a communiqué un fait bien démonstratif de l'infection typhoïde existant en Nouvelle-Calédonie.

Au mois de mars 1878, la 9e compagnie (80 hommes) d'infanterie de marine arrive à Nouméa par le *Sumroo*, sans avoir eu un malade pendant toute la traversée de France en Calédonie ; on l'envoie à l'île des Pins où régnait la fièvre typhoïde ; aussitôt celle-ci commença à frapper les nouveaux arrivés, qui furent successivement atteints les mois suivants :

Mois. . . .	Avril	Mai	Juin	Juillet	Août	Total
Cas	1	5	4	8	1	19
Décès . . .	1	1	1	1	»	4

Aux voyages d'aller, 10 navires ayant un effectif moyen de 746 hommes n'ont pas eu de fièvre typhoïde, contre 52 ayant un effectif moyen de 851 hommes, qui ont offert des cas de cette fièvre.

Aux voyages de retour, la proportion est inverse : ainsi 26 navires ayant un effectif moyen de 450 hommes n'ont pas eu de fièvre typhoïde, tandis que 15 navires seulement ont été frappés par l'infectieux typhoïde avec un effectif moyen de 825 hommes.

L'influence de l'encombrement est des plus évidentes, mais il n'explique pas tout, puisque les 10 navires sans fièvre typhoïde au départ de France ont, à peu de chose près, le même effectif que les 15 navires ayant la fièvre typhoïde au départ de Nouméa.

9. *Fièvres typhoïdes sur les navires-transports allant à Bourbon par Suez.* — Les navires qui font les voyages de Bourbon par Suez sont, comme tous les navires de même ordre allant dans nos colonies par cette voie, mus par la vapeur ; ceux dont j'ai pu consulter les rapports des médecins-majors, étaient partis de Toulon le 1er avril, c'est-à-dire à une époque où le passage de la mer Rouge se fait encore avec des températures supportables.

Sur 5 navires ayant un effectif moyen de 518 hommes (équipage 211) :

La morbidité à 1000 d'effectif moyen a été de. . . .	5.46
La mortalité de.	0.77
La gravité de	22.2 %

La traversée a été de 40 à 45 jours, avec une moyenne thermométrique de 25°.

Les navires où la fièvre typhoïde n'a pas été constatée ont offert le même effectif (514 hommes par navire). La question d'encombrement doit, par suite, être mise de côté pour cette série de transports. Si l'on compare les chiffres du voyage de Bourbon par Suez à ceux du voyage par le Cap, on ne pourra s'empêcher d'être étonné de la différence considérable de certains chiffres en faveur du voyage par Suez.

Je ne serais pas éloigné de croire que le peu de cas de fièvre typhoïde que ces navires ont présenté ne soit en rapport avec la date de leur départ, qui a lieu au moment où le foyer infectieux de Toulon est depuis deux ou trois mois dans son minimum d'intensité.

10. *Fièvres typhoïdes sur les navires-transports allant en Nouvelle-Calédonie, Taïti, l'Australie par la voie de Suez.* — Il y a deux routes pour les transports qui se rendent en Nouvelle-Calédonie par Suez. L'une plus longue touchant à Bourbon et passant au Sud de l'Australie, qui se fait à la voile depuis cette île jusqu'à Nouméa. C'est celle qu'a prise le *Jura*, par exemple. L'autre, plus courte, ayant une direction opposée, par Colombo ou par Singapour et le sud de l'Australie, qui, dans la plus grande partie de son parcours, se sert de la vapeur. C'est celle que quelques transports chargés de rapatrier les am-

nistiés de la Commune ont suivie. La première présente dans une bonne partie de son étendue des régions à basse température ; la seconde, au contraire, depuis Suez jusqu'à Nouméa, n'offre, excepté au sud de l'Australie et pendant quelques jours seulement, que des mers où la température de l'atmosphère est tropicale.

Le *Jura* avec un effectif de 812 hommes (équipage 215 hommes) a eu :

Morbidité à 1000 d'effectif moyen.. . . . .   8.6
Mortalité. 1.2
Gravité (1/2 des évacués pour décès). . . . .   14.2 °/₀

Trois navires ayant suivi la route de Singapoor ont été moins éprouvés :

Effectif moyen 585 (équipage 249).
Morbidité à 1000 d'effectif moyen 8.2
Mortalité.   0.0
Évacués. 0.5
Gravité (1/2 des évacués pour décès).   6   °/₀

Pour les 4 navires, la situation peut ainsi s'exprimer :

Effectif moyen   842
Morbidité à 1000 d'effectif moyen. 7.0
Mortalité.   0.30
Gravité (1/2 des évacués pour décès). . . . .   6.4 °/₀

La voie de Suez pour la Nouvelle-Calédonie est donc moins favorable au point de vue du nombre des fièvres typhoïdes que celle passant par le cap de Bonne-Espérance. Faut-il accuser le passage de la mer Rouge, la longueur du voyage dans les latitudes chaudes, en un mot, la chaleur d'avoir facilité l'évolution typhoïde ? Je ne suis pas éloigné de le croire, en m'appuyant sur les faits précédemment établis, démontrant que les navires, allant des latitudes chaudes vers les régions froides, ont moins de fièvres typhoïdes que ceux faisant le voyage contraire. Il faut aussi, il me semble, ne pas oublier l'influence du type du navire, les vaisseaux à voiles ayant un cube spécifique d'encombrement plus grand que ceux étudiés ici.

Deux navires envoyés en Australie par Suez pour porter les produits français à l'Exposition internationale, n'ont présenté comme morbidité de la fièvre typhoïde dans le voyage d'aller que 2,3 cas à 1000 d'effectif avec un effectif moyen de 211 personnes, quelques moutons de Rambouillet et un grand nombre de colis. Mais pendant leur séjour de 4 à 5 mois de durée soit à Sydney, soit à Melbourne, la fièvre typhoïde s'est déclarée à bord, importée de ces deux villes où elle sévissait à l'état épidémique. S'il n'y a eu de son fait qu'une faible *mortalité*, 2,3 cas à 1000 d'effectif, par contre la *morbidité* a été assez grande 26,1 à 1000 d'effectif. Quant à la *gravité*, elle a été légère 8,7 p. 100.

La moyenne de la température était de 16° à 18°.

D'après la statistique des cas de fièvre typhoïde survenus pendant une période de douze ans (1869-1881) dans la marine royale anglaise (*Statistical Reports of Health of the Navy*), la *station de l'Australie* offre la *morbidité* et la *mortalité* les plus élevées de toutes les stations. Ainsi sa *morbidité* étant représentée à 1000 d'effectif par le chiffre de 6,50, sa *mortalité* par celui de 0,83, la *station de la Méditerranée* qui vient immédiatement après elle comme chiffre, ne donne plus qu'une *morbidité* de 2,02 et une *mortalité* de 0,78. Il est vrai que la *gravité des cas* est bien différente : pour la *station d'Australie*, elle est analogue à celle que j'ai trouvée pour nos navires, 12,8 p. 100 ; tandis que pour *celle de la Méditerranée*, elle est représentée par le chiffre élevé de 54,8 p. 100. Les documents anglais viennent donc à l'appui de ceux fournis par la marine française ; les uns et les autres démontrent de la façon la plus claire l'existence des foyers secondaires d'infection typhoïde que j'ai admis pour ces colonies où le *paludisme* est inconnu.

11. *Fièvres typhoïdes sur les navires-transports allant en Cochinchine.* — Depuis l'ouverture du canal de Suez, un service régulier de transports a été créé entre Saïgon et Toulon.

Leur installation approche de la perfection ; les fièvres typhoïdes qu'on y observe, présentent de ce fait à l'étude un intérêt considérable, en ce sens qu'elles sont débarrassées de certains facteurs qui les compliquent sur beaucoup d'autres transports.

J'ai pu réunir à leur sujet, les éléments d'une statistique suffisamment exacte pour fixer l'attention de mes collègues, en l'établissant d'après les relevés de 56 rapports.

14 navires avec un effectif moyen de 745 hommes par navire n'ont offert aucun cas de fièvre typhoïde ; 42 autres, au contraire, avec un effectif bien inférieur de 599 hommes (équipage 219) en ont présenté des cas relativement nombreux.

Ce résultat ne démontre-t-il pas que la question d'encombrement n'est pas toujours tout dans la genèse de la fièvre typhoïde, et qu'il y a souvent autre chose à invoquer? Cette autre chose, je l'ai cherchée dans l'influence des saisons et l'état de la mer.

Or, sur les 14 navires n'ayant pas eu de fièvre typhoïde, 4 sont partis en janvier, 5 en mars, 1 en juillet, 1 en septembre, 3 en novembre ; c'est-à-dire que 12 sur 14 sont partis aux mois où le foyer infectieux typhoïde de Toulon est à son minimum d'intensité. Rien ne démontre mieux l'importation de la fièvre typhoïde sur les navires.

De plus ces navires ont traversé la mer Rouge et l'océan Indien aux mois où la température de ces mers est la moins élevée.

Quoi qu'il en soit, sur les 42 navires où la fièvre typhoïde a été constatée, voici quels sont ses caractères :

Morbidité à 1000 d'effectif moyen.	6.11
Mortalité.	1.40
Évacués	0.46
Gravité (avec 1/2 des évacués comptés pour décès). .	26 %

12. — *Récapitulation des fièvres typhoïdes sur les navires-transports allant dans les pays chauds.* — Je reviens sur les résultats énoncés dans les paragraphes précédents, en les transcrivant suivant leur ordre de gravité, pour chacun des termes qui ont servi à caractériser la fièvre typhoïde : morbidité, mortalité et gravité.

A. MORBIDITÉ.

		Morbidité	Effectif moyen	Navires
1	Expédition de Chine par le cap de Bonne-Espérance.	14.4	994	5
2	Expédition du Mexique	11.6	1035	2
3	Transports de Bourbon par le cap de Bonne-Espérance.	11.17	506	5
4	Expédition du Tonquin	9.7	1160	12
5	Transports des Antilles	9.30	815	30
6	Transports de la Nouvelle-Calédonie par le Cap.	8.09	657	10
7	Transports de la Nouvelle-Calédonie par Suez..	7.0	842	4
8	Transports du Sénégal	6.00	653 + 22 ch.	10
9	Transports de Cochinchine.	6.11	599	42
10	Transports de Bourbon par Suez . . .	3.46	518	5

N. B. — Ce sont seulement les transports partis de Toulon qui sont donnés ici, pour permettre d'établir une comparaison avec les autres transports ayant fait route du même port.

Ainsi présenté, ce tableau ne permet pas de saisir facilement la loi qui préside à la *morbidité* sur les transports. Il montre cependant qu'elle atteint, sur les transports de troupes des expéditions de guerre, son taux le plus élevé. J'aime mieux faire un classement d'après la route faite : 1° *Navires restant dans l'océan Atlantique*; 2° *Navires passant par le cap de Bonne-Espérance*; 3° *Navires traversant le canal de Suez.*

1° *Navires-transports ne sortant pas de l'océan Atlantique.*

		Morbidité	Effectif moyen	Navires
1	Expédition du Mexique	11.6	1035	2
2	Transports des Antilles	9.50	815	30
3	Expédition de Montévidéo	7.24	828	1
4	Transports du Sénégal	6.00	655 h. 12 ch.	10

L'on voit alors de suite, que pour une même mer, la *morbidité* suit, non seulement la loi de l'encombrement, mais qu'elle est encore, en raison directe de la longueur de la traversée et de la moyenne thermométrique.

Cependant, je dois dire que l'*influence de la chaleur* me paraît ici secondaire (puisque la route suivie est la même pour tous, à la longueur près). Elle laisse le pas à celle résultant de l'*encombrement* et de la *distance*. Il ne faut pas oublier non plus que, sur les transports des Antilles, se trouve toute une série d'individus moins sensibles à la fièvre typhoïde : les *condamnés* (voir page 56).

La *morbidité* moyenne de ces 43 navires naviguant dans l'océan Atlantique, est, avec un effectif moyen de 811 hommes (plus un certain nombre de chevaux) égale (à 1000 d'effectif) à 8,7.

2°. *Navires-transports passant par le cap de Bonne-Espérance.*

		Morbidité	Effectif moyen	Navires
1	Expédition de Chine	14.4	994	5
2	Transports de Bourbon	11.17	506	5
3	Transports de Nouvelle-Calédonie. . .	8.09	657	10

La morbidité moyenne de ces 20 navires est, à 1000 d'effectif, 11,0 avec un effectif moyen par navire de 654 hommes. Si l'on fait abstraction des transports de la Nouvelle-Calédonie où les condamnés, qui forment la plus grande partie des passagers, ont déjà subi l'épreuve de la fièvre typhoïde avant leur embarquement, on voit qu'ici encore la *morbidité* suit la *longueur de la route*, et est en rapport direct avec l'*encombrement* et la *chaleur*.

Et si l'on compare la *morbidité* générale de ces trois catégories de transports, on ne pourra se refuser à reconnaître l'influence bien marquée de la *chaleur du passage de la ligne*, et de la *différence de distance* parcourue, car c'est dans la première partie de la route qui est commune jusqu'au cap de Bonne-Espérance que se déclarent la plupart des cas de fièvre typhoïde.

3° *Navires-transports traversant le canal de Suez.*

		Morbidité	Effectif moyen	Navires
1	Expédition du Tonquin	9.7	1160	12
2	Transports de Nouvelle-Calédonie.	7.10	842	4
3	Transports de Cochinchine.	6.11	599	42
4	Transports de Bourbon	5.46	518	5

La *morbidité* moyenne de ces 63 navires est, à 1000 d'effectif, de 7,06 avec un effectif moyen par navire de 811 hommes.

Les fièvres typhoïdes sont, dans cette série de transports en raison directe de la *longueur de la route*, et de l'*encombrement* à bord. Quant à la question de l'influence de la *chaleur*, elle me paraît assez difficile à élucider.

Si l'on cherche à établir la différence existant entre chaque groupe de ces transports, on voit que c'est la traversée la plus longue, faite à la voile par la plus mauvaise mer, celle du cap de Bonne-Espérance avec le passage du navire dans *un climat tempéré intermédiaire à deux climats tropicaux* qui présente, malgré son *infériorité d'encombrement*, la plus grande *morbidité* :

1	Transports par le cap de Bonne-Espérance.	Morbidité	11.0	Effectif moyen	654
2	Transports restant dans l'océan Atlantique.	—	8.7	—	811
3	Transports par Suez	—	7.06	—	816

puis vient la traversée de l'océan Atlantique (la deuxième moins élevée comme *moyenne thermométrique*) malgré son chiffre *d'encombrement* beaucoup plus grand ; enfin celle de Suez où l'influence de la *température* de la mer Rouge et de l'océan Indien ne semble pas l'avoir favorisée.

Il est vrai d'ajouter que ces derniers transports sont peut-être mieux partagés que les autres au point de vue hygiénique, et qu'ils ont suivi une route plus courte.

Sur les transports de Toulon à Alexandrie (page 16) la *morbidité* avait été de 4,82 à 1000 d'effectif moyen, avec un effectif moyen de 626 hommes; sur ceux de France en Crimée, avec un effectif moyen de 1127 hommes elle s'était montrée la même, 4,62 (page 31). Elle est donc inférieure, sur les transports n'étant pas sortis de la Méditerranée, à ceux qui sont allés dans la zone torride.

B. MORTALITÉ.

		Mortalité	Effectif moyen	Navires
1	Expédition du Mexique	8.69	1035	2
2	Transports de Bourbon par le Cap . .	5.33	506	5
3	Expédition de Chine	5.2	994	5
4	Transports des Antilles	1.55	815	30
5	Transports de Cochinchine.	1.40	599	42
6	Expédition du Tonquin	1.12	1160	12
7	Transports du Sénégal	1.11	653 + 22 ch.	10
8	Transports de Bourbon par le cap de Bonne-Espérance.	0.95	525	3
9	Transports de Nouvelle-Calédonie par le cap de Bonne-Espérance.	0.84	657	10
10	Transports de Nouvelle-Calédonie par Suez.	0.50	842	4

La *mortalité* semble suivre le chiffre de *l'encombrement humain,* car il ne faut pas oublier qu'avec un effectif de 506 hommes, une corvette ou une frégate à voiles d'autrefois était très encombrée (transports de Bourbon par le cap de Bonne-Espérance), beaucoup plus que ne le sont aujourd'hui les *nouvelles frégates à voile* ou les *transports à vapeur du type Var* avec 657 hommes (transports de Nouvelle-Calédonie).

Enfin, si les fièvres typhoïdes des transports du Sénégal sont plus souvent mortelles que celles des transports des Antilles, avec un *encombrement* moindre, c'est à la présence des *chevaux* à bord qu'il faut l'attribuer. Leurs excréments deviennent une cause d'infection putride qui ajoute son action à celle de l'encombrement.

Si j'applique à la *mortalité* la même méthode de classement, suivant les mers parcourues, qu'à la morbidité, l'on verra que ce sont les transports passant par le cap de Bonne-Espérance qui offrent la plus grande mortalité :

4

1° Navires-transports ne sortant pas de l'océan Atlantique.

		Mortalité	Effectif moyen	Navires
1	Expédition du Mexique	8.69	1035	
2	Transports du Sénégal.	1.11	653 + 22 ch.	10
3	Transports des Antilles	1.55	815	30
4	Expédition de Montévidéo.	0.90	828	1

Mortalité moyenne de 43 navires, à 1000 d'effectif, 1.88 avec un effectif moyen de 811 hommes.

2° Navires-transports passant le cap de Bonne-Espérance.

		Mortalité	Effectif moyen	Navires
1	Transports de Bourbon	5.33	506	5
2	Expédition de Chine	5.2	994	5
3	Transports de Nouvelle-Calédonie. . .	0.84	654	10

Mortalité de 20 navires, à 1000 d'effectif, 3,2 ; effectif par navire 654.

3° Navires-tcansports passant par le canal de Suez.

		Mortalité	Effectif moyen	Navires
1	Transports de Cochinchine.	1.40	599	42
2	Expédition du Tonquin	1.12	1160	12
3	Transports de Bourbon	0.77	518	5
4	Transports de Nouvelle-Calédonie. . .	0.30	842	4

Mortalité moyenne des 63 navires à 1000 d'effectif, 1.50 avec un effectif moyen de 811 hommes par navire.

viennent ensuite les transports dont la navigation est limitée à l'océan Atlantique ; enfin ceux qui traversent le canal de Suez avec la plus faible *mortalité*. Celle-ci se comporte donc sur les transports étudiés, en général, comme la *morbidité* ; ellle est en raison inverse de la *chaleur* et de la *distance* parcourue et paraît sans rapport avec l'*encombrement*.

Cette mortalité est en outre plus forte que sur les transports allant de France en Crimée, où elle est de 1,24 à 1000.

1	Transports par le cap de Bonne-Espérance.	Mortalité	3.2	Effectif moyen	654
2	Transports restant dans l'Océan Atlantique.	—	1.88	—	811
3	Transports par Suez.	—	.150	—	811

avec un effectif moyen par navire de 1127, ce qui démontre encore mieux la véritable influence de la *chaleur*.

C. GRAVITÉ.

La gravité qui est le résultat des deux facteurs : morbidité et mortalité, suit la même marche que ceux-ci. Elle peut varier pour une direction donnée de transports ; mais l'ensemble de toutes les gravités des transports étudiés ici, se conforme à leur marche.

		Gravité	Effectif moyen	Navires
1	Expédition du Mexique	75 °/₀	1055	2
2	Transports de Bourbon par le cap de Bonne-Espérance	48.2	506	5
5	Expédition de Chine	56.11	994	5
4	Transports de Cochinchine	26	599	42
5	Transports du Sénégal	25.6	655 + 22 ch.	10
6	Transports des Antilles	22.5	815	50
7	Transports de Bourbon par Suez	22.2	518	5
8	Expédition du Tonquin	21.5	1100	12
9	Transports de Nouvelle-Calédonie par le Cap	15.4	657	10
10	Transports de Nouvelle-Calédonie par Suez	6.4	842	4

Le tableau suivant permettra plus facilement de comparer la morbidité et la mortalité sur ces transports.

1° Transports ne sortant pas de l'océan Atlantique.

		Gravité	Effectif moyen par navire	Navires
1	Expédition du Mexique	75 °/₀	1055	2
2	Transports du Sénégal	25.6	655 + 22 ch.	10
5	Transports des Antilles	22.5	815	50
4	Transports de Montévidéo	12.5	828	1

2° Navires-transports passant par le cap de Bonne-Espérance.

		Gravité	Effectif moyen par navire	Navires
1	Transports de Bourbon	48.2 °/₀	506	5
2	Expédition de Chine	56.4	994	5
5	Transports de Nouvelle-Calédonie	13.4	657	10
	Gravité moyenne	51.4	654	20

5° Navires-transports traversant le canal de Suez.

		Gravité	Effectif moyen par navire	Navires
1	Transports de Cochinchine	48.2 °/₀	960	42
2	Transports de Bourbon	56.4	518	5
5	Expédition du Tonquin	21.5	1160	12
4	Transports de Nouvelle-Calédonie	6.04	842	4

Gravité moyenne (65 navires) effectif moyen 811 hommes 57,4 0,0 (1/2 des évacués comptés pour décès).

Mises en regard de celle des fièvres typhoïdes des transports de la Méditerranée (page 51 et 52) = (21, 2 0 0), toutes ces *gravités* présentent une supériorité marquée établissant l'influence redoutable de la *chaleur* dans la fièvre typhoïde ou celle de la *distance* parcourue.

On voit, en effet, en comparant dans un tableau unique ces trois groupes dans leur morbidité, leur mortalité, et leur gravité que :

		Morbidité	Mortalité	Gravité	Effectif moyen
1	Transports passant par le cap de Bonne-Espérance	11.0	3.2	31.4 %	654
2	Transports restant dans l'océan Atlantique.	8.7	1.88	27	811
3	Transports passant par le canal de Suez.	7.06	1.50	37.4	811

ce sont les voyages les plus *longs*, ceux où les passages successifs des températures chaudes aux températures tempérées ou froides sont les plus fréquents; ceux où la moyenne de *température* est la moins élevée; ceux enfin faits *à la voile* sur la plus grande partie de leur parcours, qui ont donné, malgré leur moindre *encombrement*, les cas les plus nombreux et la plus grande mortalité des fièvres typhoïdes. Je veux parler des voyages des transports passant par le cap de Bonne-Espérance.

Ce sont au contraire les voyages par la voie de Suez, dans les régions les plus chaudes, à la *voile* et à la *vapeur*, avec un nombre *d'encombrement* supérieur aux précédents, qui ont offert les cas de fièvre typhoïde les moins nombreux et la plus faible mortalité, mais les cas ont été plus graves, circonstance due à la *température* exceptionnelle des mers traversées, particulièrement la mer Rouge et la mer de Malacca.

Entre eux se placent au point de vue de la *morbidité* et de la *mortalité*, malgré leur chiffre d'*encombrement* égal aux voyages de Suez, les voyages de l'océan Atlantique.

Il est, du reste, facile de remarquer qu'ils participent des deux; ainsi, ils se rapprochent des uns par la *chaleur* qu'ils rencontrent et des autres par leur traversée à la *voile*, dans une partie de leur route. Les cas bénéficient alors de cette situation exceptionnelle pour la *gravité*.

Donc : *quand des conditions particulières n'interviennent pas pour changer l'un des termes de la série, les transports passant dans les zones les plus chaudes et ayant les traversées les plus courtes, sont ceux où la fièvre typhoïde trouve le terrain le moins favorable à son évolution, quel que soit le chiffre de son encombrement humain, mais aussi ce sont ceux où les cas sont les plus graves.*

CHAPITRE IX. — FIÈVRES TYPHOÏDES A BORD DES NAVIRES DE GUERRE SUIVANT LES SAISONS.

L. Colin, dans son livre *Sur la fièvre typhoïde de l'armée*, a démontré que, quoique toutes les saisons concourussent à fournir un certain nombre d'épidémies de cette fièvre, les plus graves s'étaient déclarées en été et en automne. Les quatre cinquièmes des décès auraient eu lieu dans les six derniers mois de l'année pour 1874. Cependant, dans les chiffres des décès des années 1868, 1872, 1875, qu'il donne en même temps (page 146), je ne trouve, dans les totaux par trimestres, une supériorité incontestable que pour le 3ᵉ trimestre (juillet, août, septembre), c'est-à-dire pour les mois les plus chauds de l'année.

1ᵉʳ trimestre, 706 décès; 2ᵉ trimestre, 678 décès; 3ᵉ trimestre, 970 décès; 4ᵉ trimestre, 732 décès.

A Toulon, il en serait de même, ainsi qu'on pourra le constater dans le tableau suivant des cas et décès par mois de la fièvre typhoïde à l'hôpital de Saint-Mandrier, pour une période de 15 années. Chaque colonne donnera en même temps le chiffre de la gravité et de la moyenne thermométrique du mois.

HOPITAL SAINT-MANDRIER	JANVIER	FÉVRIER	MARS	AVRIL	MAI	JUIN	JUILLET	AOUT	SEPTEMBRE	OCTOBRE	NOVEMBRE	DÉCEMBRE	POUR L'ANNÉE
Température moyenne . . .	8°	9°,46	9°,96	15°,11	17°,24	20°,78	25°,20	22°,58	19°,90	15°,10	10°,92	8°,76	14°,96
Cas de fièvre typhoïde. . . .	758	741	802	863	1367	1663	1536	1503	1352	1018	759	873	Tot. 15202 de 1866 à 1878 et de 1881 à 1885
Décès. . . .	87	93	91	96	124	167	169	168	134	104	75	106	Tot. 1406.
Cas de fièvre typhoïde, années 1879 et 1880. .	97	48	63	182	226	180	194	254	190	282	181	192	Tot. 1989.
Gravité . . .	11,6 °/₀	12.3 °/₀	11,5 °/₀	11,1 °/₀	9,0 °/₀	10 °/₀	11 °/₀	11,1 °/₀	9,9 °/₀	9.9 °/₀	9,8 °/₀	12,1 °/₀	

Autrement dit, mai, juin, juillet, août et septembre, ayant une moyenne de température égale à 20°, 7, ont offert une moyenne de 1484 cas de fièvre typhoïde et de 152 décès, tandis que les 7 autres mois, avec une moyenne de température de 10°,8 n'ont eu qu'une moyenne de 832 cas, et de 108 décès. La gravité des cas serait, au contraire, moindre dans les mois chauds, 10,2 0/0 au lieu 11,2 0/0 dans les mois froids.

A bord du *vaisseau-école des canonniers*, les cas et décès de fièvre typhoïde, envoyés aux hôpitaux de Toulon, se sont également présentés dans un ordre identique pour une période de six années.

MOIS	JANVIER	FÉVRIER	MARS	AVRIL	MAI	JUIN	JUILLET	AOÛT	SEPTEMBRE	OCTOBRE	NOVEMBRE	DÉCEMBRE	POUR L'ANNÉE
Cas.	5	9	1	2	4	11	46	30	15	25	11	4	161
Décès. . . .	0	5	0	0	1	4	5	8	5	4	2	3	35

Mais à bord de ce vaisseau, il faut tenir compte du renouvellement des apprentis canonniers qui a lieu dans les premiers jours des mois de février, de juin et d'octobre. En opérant ainsi, on s'aperçoit que c'est l'instruction d'été qui présente le plus de cas de fièvre typhoïde et le plus de décès.

Instruction du 1er février.. Moy. temp. 12°52 Cas. 16 Décès. 4 Gravité. 25°/₀
— du 1er juin.. . — 21°56 — 102 — 22 — 21.5
— du 1er octobre. — 10°69 — 43 — 9 — 20.9

L'instruction qui la suit vient après comme plus chargée, malgré sa moyenne thermométrique la moins élevée. Quant à la gravité, elle varie trop peu d'une instruction à l'autre pour que je tire de ces écarts une conclusion quelconque.

Si j'applique, au contraire, à ce vaisseau la méthode de séparation des 5 mois chauds de l'année en opposition aux 7 autres mois froids, suivie tantôt pour l'hôpital de Saint-Mandrier, je reconnais que, si la gravité est la même pour les 5 mois chauds de l'année que pour les 7 autres mois (ce qui prouve qu'elle est dominée par une cause générale existant aussi bien en été qu'en hiver (surmenage-encombrement)) ; par contre, le nombre des cas et des décès,

De mai à octobre, moyenne par mois. Cas. 21.2   Décès. 4.6   Gravité.   21.7 °/₀
D'octobre à février,   —   —   7.86   —   1.71   —   21.75

se trouve trois fois plus élevé dans les premiers de ces mois que
dans les seconds.

En résumé, à *Toulon*, à *l'hôpital de Saint-Mandrier* aussi
bien que sur le *vaisseau-école des canonniers, la fièvre
typhoïde est favorisée dans sa naissance et dans son évolution par la chaleur, mais celle-ci n'augmente pas sa gravité : elle tendrait plutôt à la diminuer.* Poursuivons cette
étude « de l'influence des saisons » à bord des navires stationnant dans la Méditerranée.

25 cas de fièvre typhoïde relevés avec l'indication de la
date de leur début, sur les navires de la *station locale des
côtes de Provence*, se répartissent ainsi :

MOIS	JANVIER	FÉVRIER	MARS	AVRIL	MAI	JUIN	JUILLET	AOUT	SEPTEMBRE	OCTOBRE	NOVEMBRE	DÉCEMBRE
Cas	1	2	0	1	1	4	3	1	1	5	6	1
Décès	»	»	»	»	»	1	»	»	»	1	»	»

10 cas dans les 5 mois d'été, soit 2 par mois, 1 décès en
juin.

15 cas dans les 7 autres mois, soit 2,14 par mois, 1 décès
en octobre.

Sur ces navires l'influence de la chaleur est manifeste;
quant à l'accroissement des cas en octobre et en novembre, je
l'attribuerai assez volontiers, d'abord au repos des navires
dans des rades fermées pendant ces mois de mauvais temps, ce
qui a permis aux hommes de se trouver plus souvent à terre
dans les foyers d'infection, enfin à un certain degré de
typhisme par le fait du froid.

. Pour *l'Escadre*, la répartition des cas, d'après les saisons
est la suivante :

MOIS	JANVIER	FÉVRIER	MARS	AVRIL	MAI	JUIN	JUILLET	AOUT	SEPTEMBRE	OCTOBRE	NOVEMBRE	DÉCEMBRE
Cas	9	10	18	7	14	19	33	10	14	8	8	7
Décès. . . .	3	5	4	3	0	6	6	3	3	4	3	8
Gravité. . .	33,5 °/₀	50 °/₀	22,2 °/₀	42,7 °/°	0	31,15 °/₀	9,9 °/₀	30 °/₀	21,3 °/₀	50 °/₀	37,5 °/₀	11,4 °/₀

En faisant comme précédemment les calculs pour les cinq mois d'été en opposition avec les sept autres mois, j'ai obtenu comme moyenne par mois de chaque série :

Mois d'été. . . . Cas. 18   Décès. 3   Gravité. 16.6 %
Autres mois. . . . —   9.57   —   4.28   —   44.6

L'été a donné une plus grande abondance de cas, mais ils sont d'une moins grande gravité et d'une moins forte mortalité. Les faits observés sur les navires d'escadre confirment ceux observés à Toulon et dans la rade des salins d'Hyères.

Un certain nombre de vaisseaux ont opéré, pendant le mois d'été dans la *mer Adriatique (campagne de 1859)* ; pour l'année entière, la répartition des cas et décès de fièvre typhoïde s'est faite de la manière suivante :

MOIS	JANVIER	FÉVRIER	MARS	AVRIL	MAI	JUIN	JUILLET	AOUT	SEPTEMBRE	OCTOBRE	NOVEMBRE	DÉCEMBRE
Cas	5	2	11	1	3	10	18	1	4	2	0	2
Décès . . .	1	1	2	0	0	1	3	0	0	0	0	0
Gravité. . .	20 °/₀	50 °/₀	18,1 °/₀	0	0	10 °/₀	16,6 °/₀	0	0	0	0	0

Pour les 5 mois d'été, moyenne par mois. Cas. 7.6   Décès. 0.80 Gravité. 15.2 °/₀
Autres mois,   —   —   5.25   —   0.55   —   17.3

Ces conclusions sont identiques, à quelques légères différences près, à celles posées pour l'escadre en bois.

Pour la *station du Levant*, je n'ai trouvé dans les rapports des médecins-majors l'indication par mois des nombreux cas de fièvre typhoïde observés que pour une cinquantaine de ceux-ci.

MOIS	JANVIER	FÉVRIER	MARS	AVRIL	MAI	JUIN	JUILLET	AOUT	SEPTEMBRE	OCTOBRE	NOVEMBRE	DÉCEMBRE
Cas	1	2	1	18	4	6	4	6	4	3	2	3
Décès	0	0	1	1	0	0	0	1	0	1	1	1

Pour les 6 mois d'été[1] . 42 cas. 2 décès ; par mois. 7.0 cas. 0.38 décès. Gravité. 4.7 %
Autres mois. . . . . 11 — 4   —   1.83 — 0.66   —   36.3

La station du Levant présente donc une analogie complète avec les autres points du bassin de la Méditerranée.

Sur les *vaisseaux ayant opéré en Crimée* dans la guerre de ce nom, 55 cas de fièvre typhoïde se classent par mois de la façon suivante :

MOIS	JANVIER	FÉVRIER	MARS	AVRIL	MAI	JUIN	JUILLET	AOUT	SEPTEMBRE	OCTOBRE	NOVEMBRE	DÉCEMBRE
Cas	4	8	5	9	5	7	11	10	1	9	1	0
Décès	0	0	0	0	1	1	1	2	1	0	1	0
Évacués	2	2	0	0	2	0	3	3	0	0	0	0

Pour les 5 mois d'été. Cas par mois. 6.8 Décès. 1.2 Évacués. 1.6 Gravité. 29.4%
Autres mois. . . .   —   3.0 — 0.42   —   0.57 — 26.8

Ici la gravité un peu plus grande dans les mois d'été est due d'abord à la *complication paludéenne*, qui a sévi avec intensité sur les navires mouillés à *Beikos*, ensuite au *choléra* qui a frappé sur ces navires en mai, juin et surtout juillet ; j'aurai plus loin l'occasion d'insister sur ces faits.

Dans la *station des mers de Chine et du Japon*, 27 cas de fièvre typhoïde sont ainsi distribués :

JANVIER	FÉVRIER	MARS	AVRIL	MAI	JUIN	JUILLET	AOUT	SEPTEMBRE	OCTOBRE	NOVEMBRE	DÉCEMBRE
2	2	2	2	1	2	2	9	3	0	1	1

[1] Ici j'ai dû compter le mois d'avril parmi les mois d'été, la chaleur de ce mois pouvant seule expliquer la poussée des fièvres typhoïdes constatées.

58   J. MOURSOU.

Si l'on oppose les cas des cinq mois d'été à ceux des autres
mois, on obtient les chiffres suivants :

Été. . . . . . . 17 cas. 62.9% des cas. 3.4 cas par mois.
Autres mois . . . 20 cas. 37.1   des cas. 2.8 cas par mois.

La saison chaude est donc, ici encore, celle où il y a le plus
de cas ; malheureusement je n'ai pu ajouter à son étude la statistique des décès, faute de renseignements sur les mois où ils
se sont produits.

En réunissant tous les cas de fièvre typhoïde qui viennent
d'être donnés par saisons, j'arrive à opposer 1795 cas par mois
d'été à 1029 cas pour les mois des autres saisons, presque
le double.

CAS DE FIÈVRE TYPHOÏDE

JANVIER	FÉVRIER	MARS	AVRIL	MAI	JUIN	JUILLET	AOUT	SEPTEMBRE	OCTOBRE	NOVEMBRE	DÉCEMBRE
862	824	905	1086	1828	1807	1847	1804	1595	1578	1068	1083

DÉCÈS DE FIÈVRES TYPHOÏDES

91	102	98	100	126	180	181	182	145	114	82	118

Un certain nombre de décès correspondant à des cas de fièvre typhoïde donnés
dans la ligne précédente, manquent.

En procédant, de même, pour les décès, je trouve, d'un
côté 162 et de l'autre 109, à peu près la même proportion que
pour les cas.

*L'influence de la chaleur saisonnière s'impose donc; se
retrouvant aussi bien à Toulon, à terre, ou à l'hôpital de
Saint-Mandrier que sur les divers navires de la Méditerranée.*

Pour tous les navires, la moyenne par mois d'été, est de :

Cas. 12.2 Décès. 1.6 Évacués. 0.2 Gravité. 13.1 %

Celles des mois des autres saisons étant :

Cas. 7.96 Décès. 1.43 Évacués. 0.09 Gravité. 18.8 %

Dans la saison chaude, les cas sont plus fréquents, le nombre des décès un peu plus élevé, mais la gravité est bien moins grande.

La fièvre typhoïde, dans le bassin de la Méditerranée, est par suite surtout une *fièvre estivale* plutôt qu'une fièvre estivo-automnale, ainsi que les remarquables recherches de Besnier l'auraient démontré pour les fièvres typhoïdes du nord de la France.

Ces conclusions ne s'éloignent pas de celles données dans les chapitres précédents; seulement il ne faut pas oublier que la *chaleur* en faisant arriver certaines infections *latentes* à l'état de fièvres caractérisées, sans gravité aucune, diminue de ce fait la *gravité* des infections profondes, qui en toute circonstance, auraient constitué une maladie des plus sérieuses. Un des termes du rapport venant à changer, la *morbidité*, l'autre, la *mortalité*, restant à peu de chose près le même, le quotient, c'est-à-dire la *gravité*, paraît diminuer. *Mais il n'en résulte pas moins que les fièvres typhoïdes, dérivant d'un infectieux intense, présentent, par le fait de la chaleur, une gravité plus grande, et d'autant plus, que celle-ci sera plus élevée.*

Je n'ai pu réunir les éléments d'une comparaison des *fièvres typhoïdes dans les pays chauds suivant les saisons*, à bord des navires; mais ce qui se passe à terre confirme ce que l'on a vu jusqu'ici, de l'influence de la chaleur climatique ou saisonnière. Selon Corre (page 530)[1] on voit « la dothiénentérie apparaître (et les fièvres malariennes revêtir en même temps les caractères typhiques) vers les mois de septembre et d'octobre dans les pays intertropicaux de l'*hémisphère Nord*, vers les mois d'avril ou de mai dans ceux de l'*hémisphère Sud*. »

Or, dans l'*hémisphère Nord*, au *Sénégal* et à la *Guyane*, septembre et octobre sont les deux mois les plus chauds de l'année; mais aux *Antilles*, ce sont les trois mois qui les précèdent, juin, juillet et août; en *Cochinchine*[2], ce serait mars,

---

[1] Corre, *loc. cit.*

[2] En Cochinchine, j'ai, d'après les *Tableaux de mortalité de Candé*[3], relevé tous les décès de fièvre typhoïde par mois et par saisons.

[3] Candé. *De la mortalité des Européens en Cochinchine, etc.*, Paris, 1881.

Voir la suite de la note, page suivante.

avril, mai et juin, et c'est justement dans ces mois que d'*Ormay* a observé la propagation épidémique de 1870 (voir Corre, page 551). A *Montévidéo*, le mois le plus chaud est février, le plus froid, juillet ; or dans le corps expéditionnaire dont l'histoire médicale a été décrite par *Marroin*, les cas de fièvre typhoïde se sont ainsi répartis pour deux années (moins un mois, celui de mars).

MOIS	JANVIER	FÉVRIER	MARS	AVRIL	MAI	JUIN	JUILLET	AOUT	SEPTEMBRE	OCTOBRE	NOVEMBRE	DÉCEMBRE
Cas	13	55	19	8	4	2	2	3	0	5	11	14
Nombre de mois. .	2	2	1	2	2	2	2	2	2	2	2	2

MOIS	JANVIER	FÉVRIER	MARS	AVRIL	MAI	JUIN	JUILLET	AOUT	SEPTEMBRE	OCTOBRE	NOVEMBRE	DÉCEMBRE
de 1862 à 1870 . . .	52	26	12	11	8	21	34	12	10	13	21	14
de 1870 à 1880 . . .	2	2	5	9	10	19	18	21	12	8	11	4
Pour 17 ans, totaux.	34	28	17	20	18	40	52	33	22	21	32	18

Saison fraîche. Novembre, décembre, janvier, février :

    Moyenne. . . . .   26°39   Décès.   93 (1862 à 1870)   19 (1870 à 1880)

Saison chaude. Avril, mai, juin, juillet, août, septembre :

    Moyenne. . . . .   29°80   Décès.   96 (1862 à 1870)   89 (1870 à 1880)

Saison de transition. Mars et octobre :

    Moyenne. . . . .   28°33   Décès.   25 (1862 à 1870)   13 (1870 à 1880)

Saison froide. . . .   Décès pour 7 ans et par mois. 23.25   Pour 10 ans et par mois.   4.75
Saison chaude . . .   —   —   24   —   —   22.25
Saison de transition.   —   —   12.5   —   —   6.5

    Avant l'ouverture du canal de Suez et avec les conditions défectueuses du début de l'occupation, les décès ont été de 2.5 par mois, mais, après 1870, avec un service régulier de transports et une installation meilleure, ils sont tombés au chiffre de 0.92.

    Et c'est dans cette période de progrès que l'on voit le mieux l'influence de la chaleur.

      Décès par mois. Saison froide. 0.475
        —   Saison chaude.. . . . .   2.225
        —   Saison de transition. 0.65

La relation est directe.

C'est aux mois les plus chauds que les cas de fièvre typhoïde sont les plus nombreux et c'est aux mois les plus froids qu'ils le sont le moins. Sur cinq décès indiqués, un a lieu en janvier, quatre en février.

A *Rio*, selon Bourel-Roncière, ce seraient les mois des plus fortes chaleurs, novembre, décembre, janvier, février qui présenteraient le plus de cas de fièvre typhoïde.

En *Nouvelle Calédonie*, l'auteur qui a écrit, dans les *Archives de la médecine navale*, l'article de *Géographie médicale* concernant cette colonie, signale que c'est aux mois des plus grandes chaleurs que la fièvre typhoïde acquiert son maximum d'intensité.

A l'*île des Pins* (*Archives méd. navale* T. XXXVI, p. 171) mon collègue le docteur *Guyot* donne une statistique des fièvres typhoïdes où le rôle de la chaleur est non moins évident.

1er trimestre (le plus chaud).	28°1 Entrées.	24 Décès.	9
2e trimestre (de transition).	26°5 Entrées.	15 Décès.	4
3e trimestre (le plus froid).	25°3 Entrées.	2 Décès.	1
4e trimestre (de transition).	25°0 Entrées.	2 Décès.	0

En Algérie, en Tunisie [1], les mêmes faits se retrouvent.

[1] Pour l'*Algérie* et la *Tunisie*, on n'a qu'à lire les travaux des médecins de l'armée pour être convaincu du rôle de la chaleur.

MOIS		JANVIER	FÉVRIER	MARS	AVRIL	MAI	JUIN	JUILLET	AOUT	SEPTEMBRE	OCTOBRE	NOVEMBRE	DÉCEMBRE	TOTAUX
Constantine (5 années in *Laveran*, p. 370)	Cas. . . .	24	19	8	6	6	13	55	56	45	19	25	19	295
	Décès. . .	3	2	1	1	1	0	1	5	7	4	2	3	30
Mascara (*Marvaud* in L. Colin). . . .	Cas. . . .	»	»	»	»	2	7	45	48	26	»	»	»	»
Mansourah (*Blanc*), in L. Colin	Cas. . . .	»	»	»	»	2	4	7	28	10	5	3	»	»
Tunisie. Kef in *Gal-liot*.	Cas. . . .	»	»	»	»	»	6	40	15	8	24 [1]	12	9	»
	Décès. . .	»	»	»	»	»	»	25	14	4	11	7	4	»

[1] Cette recrudescence est due à l'arrivée de nouvelles recrues.

Ainsi à Constantine, pour les 5 mois d'été :

Voir la suite de la note, page suivante.

Je ne suis pas de l'avis de ceux qui prétendent que la période de renouvellement des troupes dans nos colonies n'a aucun rapport avec le plus ou moins grand nombre de fièvres typhoïdes qu'on y observe. Comme dans mon esprit, à part certains pays où son infectieux a pris droit de cité : *Taïti, Nouvelle-Calédonie*, etc., celle-ci n'est pas endémique dans les pays chauds, y étant toujours importée, il en résulte que, lorsque son summum d'intensité ne coïncide pas avec les mois les plus chauds, ainsi qu'on le signale aux *Antilles*, le fait doit tenir à l'arrivée des troupes de France.

Sur 41 *transports ayant effectué le voyage des Antilles*, je n'en ai relevé que 8 ayant pu arriver assez à temps dans ces colonies pour subir les chaleurs des trois mois les plus chauds de l'année, juin, juillet, août; 5 étaient partis de France en avril; 2 en juin et le 1er juillet (en comptant de trente à trente-cinq jours pour le voyage). Les autres transports avaient tous effectué leur départ de France ou trop tard ou trop tôt : (9 en septembre, 4 en octobre, 1 en novembre, 10 en décembre, 4 en janvier, 3 en février, 2 en mars); je comprends très bien alors que, d'après la statistique de M. Bérenger-Féraud, le nombre des fièvres typhoïdes suive une progression ascendante jusqu'en janvier où serait son point culminant.

Ainsi la *température des saisons paraît jouer un rôle bien évident dans l'évolution des fièvres typhoïdes, aussi bien à bord de navires de guerre que dans les colonies,*

Cas par mois. . . . .   34.6   Décès.   2.8   Gravité.   8.09 °/₀

Pour les 7 autres mois d'hiver :

Cas par mois. . . . .   17.13   Décès.   2.28   Gravité.   13.3 °/₀

A Tenès (Frison), épidémie en juillet, août et septembre, 39 cas, 9 décès, dont 7 en août.

En Tunisie (au Kef), trois mois d'été :

Moyenne par mois. Cas.   20.3   Décès,   14.3   Gravité.   72.1 °/₀

Trois mois d'hiver (Entrée des troupes en campagne, les enlevant au foyer, d'où moins de gravité) :

Moyenne par mois. Cas.   15.0   7.3   Décès.   Gravité.   51.1 °/₀

	Morbidité.	Mortalité.	Gravité.
A 1000 d'effectif moyen. Mascara	75	16	23 °/₀
— Mansourah	»	»	25.7
— Tenès	108	11.1	23
Kef (Tunisie, expédition).	53	52.5	61.3

*lorsque son étude a pu être dégagée de certaines complica-
tions pouvant masquer son influence.*

CHAPITRE X. — FIÈVRES TYPHOÏDES SUR LES TRANSPORTS SUIVANT LES SAISONS.

Je vais rechercher maintenant, si l'influence des saisons se démontre aussi bien sur les fièvres typhoïdes des navires-transports *restant dans les eaux de la Méditerranée* que sur celles des mêmes *navires passant subitement d'une zone tempérée à une zone chaude.*

A. *Fièvres typhoïdes suivant les saisons sur les navires-transports restant dans la Méditerranée.* — Sur un certain nombre de navires-transports, ou de vaisseaux ayant concouru à la *guerre de Crimée,* la répartition des cas par mois s'est présentée aux voyages d'aller, de la manière suivante :

MOIS	JANVIER	MARS	MAI	JUIN	JUILLET	AOUT	OCTOBRE
Nombre de navires.	3	6	3	3	1	5	5 et 2
Effectif moyen. . .	1009	1041	1355	556	1450	1517	1° 1255 / 2° 1190
Morbidité.	»	2,11	5,37	»	506	4,45	1° 4,85 / 2° 5,04
Mortalité.	1,32	0,58	»	5,86	1,57	0,79	1° » / 2° 1,67
Gravité.	»	18 °/₀	»	»	66,6 °/₀	17,6 °/₀	1° » / 2° 55 °/₀

Ce serait en août et en octobre que leur nombre aurait été le plus grand et en juillet le plus faible; mais il n'y a aucune conclusion à tirer de ce fait, car il ne repose que sur les chiffres fourni par un seul navire. Les mois de mars et de mai ont une abondance de cas intermédiaire.

L'*influence de la chaleur* des saisons semblerait, d'après cela, avoir joué un rôle très secondaire dans la morbidité des fièvres typhoïdes relevées dans les nombreux convois de troupes de cette guerre. *L'état de la mer* aurait plutôt que la chaleur fait sentir son action dans leur évolution en créant la *complication typhique*; car, avec mauvaise mer, surtout si la *brise est contraire,* les sabords sont fermés et le *confinement de l'air* se produit avec toutes ses conséquences. En

octobre, ce serait par *l'état de la mer* qu'on expliquerait
le nombre exagéré des cas de fièvre typhoïde (voir théorie
du typhisme); en août, au contraire, ce serait par le fait de la
chaleur seule, car à cette époque le temps est généralement
beau dans la Méditerranée; il en serait de même en mai,
quoique ce mois soit traversé de nombreux jours à coups de
vent; enfin en mars, les vents prédominent; mais ils sont
généralement froids et favorables à la direction prise par ces
transports. En juillet, ils soufflent dans le même sens à l'état
de brise légère et avec belle mer.

Quant à la *mortalité*, elle s'est montrée généralement faible
avec les *fortes chaleurs* ou des *conditions heureuses de navigation*. Son chiffre élevé en juin s'expliquerait par l'influence
d'une épidémie concomitante de *choléra* et de *dyssenterie*, à
bord du *Saint-Louis*, et dont j'aurai plus loin l'occasion
de dire un mot. Il en serait de même pour le chiffre de la *mortalité* du mois de juillet, quoique supérieur à celui du mois
d'août (*choléra* à bord du *Montézuma*, etc.).

La *gravité* a été naturellement en rapport avec les complications qui viennent d'être indiquées, *dyssenterie ou choléra*,
quoique plus faible au mois d'août.

En un mot, *l'influence de la chaleur des saisons* paraît
être ici ce qu'elle semble avoir été ailleurs; mais traversée par
trop de complications, elle n'a pu se montrer dans toute sa
netteté. J'aurais voulu pouvoir offrir des exemples plus concluants; malheureusement je n'étais pas libre de leur choix.

B. *Fièvres typhoïdes suivant les saisons sur les navires-
transports allant dans les pays chauds.* — Ma richesse en
documents est plus grande pour ces fièvres typhoïdes que pour
celles des navires-transports restant dans la Méditerranée, mais
elle n'est pas plus démonstrative, car ici encore trop de faits
viennent masquer la vérité. Je m'occuperai d'abord des transports allant en Nouvelle-Calédonie. Exceptionnellement les
transports partis de Brest seront étudiés avec ceux qui ont été
armés à Toulon; et les voyages de retour trouveront leur place
à côté des voyages d'aller.

1° *Sur les transports allant en Nouvelle-Calédonie.* —
Voyages d'aller.

A) *Transports partis de Toulon (Type Var et frégates à
voiles).*

Été. 3 navires. Effectif moyen, 783; cas à 1000 d'effectif, 8.0 : décès, 0.85; gravité, 10.5 pour 100.

Hiver. 7 navires. Effectif moyen, 598; cas à 1000 d'effectif, 5.3; évacués, 1.11: décès, 0.83; gravité, 19.6 pour 100.

B) *Transports partis de Brest.*
a) *TypeVar et frégates à voiles.*

Été. 4 navires. Effectif moyen, 906; cas à 1000 d'effectif, 5.4; décès, 3.03; gravité, 55 pour 100.

Hiver. 8 navires. Effectif moyen, 591; cas à 1000 d'effectif, 5.8 évacués, 0.96; décès, 2.40; gravité, 48.2 pour 100.

b) *Type vaisseau Loire.*

Été. 5 navires. Effectif moyen, 1080; cas à 1000 d'effectif, 4.6; décès, 1.29; gravité, 28 pour 100.

Hiver. 7 navires. Effectif moyen, 1122; cas à 1000 d'effectif, 3.07; décès, 1.26; gravité, 41.7 pour 100.

Moyenne de Brest pour les types A et B.

Été. 9 navires. Effectif moyen, 1003; cas à 1000 d'effectif, 4.98; décès, 1.99; gravité, 40 pour 100.

Hiver. 15 navires. Effectif moyen, 856; cas à 1000 d'effectif, 4.0; évacués, 0.53; décès, 1.66; gravité, 43.1 pour 100.

C) *Voyages de retour, Transports partis de la Nouvelle-Calédonie.*

1er trimestre (le plus chaud), 7 navires. Effectif moyen, 909; cas à 1000 d'effectif, 9.8; évacués, 0.18, décès, 2.3; gravité, 25 pour 100.

2e, 3e et 4e trimestres (les moins chauds), 9 navires. Effectif moyen, 871; cas à 1000 d'effectif, 5.9; décès, 1.3; gravité 20.9 pour 100.

D) *Navires sans fièvre typhoïde.*

Au départ de Toulon. Été, 1 navire sans fièvre typhoïde contre 9 l'ayant présentée.

Hiver, 2 navires sans fièvre typhoïde contre 7 l'ayant présentée.

Au départ de Brest. Été, 5 navires sans fièvre typhoïde contre 5 l'ayant présentée.

Hiver, 5 navires sans fièvre typhoïde contre 15 l'ayant présentée.

Au départ de la Nouvelle-Calédonie. Premier trimestre (le plus chaud), 4 navires sans fièvre typhoïde contre 7 l'ayant présentée,

Deuxième trimestre (de transition), le plus chaud, 10 navires; troisième trimestre, le plus froid, 6 navires; quatrième trimestre (de transition), le plus frais, 5 navires. Au total, 21 navires sans fièvre typhoïde contre 9 l'ayant présentée.

Ainsi, *les navires partis en été de Toulon et de Brest ont plus de cas de fièvre typhoïde et plus de décès de cette maladie* (aussi bien pour un type de navire que pour un autre) *que les navires dont le départ a eu lieu en hiver, mais la gravité des cas est, en résumé, moins grande pour les premiers que pour les seconds, malgré leur supériorité d'encombrement humain.*

La même loi se retrouve pour les *navires ayant fait route de la Nouvelle-Calédonie.*

Enfin au *départ de France*, les navires sans fièvre typhoïde paraissent plus nombreux en été qu'en hiver, tandis qu'en *Nouvelle-Calédonie*, le contraire aurait lieu, ce qui prouve *que le foyer infectieux de cette colonie subit, comme ceux de Cochinchine et des Antilles, dans son extension l'influence des éléments typhoïgènes importés du dehors.*

2° *Sur les transports allant au Sénégal.* — Voici la répartition des cas suivant certains mois :

	Navires	Eff. moyen	Chevaux	Morbidité	Mortalité	Gravité
Janvier. . . .	2	803	25	6.21	1.24	19.9 °/°
Mai..	2	586	»	5.72	0.85	25.0
Juin.	1	293	»	13.6	5.14	25.0
Août.	2	848	22	9.42	2.95	31.1
Octobre. . . .	2	1017	80	3.9	0.50	12.5
Décembre. . .	1	725	70	4.15	2.07[1]	50.0

1/2 des évacués comptés pour décès.

Si l'on additionne les voyages des mois de la belle saison, (mai, juin, et août), en opposition avec ceux des mois d'hiver, on obtient des chiffres plus comparables.

	Navires	Eff. moyen	Chevaux	Morbidité	Mortalité	Gravité
Été.	5	652	7	8.20	2.20	28.8 °/°
Hiver	5	873	56 (3 nav.)	4.7	2.99	21.3

On voit alors que, sur ces transports, contrairement aux autres navires et aux transports de Nouvelle-Calédonie, *la fièvre typhoïde est moins grave et moins souvent mortelle en hiver qu'en été, mais est plus fréquente en été.* L'état de la mer et l'encombrement plus grand en hiver doivent expliquer l'aggravation des cas constatés dans cette saison.

---

[1] Cette mortalité est fournie par la 1/2 des évacués, car il n'y a pas eu de décès à bord.

3° *Sur les navires-transports allant aux Antilles*, mêmes résultats.

	Navires	Eff. moyen	Morbidité	Mortalité	Gravité
Janvier.	3	706	11.79	4.24	35.6°/₀
Février.	1	1143	6.99	1.75	25.0
Avril.	4	856	9.91	1.16	16.1
Juin	3	598	10.00	1.67	10.7
Septembre.. . .	9	635	8.22	2.36	28.7
Octobre.	3	958	4.96	0.71	26.0
Décembre	6	1016	10.17	2.36	23.2

1/2 des évacués comptés pour décès.

	Navires	Eff. moyen	Morbidité	Mortalité	Gravité
Mois d'été. . .	12	625	8.65	2.18	25.1 °/₀
— d'hiver . .	17	917	8.70	2.08	24.3

Sur cette ligne de transports, *non seulement la fièvre typhoïde est un peu moins grave et un peu moins mortelle dans la saison froide que dans la saison chaude, mais elle est encore plus fréquente ;* je ne vois que l'encombrement qui puisse expliquer ce fait. C'est le contraire de ce que l'on vient de voir pour la ligne du Sénégal; on doit en conclure que *ce n'est pas à la chaleur qu'il faut attribuer cette influence fâcheuse, mais bien au typhisme,* ainsi qu'on le verra du reste par la suite.

4° *Sur les navires-transports allant en Cochinchine.* — Ici, la fixité des dates du départ de ces transports va me permettre de dégager, par des moyennes plus exactes, l'influence de la chaleur.

	Navires	Eff. moyen	Morbidité	Mortalité	Gravité	navires sans fièvre typh.
20 janvier . .	5	841	4.04	0.95	23.5°/₀	4
20 mars . . .	5	719	8.06	0.55	6.8	5
20 mai. . . .	9	848	7.33	2.21	30.3	»
20 juillet.. .	7	772	7.21	1.85	25.6	1
20 septembre.	9	711	5.78	1.55	32.4	1
20 novembre.	7	736	5.04	0.58	17.3	5

Les trois voyages de janvier, mars et novembre, où le nombre des navires *sans fièvre typhoïde* est le plus grand, sont aussi les mois où leur gravité est la moindre. Si le voyage de mars est le plus chargé de tous les voyages comme *morbidité,* cela tient, selon moi, qui suis allé trois fois de suite en Cochinchine à cette époque de l'année, à la constance d'un calme complet de Port-Saïd à Saïgon peu favorable au renouvellement de l'air intérieur du navire. C'est qu'en effet, sur cette ligne de transports il faut tenir compte des *moussons*, et *des périodes de calme* qui les séparent.

En agissant ainsi, l'on peut alors diviser suivant le sens et l'état plus ou moins avancé des moussons, ces voyages en trois groupes :

1er groupe. — *Mousson de nord-est*, direction contraire à la route. — Voyages de janvier et novembre.

2e groupe. — *Mousson de sud-ouest*, favorable pour aller à Saïgon. — Voyages de mai et de juillet.

3e groupe. — *Calme* entre les moussons. — Voyages de mars et de septembre.

En opposant les fièvres typhoïdes de ces trois groupes les unes aux autres, on trouve :

1° *Mousson de sud-ouest.*

16 navires. Effectif moyen. 714 Morbidité. 7.2 Mortalité. 2.07 Gravité. 28.4 °/₀

2° *Mousson de nord-est.*

12 navires. Effectif moyen. 729 Morbidité. 4.7 Mortalité. 0.79 Gravité. 16.2 °/₀

3° *Calme.*

14 navires. Effectif moyen. 714 Morbidité. 6.0 Mortalité. 1.20 Gravité. 18.1 °/₀

Ces chiffres sont d'une grande éloquence ; ils montrent quel rôle puissant possèdent, sur la marche de la fièvre typhoïde, la *direction du vent* et *l'état de la mer*, à égalité d'effectif, ce qui supprime du même coup l'influence de *l'encombrement* humain que je n'avais pu écarter dans les voyages de *Nouvelle-Calédonie*, du *Sénégal* et des *Antilles* ;

1° La *mousson de sud-ouest*, avec mer très agitée (sabords fermés), brise venant de l'arrière, peu favorable comme direction du vent à l'aération, présente le maximum d'intensité de l'évolution de la fièvre typhoïde.

2° La *mousson de nord-est*, avec mer beaucoup moins forte, permettant assez souvent l'ouverture des sabords et brise debout, favorable à l'aération, est caractérisée par le moindre degré d'évolution de la fièvre typhoïde.

3° La *saison des calmes* malgré l'ouverture constante de toutes les bouches d'aération du navire (ne permettant, il est vrai, par défaut de propulsion, qu'un renouvellement insuffisant de l'air intérieur du navire), fournit le degré intermédiaire d'infection typhoïde. Est-il possible d'expliquer pourquoi la mer calme avec l'ouverture de tous les sabords ne possède pas le minimum d'infection typhoïde? je crois le fait possible en faisant intervenir un élément que je n'ai pas encore étudié : *la chaleur.*

1° *Mousson de sud-ouest.*

Voyage de mai. . . . Temp. de 36 j. T. sec. 26°2 Diff. avec le Th. hum. 2°4 } 26°8
    —   juillet. . .   —   26   —   27°9   —   0°7 }

2° *Mousson de nord-est.*

Voyage de janvier. . Temp. de 58 j. T. sec. 23°7 Diff. avec le Th. hum. 1°5 } 24°7
    —   novembre.   —   40   —   23°7   —   » }

3° *Calme.*

Voyage de mars. . . Temp. de 24 j. T. sec. 23°7 Diff. avec le Th. hum. » } 25°2
    —   septembre.   —   30   —   26°3   —   » }

La saison des calmes étant plus chaude et moins aérée que la saison de la mousson de nord-est, sera donc plus riche que celle-ci en fièvres typhoïdes d'une plus grande gravité. Quant à la mousson de sud-ouest, elle est non seulement plus chaude que la mousson de nord-est, mais encore, elle qui a la plus grosse mer, c'est-à-dire le plus de typhisme (*miasme d'air confiné*), elle sera donc la plus mauvaise de toutes pour la fièvre typhoïde.

On le voit, sur les transports de Cochinchine comme sur les autres, s'il est difficile de dégager complètement l'*influence de la chaleur*, pour la propagation de ces fièvres, des autres causes de complication ; on ne peut, cependant, douter de son action; non seulement elle *paraît avoir été favorable à l'évolution des cas, ce qui est conforme à tout ce qui a été dit jusqu'ici, mais encore, elle semblerait sur cette ligne avoir augmenté leur gravité.* Ce fait se poursuit du reste, sur l'ensemble de tous les transports partis de Toulon pour les pays chauds, ainsi que le prouve le tableau suivant.

	Navires	Eff. moyen	Morbidité	Mortalité	Gravité	Évacués
Janvier . . .	16	749 et chev.	5.4	1.66	34.8°/₀	0.58
Février . . .	7	698	10.6	1.63	16.3	0.20
Mars	6	719	10.1	1.4	14.8	0.23
Avril	15	502 et chev.	4.7	1.58	35.4	0.61
Mai	14	745	6.7	2.00	33.1	0.47
Juin	8	758	10.2	1.13	21.7	2.14
Juillet . . .	11	744 et chev.	7.5	2.07	29.0	0.24
Août	5	630 —	10.5	2.1	25.0	0.10
Septembre . .	23	1250 —	6.5	1.11	27.5	1.21
Octobre . . .	6	814 —	5.3	1.02	28.7	1.02
Novembre . .	18	1318	8.06	1.06	23.6	0.58
Décembre . .	3	765 et chev.	10.4	4.8	62.5	3.48

	Navires	Eff. moyen		Morbid.	Mort.	Gravité	Évacués
Été (5 mois) . . .	59	632 et chev.	dans 5 des mois	8.9	1.87	27.90°/₀	1.25
Autres mois	69	703 —	—	7.2	1.64	27.5	0.70

(Dans tous ces calculs, la 1/2 des évacués a été comptée pour décès).

Ainsi, *les cas et les décès de fièvre typhoïde sur les navires faisant route pour les pays chauds et passant subitement d'une température tempérée à une température tropicale sont plus nombreux en été qu'en hiver malgré l'infériorité de l'encombrement.* L'influence de la chaleur ne peut
se traduire d'une façon plus évidente. Elle arrive à compenser
les effets de l'air confiné aussi bien au point de vue de la
morbidité et de la mortalité que de la gravité des cas.

Car dans les pays chauds, la gravité est, en général plus
faible dans la saison des chaleurs que dans la saison froide ;
et ici elle est la même dans les deux cas.

Si, sur les transports de Cochinchine, où tous les cas sont
comparables, on oppose les fièvres typhoïdes observées par
saison chaude et froide, ainsi qu'il a été fait ailleurs ;

Hiver, 3 départs : 20 janvier, 20 mars, 20 novembre : effectif moyen, 760 ;
cas par navire, 4.2 ; décès, 0.5 ; gravité, 12.5 pour 100. A 1000 d'effectif : morbidité, 5.5 ; mortalité, 0.6.

Été, 3 départs : 20 mai, 20 juillet. 20 septembre : effectif moyen, 777 ; cas par
navire, 5.2 : décès, 1.5 ; gravité, 20.4 pour 100. A 1000 d'effectif : morbidité,
6 7 ; mortalité, 1.8.

On voit que les *navires-transports partis de Toulon dans
la saison chaude au moment où le foyer infectieux est dans
toute son activité, sont ceux qui présentent le plus de cas
de fièvre typhoïde, les décès les plus nombreux, et la gravité*

*la plus considérable, à égalité presque complète d'encombre-
ment.*

Aucune statistique n'est plus propre que celle-ci, à démontrer que l'influence de la chaleur de la traversée joue un très
grand rôle dans la gravité et le nombre des cas de cette pyrexie
à bord des transports ; malheureusement il reste à se demander si cette situation, observée dans les mois chauds de
l'année, ne serait pas plutôt le fait de l'activité du foyer infectieux d'où les fièvres typhoïdes sont importées (celui-ci étant
dans toute sa puissance au moment des températures estivales
de Toulon) que de la chaleur.

CHAPITRE XI. — FIÈVRES TYPHOÏDES A BORD DES NAVIRES-TRANS-
PORTS A LEURS VOYAGES DE RETOUR.

Sur les navires qui ont ramené les troupes de Crimée, les
cas de fièvre typhoïde ont été nombreux et des plus graves. Le
typhus, la *dyssenterie*, le *scorbut*, etc... venaient les compliquer et changer leur nature. Sur un certain nombre de navires,
la fièvre typhoïde a conservé néanmoins son individualité bien
distincte, sans complications d'aucune sorte. Quelques-uns
même n'ont pas eu de cas de cette maladie avec un effectif
moyen de 1635 hommes.

Je reproduis ici le chiffre de leurs fièvres typhoïdes que j'ai
donnés plus haut.

```
Morbidité à 1000 d'effectif moyen. . . . . . .   6.26
Mortalité. . . . . . . . . . . . . .   1.54
Gravité . . . . . . . . . . . . . . . . .   21.4 %
```

L'influence des saisons m'a paru aussi marquée que pour
les voyages d'aller ; malheureusement, je n'ai pu rassembler
un nombre suffisant de cas pour tirer de leur comparaison
une conclusion sérieuse. Inutile d'ajouter que toutes ces fièvres
étaient importées du théâtre de la guerre.

MOIS	AVRIL	MAI	JUILLET	AOUT
Nombre de navires au retour.	3	2	1	5
Effectif moyen..	1026	1483	997	407
Morbidité à 1000 d'effectif. .	5.33	2.33	2.00	3.78
Mortalité.	»	»	1.00	1.01
Gravité.	»	»	50.0 °/.	26.0 °/.

Sur les *navires-transports destinés au renouvellement des troupes et du personnel de nos colonies*, la fièvre typhoïde disparaît à peu près complètement au retour.

Sur 757 cas de fièvre typhoïde, avec 149 décès, 78 évacués, (gravité (1/2 des évacués comptée pour décès) 25,4 0/0) que j'ai relevés pour les besoins de certaines recherches qui seront développées plus loin, dans les voyages d'aller des navires-transports partis de Toulon, je n'ai trouvé que 69 cas de fièvre typhoïde, avec 10 décès et 3 évacués et une gravité de 16,60 0/0 (soit environ 10,7 fois moins de cas et 15 fois moins de décès) pour le voyage de retour, que pour les voyages d'aller, et encore dans les cas du voyage de retour doivent figurer quelques convalescents du voyage d'aller. Ces cas de fièvre typhoïde se décomposent ainsi pour les navires partis de Toulon.

Colonies paludéennes.

Aller. . . . . . 665 cas 130 décès 73 évacués gravité 25 °/.
Retour. . . . . 53 — 7 — » — — 13.2

Colonies non paludéennes.

Aller.. . . . . . 72 cas 19 décès 5 évacués gravité 29.8
Retour. . . . . 16 — 7 — 3 — — 53.1

Je dois encore ajouter que beaucoup des diagnostics des voyages de retour m'ont paru douteux, surtout sur les navires rapatriant des paludéens, où existaient plutôt des formes particulières de paludisme que des fièvres typhoïdes ; leur nombre, déjà si peu élevé par rapport à celui des voyages d'aller, serait donc réduit d'autant.

Quoi qu'il en soit, *sur les transports allant de Toulon aux colonies paludéennes, les fièvres typhoïdes du retour sont 12 fois 1/2 plus rares que celles de l'aller, tandis que sur les transports se rendant aux colonies où le paludisme fait défaut, elles sont seulement 4 fois 1/2 moins fréquentes.* Sur les transports de Nouvelle-Calédonie partis de Brest, cette dernière différence devient encore plus faible,

```
Aller.. . . . . . . 97 cas  5 décès  59 évacués  gravité  42.7 %
Retour. . . . . . . 86 —    3 —      19 —         —        23.8
```

puisque les cas du retour sont presque aussi nombreux que ceux de l'aller. Rien ne prouve mieux *combien l'influence du paludisme est défavorable à l'évolution de l'infectieux typhoïde et combien elle en atténue la gravité.* Il y a, d'ailleurs, une certaine différence dans le nombre des cas de fièvre typhoïde des voyages de retour des colonies paludéennes suivant la route parcourue. Ainsi pour 15 *navires-transports de tous genres* (dont 4 seulement partis de Toulon, les autres ayant effectué leur départ de Brest), étant revenus en France par Taïti et le cap Horn (voir plus haut), la situation est ainsi représentée :

```
Effectif moyen.. . . . . . . . . . . . . . .   825
Morbidité à 1000 d'effectif . . . . . . . . .   9.4
Mortalité. . . . . . . . . . . . . . . . . .   2.07
Gravité.. . . . . . . . . . . . . . . . . . .  25.7 %.
```

Sur les *transports à vapeur*, revenus par les zones chaudes, et chargés de rapatrier les *amnistiés de la Commune*, les fièvres typhoïdes ont été plus graves et plus souvent mortelles que celles observées sur les navires revenant en France par le cap Horn ; il est vrai que l'encombrement était plus considérable.

```
Effectif moyen.. . . . . . . . . . . . . .   689
Morbidité à 1000 d'effectif . . . . . . . .   7.25
Mortalité. . . . . . . . . . . . . . . . .   2.90
Gravité.. . . . . . . . . . . . . . . . . .  40.0 %
```

La *morbidité* est moins élevée, mais la *mortalité* est plus forte, et la *gravité des cas* plus grande ! Faut-il accuser la *chaleur?* car *l'encombrement* me paraît hors de cause. Je ne serai pas éloigné de le croire ; on n'a, en effet, pour être convaincu de cette vérité qu'à comparer les résultats des deux voyages, celui par Suez et celui par la route ordinaire pour les hommes de l'équipage et pour les passagers.

2 *navires à vapeur par Suez.*

Équipage.	Effectif moyen .	247	Passagers.	442
—	Morbidité. . .	16.2	—	2.26
—	Mortalité. . .	4.05	—	2.26
—	Gravité. . . .	25.0 %	—	100.0 %

15 *navires à voiles et à vapeur, par la route ordinaire de Toulon et de Brest.*

Équipage.	Effectif moyen .	338	Passagers.	400
—	Morbidité. . .	12.7	—	6.3
—	Mortalité.. . .	2.2	—	1.92
—	Gravité. . . .	17.8 %	—	50.3 %

Les *hommes de l'équipage*, arrivant dans un foyer infectieux typhoïde, sont également touchés dans les deux cas ; seulement sur les navires ayant passé par les latitudes froides du cap Horn, les cas sont plus bénins malgré l'encombrement plus grand ; sur ceux, au contraire, revenant par la voie de Singapoor à Suez, la mortalité est un peu plus considérable. Pour les *passagers*, il en est de même, mais à des degrés bien moindres (voir page 40). Je ne m'explique pas pourquoi les amnistiés sortant d'un foyer infectieux intense ont présenté une telle faiblesse du chiffre de la morbidité qui a eu comme conséquence une gravité évidemment exagérée. Je suis porté à croire à un oubli des cas de fièvre typhoïde qui n'ont pas été mortels dans les rapports des médecins-majors, où j'ai pris les éléments de cette statistique.

Les *deux navires qui sont allés en Australie* pour l'Exposition universelle ont subi, pendant leur séjour de 5 mois (voir page 44), dans cette colonie anglaise des atteintes sérieuses de la fièvre typhoïde, qui régnait dans les deux villes de Melbourne et de Sydney. A leur *voyage de retour par Suez*, celle-ci sévissait encore à bord, présentant à peu près la même mortalité.

Effectif moyen (équipage seulement).	211 (quelques bœufs)
Morbidité à 1000 d'effectif..	14.2
Mortalité.	2.4
Gravité..	16.9 %

La gravité a été légèrement moins grande par le fait du passage dans les zones chaudes ; cependant elle n'est nullement comparable à celle des fièvres typhoïdes des hommes de l'équipage des transports rapatriant les amnistiés par une route se rapprochant beaucoup de celle suivie par ces navires. Cela tient à l'absence de tout encombrement à bord[1].

Ainsi, ce qui produit la fièvre typhoïde à bord d'un navire, ce n'est ni l'infection putride, ni l'encombrement, ni le défaut d'aération, ni le froid, ni la chaleur climatique ou saisonnière, c'est l'importation du principe infectieux par les hommes d'un foyer venant de terre. Toutes les autres causes n'ont qu'un rôle secondaire d'aggravation de la maladie importée.

	ALLER			SÉJOUR EN AUSTRALIE (3 MOIS)	RETOUR		
	PAR LE CAP	PAR SUEZ	AUSTRALIE		PAR LE CAP HORN	PAR SUEZ	D'AUS-TRALIE PAR SUEZ
Effectif	657	842	211	211	833	689	210
Morbidité à 1000 .	8.09	7.00	2.3	26.1	9.4	7.25	14.2
Mortalité	0.84	0.50	»	2.3	2.07	2.90	2.4
Gravité.	13.4 °/₀	6.4 °/₀	»	8.7 °/₀	25.7 °/₀	40.0 °/₀	16.9 °/₀

Les transports qui reviennent des pays chauds paludéens, où la fièvre typhoïde n'a pu se constituer à l'état endémique, n'ont qu'exceptionnellement des cas de cette pyrexie ; ceux au contraire, qui reviennent des colonies où celle-ci s'est constituée à l'état de foyer actif, en présentent des cas assez nombreux que la chaleur, l'encombrement, etc... modifieront plus ou moins, suivant le sens que l'on a pu voir. Et, fait curieux, les voyages de retour sont alors plus chargés que ceux de l'aller.

CHAPITRE XII. — RÉPARTITION DES CAS DE FIÈVRE TYPHOÏDE A BORD DES NAVIRES DE GUERRE ET DES NAVIRES-TRANSPORTS, A PARTIR DU MOMENT DE LEUR DÉPART DE FRANCE.

Après ce qui vient d'être dit, on peut établir cette règle pour les navires-transports : *Les fièvres typhoïdes diminuent à bord au fur et à mesure qu'ils s'éloignent du port d'infection, de Toulon, pour disparaître complètement dans la*

[1] Voyages de Nouvelle-Calédonie et d'Australie.

traversée de retour. Sur les navires de guerre proprement dits, il paraît en être de même.

« En général (rapport du *médecin principal* de la *station des mers de Chine*[1]), cette influence typhoïgène a toujours disparu après les deux ou trois premiers mois de la campagne, mais elle n'en a pas moins laissé chez les hommes atteints une impression assez grave pour nécessiter le retour en France de plusieurs d'entre eux. » Je pourrai joindre, à l'opinion de ce médecin, celle de beaucoup d'autres de mes collègues qui considèrent également l'importation de France comme l'unique cause des cas observés à bord.

Si, sur les navires qui ont transporté nos troupes en *Chine* ou au *Tonkin*, si, dans la traversée ordinaire des *transports de Cochinchine*, une nouvelle série de cas de fièvre typhoïde s'est montrée dans la partie du voyage comprise entre le *cap de Bonne-Espérance et Singapoor*, ou entre *Aden et Singapoor* ou *la Chine et le Tonquin*, faut-il voir dans ce fait la preuve d'une nouvelle éclosion du principe infectieux?

Pour moi, non; car l'on sait parfaitement aujourd'hui que son incubation peut durer de un mois à un mois et demi, c'est-à-direà peu près le temps qui s'est écoulé entre le départ du navire et son arrivée dans les points cités.

Ou bien *cette nouvelle série de cas est-elle due à une contagion observée à bord*, puisque la fièvre typhoïde paraît jouir d'un certain degré de contagiosité?

Après l'étude que j'ai dû faire à propos de ce travail, je réponds encore : non. A l'appui de cette manière de voir, je rappellerai que les fièvres typhoïdes observées au voyage du retour des transports de la *Nouvelle-Calédonie* ont toutes été importées de cette colonie. Sur beaucoup de navires de guerre, les faits se seraient passés de même. On verra plus loin que les fièvres typhoïdes du *Sané* ont été également importées de la *Martinique*. Quant aux cas isolés que l'on relève à la fin de la première année ou dans le cours de la deuxième année de station sur des navires naviguant dans des parages où la fièvre typhoïde n'est pas endémique, il y a lieu de se demander s'ils ne se sont pas présentés (ainsi qu'il m'a été donné d'en faire la remarque) sur des hommes envoyés depuis peu de

---

[1] Docteur Talairach, médecin principal, rapp. m., *loc. cit.*

temps de France pour combler les vides produits pendant la campagne (par le fait de la maladie ou du renvoi en France des hommes congédiables, etc., etc.).

Voici d'ailleurs *comment se répartissent 589 cas de fièvre typhoïde relevés du jour du départ de Toulon* sur une série de navires pris au hasard dont la mission hors de la mère patrie a varié.

(1re série) De 1 à 2 mois (transports et navires de guerre allant tenir station lointaine);

(2me série) De 2 à 4 mois, transports et navires de guerre tenant station;

(3me série) D'un nombre de mois plus élevé (navires de guerre tenant station).

1re série.	1er mois.	151	cas de fièvre typhoïde.				
	2e mois.	123	—	Différence :	1er mois.	—	28
2e série.	3e mois.	56	—	—	2^e	—	67
	4e mois.	32	—	—	3^e	—	24
	5e mois.	8	—	—	4^e	—	24
	6e mois.	6	—	—	5^e	—	2
3e série.	7e mois.	5	—	—	6^e	—	1
	8e mois.	2	—	—	7^e	—	3
	9e mois.	0	—	—	8^e	—	0
	10e mois.	2					
	11e mois.	0					
	12e mois.	2					
	»	»					
	18e mois.	2					

N. B. — A comparer ce tableau avec celui des fièvres typhoïdes des *voyages de circumnaviga-tion* non données ici. Voir aussi le tableau des fièvres typhoïdes des *voyages au Tonquin.*

Dans les voyages de la 1re série (aux chiffres de laquelle il faut ajouter ceux des deux premiers mois des autres séries), il y a peu de différence entre le nombre des fièvres typhoïdes du premier et du deuxième mois; ce n'est qu'entre celui des fièvres de la deuxième et de la troisième série que la différence s'accuse fortement dans l'intervalle du deuxième et du troisième mois, pour diminuer ensuite, ainsi que le nombre des cas, au fur et à mesure de l'éloignement du foyer d'infection du port de France.

Sur 198 cas où la *date de l'apparition à bord dans les deux premiers mois a été notée avec précision*, j'ai trouvé la répartition suivante :

1re semaine	51 cas.		1re moitié du 1er mois. . .	142
2e semaine	91 cas.			
3e semaine	51 cas.		2e moitié du 1er mois. . .	57
4e semaine	26 cas.			

5ᵉ semaine	15 cas.		
6ᵉ semaine	1 cas.	1ʳᵉ moitié du 2ᵉ mois. . .	14
7ᵉ semaine	4 cas.		
10ᵉ semaine	1 cas.		

Les jours où le plus grand nombre de cas s'est présenté, sont les suivants :

1ᵉʳ jour, celui du départ . . .	15	19ᵉ jour	6
2ᵉ jour	12	21ᵉ jour	7
3ᵉ jour	14	29ᵉ jour	5
5ᵉ jour	9	34ᵉ jour	2
9ᵉ jour	13	38ᵉ jour	2
12ᵉ jour	7	46ᵉ jour	2
13ᵉ jour	8	60ᵉ jour	2

Les fièvres typhoïdes se montrent donc à bord en plus grand nombre dans les premiers jours de la première semaine du départ du navire de Toulon. Mais c'est surtout dans la deuxième semaine qu'on constate leur nombre élevé. Or dans la deuxième semaine le navire sort de la Méditerranée, venant de supporter, le plus souvent, les mauvais temps si fréquents de cette mer capricieuse. Dans la troisième et la quatrième semaine, il y a déjà moins de cas ; dans la cinquième semaine, la diminution s'accuse davantage. — J'ai recherché quel était le nombre de jours le plus élevé qu'un navire, n'ayant subi aucune nouvelle infection dans un port de relâche, pouvait rester sans avoir de fièvre typhoïde à partir du jour de départ du port d'armement.

Sur 17 navires où il m'a été permis de trouver des considérations se rapportant à ce genre de recherches, j'ai constaté que :

2 n'ont eu le 1ᵉʳ cas de leur fièvre que du	10ᵉ	au	11ᵉ	jour.
3	—	15ᵉ	au	16ᵉ	—
5	—	18ᵉ	au	25ᵉ	—
2	—	27ᵉ	au	30ᵉ	—
3	—	43ᵉ	au	46ᵉ	—
1	—		au	50ᵉ	—
1	—		au	61ᵉ	—

L'infectieux typhoïde peut donc rester assez fréquemment silencieux sur un navire pendant 2 à 3 semaines ! les incubations plus longues de 4, 6, 7, 8 semaines, sont très rares, mais elles sont incontestables ; je les ai relevées exclusivement sur les transports allant en Nouvelle-Calédonie. La moitié des cas étaient mortels.

S'il y avait possibilité de la naissance de l'infectieux typhoïde à bord par contagion, par création d'un foyer secondaire ou par condition inhérente au navire lui-même, pourquoi alors, au lieu d'une série de cas isolés, n'observerait-on pas en dehors de toute complication typhique ou putride, tout d'un coup une explosion épidémique caractérisée par une augmentation subite ou progressive du nombre des cas, avec sa décroissance graduelle[1], ainsi qu'on l'a vu pour les transports de Nouvelle-Calédonie et sur ceux d'Australie qui avaient séjourné dans de nouveaux foyers d'infection typhoïde?

La preuve de ce que j'avance est donnée par l'histoire de l'*Annamite* du 30 mai 1885 portant des troupes au *Tonquin* (Dr Barre[2]).

Au départ de Toulon dans la Méditerranée, on constate plusieurs cas de fièvre typhoïde que l'on évacue ensuite à Pord-Saïd pour détruire le foyer contagieux à bord. « Il est certain pour nous, spécifie bien le médecin-major, que ces hommes avaient contracté leur affection à terre, qu'il n'existait aucun foyer épidémique provenant du bâtiment..... » Et cependant « on n'en continue pas moins jusqu'à Saïgon à enregistrer de nouveaux cas..... » Ce qui l'amène à croire que ces fièvres typhoïdes provenaient « des miasmes de l'encombrement, autrement dit, de l'infection de l'homme par l'homme vivant », miasmes, ainsi que je le ferai voir plus loin, qui n'ont jamais joué dans l'évolution de l'infectieux typhoïde qu'un rôle accessoire, un rôle de causes occasionnelles et nullement déterminantes.

Dans la série des cas qui se sont présentés sur les divers navires dont j'ai pu étudier la marche, etc., j'ai cherché des exemples où l'on pût penser à une infection secondaire à la suite d'un premier cas ou d'une série de premier cas.

Je dois déclarer que ces recherches ont été peu fructueuses.

---

[1] Je ne vois guère qu'un navire, *la Corrèze* où les faits se seraient passés de manière à faire croire à une explosion épidémique par infection secondaire, si le typhisme n'avait pris, dans cette circonstance, un rôle considérable qui sera expliqué plus loin. La *Corrèze* a un 1er cas de fièvre typhoïde, vers le 25 mai, suivi d'un 2e cas, le 26 mai. — La fièvre typhoïde reste ensuite silencieuse pendant 21 jours après le début de ce 2e cas ; puis le 19 juin. se présentent 2 nouvelles fièvres typhoïdes qui furent les premières d'une série de 14, se montrant successivement jusqu'au 25 juin. Les derniers cas étaient donc encore dans les limites d'une infection venant du port de Toulon, quoiqu'ils fussent restés à l'état latent jusqu'à cette époque.

[2] Dr Barre, méd. de 1re cl. Rapp. man., *loc. cit.*

Sur la *Corrèze*, dont on trouve l'histoire en note, le nombre de jours sans apparition de nouveaux cas est de 21... On pourrait croire à une incubation de cette durée, s'il n'y avait eu au moment de cette apparition 29 jours écoulés depuis le départ du navire du foyer infectieux typhoïde de Toulon.

Sur la *Dordogne*, partie de Toulon le 5 avril pour Bourbon, se présente dans les premiers jours du voyage un cas de fièvre typhoïde que l'on évacue à Suez. Le 17 mai, c'est-à-dire environ 45 jours après celui du départ, nouveau cas que l'on dirige sur l'hôpital de Saint-Denis (Bourbon). Rien encore de bien démonstratif dans ce fait; on est toujours dans les limites d'une infection venant du port d'armement.

Les autres exemples que je pourrais citer sont encore bien moins concluants : sur la *Sarthe*, départ le 20 mai, 1ᵉʳ cas 26 mai; 2ᵉ cas, 7 juin, c'est-à-dire 17 jours après le départ et 12 jours après le 1ᵉʳ cas. — Sur le *Tonquin*, départ 20 juillet, 1ᵉʳ cas 26 juillet, nouveaux cas vers le 8 ou le 10 août..... c'est-à-dire 20 jours après le départ et 12 jours après le dernier cas.

Lorsque le nombre de jours entre une première série de cas et la suivante a été plus considérable, permettant de croire alors à une incubation à bord, c'est que le navire venait de relâcher dans les ports où l'infection s'était déjà établie.

Le *Calvados*, parti le 15 septembre pour effectuer un voyage des Antilles, présente jusqu'au 28 du même mois 11 cas de fièvre typhoïde. A partir de ce jour, aucun nouveau cas n'est constaté, mais le 15 novembre, jour du départ de la *Basse-Terre*, une fièvre typhoïde se déclare chez un matelot du bord, 47 jours après la dernière de la série précédente; le *Calvados* venait de relâcher aux *îles du Salut* et à la *Martinique!*

La *Corrèze* part le 29 décembre pour le *Tonquin*. Son dernier cas de fièvre typhoïde a lieu le 22 janvier, lorsque au voyage de retour (10 mars) après la relâche de la baie d'Ha-Long un homme de l'équipage est atteint, 47 jours encore après le dernier cas.

Évidemment ces hommes avaient rapporté de terre les germes de leurs fièvres. Je n'admets pas qu'ils les aient pris ailleurs que dans les ports de relâche, ni qu'ils les aient ramenés de France, bien que j'aie donné un ou deux exemples authentiques d'incubation de 50 à 60 jours observée sur les transports de Nouvelle-Calédonie.

Ils ne les ont pas non plus contractés auprès des hommes atteints de fièvre typhoïde, et en traitement à l'hôpital du bord, pour des considérations qu'on va lire.

Si je ne nie pas d'une façon absolue la contagion à bord d'un navire (car on ne tarderait pas à m'opposer un certain nombre d'exemples qui pourraient paraître indiscutables), je pense toutefois que la grande majorité de cas de fièvre typhoïde qu'on y voit, sont importés d'un foyer infectieux existant à terre. Le virus infectieux ainsi transporté restera un temps variable silencieux ; puis, tout d'un coup, sous l'influence de certaines conditions locales du navire (défaut d'aération par mauvaise mer, encombrement, infection putride, etc., chaleur, etc.), il entrera en action.

Je ne vois pas d'ailleurs par quel moyen la contagion peut se faire à bord d'un navire, lorsque celui-ci est en marche, hors du contact direct. La voie par les selles, celle reconnue comme la seule vraie par la plupart des auteurs, trouve difficilement son explication. Il est vrai que l'on pourrait attribuer l'infection à la *bouteille de l'hôpital*, mais celle-ci ne sert qu'aux malades et je n'ai jamais vu dans aucun des rapports de mes collègues, un cas de contagion signalé parmi les personnes touchant au service de l'hôpital[1] Les matières fécales se rendent, du reste, directement à la mer, où elles se perdent sans aucune chance d'infection de leur part, surtout lorsque le navire est en marche. J'en dirai autant des *poulaines de l'équipage* où les soins de propreté sont constants. Peut-être pourrait-on invoquer avec plus d'apparence de raison

---

[1] Cependant sur l'un des transports de la Nouvelle-Calédouie, *la Sybille*, j'en ai relevé un exemple bien évident. Il y eut d'abord un 1er cas de fièvre typhoïde, avec guérison consécutive que l'on évacua à l'hôpital de Saint-Denis (Bourbon), puis un deuxième cas. « Le malheureux qui y succomba était immobilisé depuis plusieurs jours pour une *entorse* sur le lit voisin du premier typhoïdisant, lorsqu'il présenta les symptômes du début. » A ce sujet le médecin-major[2] ajoute la réflexion suivante : « L'extrême rapprochement des lits nécessité à bord par le défaut d'espace, peut y être souvent aussi une cause de propagation des maladies, qui serait bien atténuée, s'il était toujours possible de faire largement circuler l'air autour des malades. » Malgré cet exemple des plus probants, je persiste à considérer les cas de contagion comme très rares à bord des navires de l'État.

[2] D' Normand, médecin de 1re classe. — Rapp. man., *loc. cit.* Brest.

les *matières des vomissements du mal de mer*, qui courent
souvent sur le pont ou dans les batteries lorsque le roulis est
intense, et l'on sait que les fièvres typhoïdes apparaissent la
plupart du temps après le passage du navire dans une mer
fortement agitée. Mais encore faudrait-il qu'il fût prouvé que
ces matières de vomissements peuvent servir de véhicule à la
matière contagieuse !

Je suis donc amené à rejeter la contagion pour la plupart
des cas. Le jour où sur un transport de Cochinchine j'ai pu
constater, deux jours avant d'arriver à Ceylan (soit 27 ou
28 jours après le départ), deux cas isolés de *rougeole* sur des
soldats d'infanterie de marine, n'étant pas descendus à terre
depuis leur départ de Toulon, je n'ai pu douter de la possibilité
d'une incubation fort longue de certains infectieux dans des
circonstances données. Dans une épidémie, qu'elle soit *cholérique* ou *typhique* (*typhus amaril, abdominal ou exanthématique*), toutes les personnes vivant dans ce milieu sont
plus ou moins influencées; elles ont donc toutes absorbé une
dose plus ou moins forte d'infectieux, qui se trouve dans
leur sang. Si cette dose est forte, ou si le sujet n'offre aucune
résistance organique à son action, la maladie éclatera immédiatement. Si elle est plus faible, ou si le sujet est très résistant, il faudra certaines conditions pour la faire éclore, au
trement dit pour faire *lever* le germe infectieux qui va la produire. En général, à bord d'un navire, la circonstance adjuvante qui décidera de son évolution sera l'addition, à l'infectieux typhoïde, d'un autre infectieux (miasme typhique,
d'encombrement, infection putride, chevaux, cales), dont la
chaleur favorisera le développement.

Et si l'infection typhique ou putride est poussée à un haut
degré d'intensité, la fièvre typhoïde qui en résultera sera grave
avec des caractères qui la rapprocheront des maladies nées
de ces infectieux à haute dose (typhus, fièvre putride). Si au
contraire ces infectieux juxtaposés sont peu intenses, la fièvre
typhoïde sera d'autant moins sérieuse que l'on s'éloignera
davantage du point d'infection du départ. Voilà pourquoi la
fièvre typhoïde des pays chauds est, en général, moins grave
sur les navires de guerre, quand elle n'est pas compliquée des
effets directs de la chaleur, que sur les transports où l'encombrement est plus considérable et vient aggraver la situation.

La plupart des médecins qui ont écrit sur les maladies des pays chauds ont également reconnu l'importation des fièvres typhoïdes à la suite des transports de troupes.

Sur *les transports de Cochinchine*, on a vu que les cas et les décès variaient avec les moussons, et surtout avec les départs de ces navires de Toulon, suivant la saison d'été ou d'hiver.

```
Mortalité dans Mousson chaude de S.-O.    2.07 ) Avec départ de Toulon
    —       Mousson fraîche de N.-E.      0.79 )   dans la saison d'été.    0.5
    —       Calme de transition . . .     1.20   Avec départ dans la sai-
                                                   son d'hiver . . . .    0.6
```

En Cochinchine, les décès totaux sont ainsi répartis, *après l'arrivée des transports*, pour une période de 10 ans, suivant les moussons et les saisons, au moment du départ de France.

```
Après navires venus, Mousson S.-O . . .  décès  59 ( Après navires venus
    —        Mousson N.-E . . .   —   18 )  pendant la saison
                                          (  d'été de Toulon, .  74
    —        Calme (transition). .   —  54   — d'hiver . . . . .  37
```

Les décès de fièvre typhoïde *en Cochinchine* suivent donc exactement la situation créée sur les transports par les moussons et par la saison, au moment du départ de Toulon. On avouera qu'il est assez extraordinaire de constater qu'en Cochinchine, la fièvre typhoïde paraisse suivre ainsi la marche des navires venus de Toulon, et surtout qu'elle soit en rapport direct avec le plus ou moins d'activité de son foyer infectieux typhoïde! Rien ne démontre mieux selon moi son importation.

Ce que je dis ici de la Cochinchine, je suis persuadé que l'on pourrait le dire des autres colonies, s'il était donné de pouvoir étudier la marche de la fièvre typhoïde chez elles. Malheureusement on est dépourvu de tout document les concernant[1].

---

[1] M. le médecin en chef Rey a bien voulu me faire parvenir quelques feuilles de fièvres typhoïdes traitées à Hanoï (Tonquin). Elles sont toutes caractérisées par la brièveté de la maladie (16 jours en moyenne, dont 8 à l'infirmerie et 8 à l'hôpital). Ce fait me paraît indiquer le peu d'intensité de l'infection typhoïde et par suite, la décroissance de l'énergie depuis le départ de France.

CHAPITRE XIII. — FIÈVRES TYPHOÏDES A BORD DES TRANSPORTS SUIVANT
LES PROFESSIONS.

La fièvre typhoïde ne frappe pas également, à bord des navires-transports, tout le personnel. Ainsi, si l'on met en regard les cas de fièvre typhoïde pris sur les hommes de l'équipage et ceux relevés sur les passagers, on s'aperçoit qu'à proportions égales, les *matelots sont moins souvent atteints que ces derniers.* Leur résistance à l'évolution du poison typhoïde est plus grande ; ils sont mieux acclimatés au milieu nautique et moins sujets à la nostalgie. Les passagers qui comprennent diverses catégories d'individus sont, au contraire, les victimes désignées de la fièvre typhoïde. Encore faut-il faire une distinction !

Ainsi, on a remarqué sur les transports (11 janvier. — *Annamite*, effectif 1350) qui ont conduit nos troupes au Tonquin, que les régiments de marche, formés par des volontaires, pris un peu partout en France dans chaque régiment, n'avaient présenté aucun cas de fièvre typhoïde. Ces hommes avaient déjà payé *leur tribut à l'infection typhoïde ; la sélection* était faite pour eux.

En général, sur les transports, les *troupes de l'infanterie de marine* sont plus touchées que les autres ; on s'explique facilement ce fait, lorsqu'on connaît le degré d'endémicité de la fièvre typhoïde dans leurs casernes. Les *condamnés* destinés aux pénitenciers de Cayenne et de la Nouvelle-Calédonie présentent, au contraire, le moins de cas de fièvre typhoïde. Est-ce parce que la plupart ont passé l'âge où la fièvre typhoïde évolue et que beaucoup appartiennent à des races de couleur : *Arabes*[1], *Annamites*, etc.; ou enfin, faut-il expliquer ce fait par cette circonstance, que la grande majorité d'entre eux étant des hommes de sac et de corde, sont plus réfractaires à l'infection typhoïde ? Évidemment ces causes ont leur rôle important ; mais je suis porté à y voir, surtout de leur part,

[1] Dans l'expédition du Tonquin, les Arabes algériens n'ont offert aucun cas de fièvre typhoïde sur les transports qui les ont conduits à la baie d'Ha-Long, lorsque à côté d'eux, les troupes françaises étaient assez sérieusement touchées par l'infectieux typhoïde.

une absence de toute importation d'infectieux typhoïde ; car comment alors s'expliquerait-on le nombre élevé de fièvres typhoïdes que Guyot a notées parmi eux, à l'île des Pins, et celui que j'ai signalé à leur actif au retour des transports de la Nouvelle-Calédonie ?

Je ferai donc deux catégories de transports suivant qu'ils auront ou qu'ils n'auront pas parmi leurs passagers, des condamnés ou des soldats arabes (expédition du Tonquin).

1° Voyages des transports avec troupes et passagers ordinaires.

1° ÉQUIPAGE.

	Navires	Effectif moyen	Morbidité	Mortalité	Gravité
Expédition du Mexique	3	296	10.1	5.05	50.0 %
Transports du Sénégal	10	224	7.10	1.53	18.7
Transports de Bourbon (Suez) .	5	211	5.68	0.94	16.6
Transports de Cochinchine. . .	42	249	4.68	0.99	21.4

Moyenne de 60 navires, 16 566 hommes (et chevaux, nombre inconnu).
Effectif moyen 276 hommes, morbidité 5.45, mortalité 1.52, gravité 24.4 %.

2° PASSAGERS.

	Passagers	Morbidité	Mortalité	Gravité
Expédition du Mexique	735	11.5	10.2	88.2 %
Transports du Sénégal	528	5.8	1.15	19.5
Transports de Bourbon (Suez) . . .	547	1.75	0.57	53.5
Transports de Cochinchine	580	6.68	1.62	25.5

Moyenne 59 navires, 29 455 hommes, effectif moyen 498 hommes, morbidité 6.48, mortalité 1.86, gravité 28.7 %.

Ainsi la fièvre typhoïde est plus fréquente, plus mortelle et plus grave chez les passagers que chez les hommes de l'équipage. Je ne m'étendrai pas sur ce fait, si facile à expliquer (jeunes soldats, inassuétude au milieu nautique, nostalgie, mal de mer, encombrement, et surtout infection rapportée des casernes de Toulon, ou *des autres ports*[1], où l'on sait que la fièvre typhoïde sévit endémiquement avec une intensité extraordinaire).

2° Voyages des transports avec troupes dont une partie de race arabe et passagers ordinaires.

	Effectif moyen	Navires	Morbidité à 1000	Mortalité	Gravité (évacués non compris)
1° Équipages . .	518	11	12.2	1.18	7.6 %
2° Passagers. . .	842	11	8.5	0.91	15.5

[1] Rochefort excepté.

Dans ces voyages, qui sont ceux de l'expédition du Tonquin, l'équipage a eu une *morbidité* et une *mortalité* plus grandes que les troupes passagères, mais comme les soldats arabes n'ont offert aucun cas de fièvre typhoïde, il s'ensuit qu'en défalquant de l'effectif le chiffre de ces hommes, la morbidité et la mortalité des troupes sont réellement plus élevées que celles portées ici. Enfin la *gravité des cas* est encore plus grande chez les passagers que chez les matelots, ce qui est bien en rapport avec toutes les conditions défectueuses de ceux-ci, à bord d'un navire, tandis que les marins se trouvent chez eux.

Dans les transports suivants, le problème sera poursuivi, s'il est possible, plus loin, en éliminant la question de la différence de races.

3° *Voyages des transports avec troupes, passagers ordinaires et condamnés.* — Je comprendrai dans les chiffres donnés ici tous ceux pris au voyage d'aller de ces navires-transports, ainsi que ceux des voyages de retour où les amnistiés de la Commune ont été rapatriés.

1° ÉQUIPAGES.

	Effectif moyen	Morbidité	Mortalité	Évacués	Gravité
Voyage des Antilles	231	8.25	1.38	1.6	16.6 %
Nouvelle-Calédonie (par le Cap, et par Suez). 52 navires partis de Toulon et de Brest . . .	291	13.80	2.46	1.08	21.8
— Retour	338	12 70	2.20	»	17.8
Moyenne, 72 nav. 20 909 hom.	290	11.70	2.05	1.05	22.1

2° PASSAGERS.

	Effectif moyen	Morbidité	Mortalité	Évacués	Gravité
Voyage des Antilles	568	6.74	1.46	1.46	21.8 %
Nouvelle-Calédonie, par le Cap et par Suez.	550	5.04	2.00	•	39.8
— Retour	400	6.30	1.92	»	30.5
Moyenne, 72 nav. 40 455 hom.	562	5.90	1.75	0 60	34.8

Dans cette troisième catégorie de navires-transports, les passagers ont une *morbidité* très inférieure à celle de l'équipage.

mais la *gravité des cas* est plus grande, malgré la même *mortalité* (à peu de chose près), ce qui prouve que l'importation de l'infectieux typhoïde est moins grande chez eux, mais que les conditions défavorables qui accompagnent les passagers, sont plus prononcées ici qu'ailleurs, par suite de la présence des condamnés dont le séjour constant dans les batteries vicie l'air au plus haut degré; l'aggravation des cas est le résultat alors d'un *typhisme* plus ou moins intense.

Du reste, voici sur treize transports de Nouvelle-Calédonie, où les condamnés ou déportés ont présenté des fièvres typhoïdes, quels sont les résultats trouvés sur chaque catégorie.

2 navires sans F. T. (effectif moyen total, 878).

	Effectif moyen	Morbidité	Évacués	Mortalité	Gravité
Equipages (4 navires sans F. T.)	290	8.30	0.27	2.00	27 40 °/₀
Passagers (Troupes et passagers ordinaires).	261	8.60	»	2.40	54.60
Déportés ou condamnés . . .	527	8.40	»	3.80	47.00

J'ajouterai que sur 52 navires partis pour la Nouvelle-Calédonie, je n'en ai vu que treize où les condamnés aient offert des fièvres typhoïdes : aussi presque tous les rapports insistent-ils sur l'absence de celles-ci dans la plupart des cas, soit sur les Arabes, soit sur les Annamites, soit enfin sur les condamnés ordinaires.

Ce dernier tableau semblerait prouver que la fièvre typhoïde frappe également, à la gravité près, chaque partie du personnel qui compose ces navires : cependant si l'on défalque pour chaque catégorie, de l'effectif total, les effectifs de deux navires sans fièvre typhoïde pour l'équipage et de quatre navires sans fièvre typhoïde pour les passagers ordinaires, on voit qu'il n'en est rien :

	Effectif moyen	Morbidité à 1000	Évacués	Mortalité	Gravité
Équipages	285	10.2	0.54	2.4	27.4 °/₀
Passagers	285	10.8	0.86	2 9	54.6
Déportés	527	8.4	»	5.8	47 0

Les hommes de l'équipage et les passagers ordinaires présentent plus de cas, mais les décès sont moins nombreux et la gravité des cas est bien moins considérable. Les organismes usés des déportés ou des condamnés n'offrent, en effet, aucune résistance à la maladie. De plus, très souvent ces fièvres typhoïdes des condamnés (c'est-à-dire chez des hommes ne montant sur le pont qu'une heure ou deux sur vingt-quatre heures et restant, par suite, enfermés les autres heures dans des cages) sont compliquées de *typhisme,* quand elles ne sont pas de vrais cas de typhus. Cette influence se communique parfois aussi aux fièvres typhoïdes de l'équipage et des passagers ordinaires, de telle sorte que les gravités de celles-ci augmentent dans des proportions considérables.

Je n'ai pu relever, faute d'indications suffisantes, *l'âge* exact des individus atteints par la fièvre typhoïde; il m'est resté, toutefois, de mes recherches la donnée générale suivante : c'est que la fièvre typhoïde sévit de préférence sur les jeunes soldats ou marins, excepté dans les cas de typhisme où les hommes d'un certain âge sont autant frappés que les autres. Les enfants sont quelquefois aussi atteints.

Les *professions* des individus touchés par la fièvre typhoïde sont, de même, passées sous silence.

Sur l'*Amazone* où six cas de fièvre typhoïde se sont montrés avec une certaine complication d'infection putride venant de la cale, *Couffon* en donne quatre cas comme appartenant au personnel de la machine, logé, la nuit dans le faux-pont, aux sources des émanations putrides (infection adjuvante)[1].

Sur l'*Albatros*[2] où la même complication a été signalée par suite de la présence de 85 chevaux, 11 cas de fièvre typhoïde sont notés; 4 se rapportent aux troupes passagères, 1 au corps des mécaniciens, 3 au personnel de la cambuse ou de la cale, 1 à celui de l'infirmerie (c'est avec deux autres cas dont un infirmier (sur le *Tage*) les trois seuls que j'aie vu attribuer à la contagion)[3], 2 enfin à des hommes de l'équipage.

---

[1] Couffon, médecin principal, rapp. man., *loc. cit.*

[2] Dr Aiguier, médecin de 1re classe, rapp. man., *loc. cit.*

[3] A ce sujet, je ferai remarquer que le caractère contagieux de la fièvre typhoïde n'est signalé que lorsque des miasmes infectieux (miasme typhique, infection putride), s'ajoutent à la fièvre typhoïde. L'épidémie de fièvre typhoïde décrite par d'Ormay dans l'année 1870 (voir Corre) à la suite de l'arrivée du transport de l'*Aveyron,* semblerait rentrer dans ce cas ; car parmi les causes que ne signale pas d'Ormay, comme ayant favorisé cette épidémie, se trouve l'infection putride

On voit encore ici les hommes habitant les profondeurs du navire plus atteints que les autres. (Voir infection putride et épidémie du *Calvados*.)

Malheureusement je n'ai pas trouvé d'autres données pour pousser plus loin ces recherches.

La *nostalgie* est signalée dans plusieurs rapports comme ayant favorisé l'évolution de l'infectieux typhoïde chez quelques hommes. Les matelots sont aussi souvent notés que les soldats, ce qui paraît assez extraordinaire.

CHAPITRE XIV. — STATISTIQUE GÉNÉRALE DE LA FIÈVRE TYPHOÏDE A BORD DES NAVIRES-TRANSPORTS.

La statistique des fièvres typhoïdes des navires-transports n'étant pas sortis de la Méditerranée, ou n'ayant navigué que dans des eaux tempérées, est différente de celle des navires-transports étant allés aux pays chauds.

1° *Navires-transports dans la Méditerranée et dans les zones tempérées.* — 34 navires, 35390 hommes et un certain nombre de chevaux Effectif moyen par navire 1141 hommes.

qu'il m'a été permis de constater, à bord de ce transport, étant passager au voyage incriminé. Ainsi, *la propreté générale du navire faisait absolument défaut ; des hommes avaient pu aller souiller de leurs excréments des ballots de foins logés dans la batterie haute, et les excréments ainsi que l'urine d'un certain nombre de moutons et de bœufs parqués dans la batterie basse, se rendaient pendant tout le jour dans une gouttière latérale au parquet où ils séjournaient jusqu'au lendemain matin, répandant une odeur nauséabonde.* Je comprends que dans ces conditions l'épidémie ait sévi fortement d'abord sur le transport, et ensuite en Cochinchine où elle frappa successivement « les nouveaux venus dans leurs différents postes, *tout en respectant le pays environnant* : en juin, elle n'avait encore atteint que Saïgon et Mytho : en juillet, elle s'était étendue sur toutes les provinces ; elle commença alors à décroître, mais la maladie éprouva une recrudescence, vers la fin de l'année, grâce à un nouvel élément, fourni par l'arrivée de la Réunion de 500 jeunes volontaires. »

Cette recrudescence me paraît avoir été une simple coïncidence, les volontaires de Bourbon ayant bien pu porter avec eux le germe typhoïde. Cet exemple, loin donc de prouver la contagion de la fièvre typhoïde, comme de prime abord on serait tenté de le croire, est une preuve de plus du défaut de contagiosité de la fièvre typhoïde des pays chauds. L'infection typhoïde prise à bord de l'*Aveyron*, dans des conditions de complications putrides que j'ai fait connaître, reste limitée aux hommes qui y ont été soumis. se faisant jour successivement d'après les lois connues.

Morbidité 4,88, mortalité 0,73, évacués 0,53. Gravité (1/2 des évacués comptés pour décès) 20,5 p. 100.

2° *Navires-transports allant dans les pays chauds.* — 159 navires, 114 762 hommes et un certain nombre de chevaux. Effectif moyen par navire 721 hommes. Morbidité 7,68, mortalité 1,73, évacués 1,02. Gravité (1/2 des évacués comptés pour décès) 29,2 p. 100.

A quoi donc est due la différence si grande de la fièvre typhoïde des navires-transports suivant qu'ils naviguent dans des mers tempérées ou chaudes?

Il ne peut être question d'encombrement, puisque les navires-transports de la mer Méditerranée, tout en ayant plus d'effectif par navire, ont cependant moins de cas de fièvre typhoïde. Est-ce l'infériorité du type? Nullement, puisque les navires-transports allant aux colonies sont mieux installés que des vaisseaux de guerre, auxquels l'on donne, tout d'un coup, la mission de porter des passagers. N'est-ce pas plutôt la durée inégale du voyage? Et enfin, par-dessus tout, l'effet de la chaleur proprement dite?

Pour être fixé sur ces divers points, j'ai relevé tous les cas de fièvre typhoïde où il m'a été possible d'établir approximativement le point en latitude et en longitude du jour de leur développement à bord de ces transports et des autres navires de guerre.

Sur 1571 cas ainsi relevés au hasard, avec 403 décès et 73 évacués, gravité 28 p. 100 (1/2 des évacués comptés pour décès), j'ai fait le classement suivant :

	Cas	Décès	Évacués	Gravité
1 Pays tempérés autres que la Méditerranée.	46	8	»	17.3 %
2 Région méditerranéenne	910	253	40	27.8
3 Pays chauds.	615	142	33	25.7

D'une façon générale, on le voit, les cas nés dans les zones chaudes sont moins graves, à bord des navires de tous genres, que ceux observés dans la Méditerranée. Est-il possible de concilier des résultats si dissemblables? Je pense qu'on peut y arriver, en ne confondant pas dans les mêmes recherches les cas de fièvre typhoïde des transports allant dans les pays chauds avec ceux des autres navires de guerre ou transports restant dans les régions tempérées ou chaudes.

En opérant ainsi, voici les résultats qu'on obtient :

1° *Navires de guerre ou transports naviguant exclusivement dans :*

	Cas	Décès	Évacués	Gravité, 1/2 évacués
A. Pays tempérés et Méditerranée.	798	228	29	30.4 %
B. Pays chauds	159	31	»	19.4
Différence de gravité. . . .				11.0

2° *Transports allant dans les pays chauds.*

	Cas	Décès	Évacués	Gravité
A. Cas observés dans le parcours de la Méditerranée	158	31	11	23.1 %
B. Cas observés dans le parcours des latitudes chaudes.	456	111	33	27.9
Différence. . . .				4.8

Ces résultats me paraissent éclairer la question d'un jour nouveau, entrevu pourtant dans les pages précédentes. Les cas observés sur des navires naviguant dans les zones chaudes, sont d'un tiers moins graves que ceux relevés sur des navires naviguant dans les zones tempérées. Ceux au contraire qui évoluent sur des transports passant subitement des zones tempérées aux zones chaudes sont plus graves que ceux restant exclusivement dans les zones tempérées. *Ce n'est donc pas le degré de chaleur, mesurée à l'échelle thermométrique d'un climat, qui augmente la gravité des cas. C'est le passage subit d'une température tempérée à une température chaude qui fait la gravité de la fièvre typhoïde.*

Ainsi s'expliquent, selon moi, les opinions contradictoires des auteurs sur la fièvre typhoïde. Les médecins qui l'ont étudiée à terre ou sur des navires stationnés dans les colonies, l'ont, en général, trouvée moins grave qu'en Europe. Ceux au contraire qui l'ont vue sur les transports, ont été frappés de son extrême gravité, surtout dans cette période de la traversée où le changement subit de la température a lieu dans un sens élevé (mer Rouge): les cas étudiés à la fin d'une longue traversée sous la chaleur, ont déjà à leur actif les bénéfices d'un certain acclimatement de l'individu à la chaleur, la fièvre typhoïde y est plus bénigne.

A ce propos, j'ajouterai une réflexion au sujet de la gravité des fièvres typhoïdes en Nouvelle-Calédonie, c'est que leur gravité tient peut-être à ce fait qu'elles ont lieu chez des hommes plongés tout à coup dans une atmosphère à température très élevée, et venant de faire une longue traversée sous des latitudes froides.

Ces fièvres de Nouvelle-Calédonie se rapprocheraient alors de celles des transports.

Et du reste, *beaucoup de ces fièvres typhoïdes seraient aggravées par le fait de l'action propre de la chaleur*, ainsi qu'on le verra plus loin.

Mais je reviens à la différence de gravité des fièvres typhoïdes sur les transports de la Méditerranée, et sur ceux allant dans les pays chauds. — Si les fièvres typhoïdes des premiers sont moins graves que celles des seconds, d'une différence de 11 pour 100, au lieu de l'être de la même quantité en sens contraire, comme sur les navires de guerre ou les transports voyageant exclusivement dans les pays chauds, soit donc de 22 pour 100, cela tient à ce que cette aggravation par le fait du passage du navire d'une région tempérée à une zone chaude, n'intervient dans ces 22 pour 100, de gravité que dans la proportion de 4,8 pour 100, chiffre qui représente la différence de gravité des fièvres typhoïdes étudiées aux deux moments de la traversée.

Restent donc 17,2 pour 100 de gravité à reporter à d'autres causes : influence du type, durée inégale de la traversée.

Ainsi, si je prends un exemple sur la ligne de Cochinchine entre deux types de navires faisant le même service, je constate une différence de 12,41 p. 100 entre la gravité des fièvres typhoïdes de ces deux types, qui sont inhérentes au genre de navires.

Si j'étudie la ligne des Antilles, je trouve de même entre quatre types de navires, des différences de gravité entre leurs fièvres typhoïdes représentées par les chiffres suivants établis du plus favorisé à celui qui l'est le moins, et ainsi de suite : 14,5 p. 100, 5,6 p. 100, 4,2 p. 100 et du premier au dernier 24,5 p. 100.

On remarquera que pour les transports allant dans les pays chauds, les cas de fièvre typhoïde relevés à l'actif de la Méditerranée (158) sont bien moins nombreux que ceux portés au compte des pays chauds (456) trois fois moins environ.

C'est le fait de la durée différente de la traversée à chacun des points étudiés.

L'élévation de la température ne s'oppose donc pas à la sortie de la fièvre typhoïde, à sa naissance, ainsi que nous l'avons déjà maintes fois signalé ; elle la favorise au contraire, mais elle n'augmente pas, en général, sa gravité, excepté dans le cas du passage subit d'une température tempérée à une température chaude ou dans des conditions analogues.

C'est bien d'ailleurs ce qu'exprime *la durée de la maladie avant la terminaison mortelle*, depuis l'entrée à l'infirmerie du bord jusqu'au moment de la mort, telle que j'ai pu l'établir sur 137 cas de fièvre typhoïde dont 73 ont été relevés dans la Méditerranée et 64 dans les pays chauds.

Les cas de chaque catégorie ont été ramenés au tant pour cent de l'ensemble pour faciliter la comparaison.

SONT DÉCÉDÉS APRÈS LA	MÉDITERRANÉE	PAYS CHAUDS	DIFFÉRENCE EN FAVEUR DES PAYS CHAUDS	
			EN PLUS	EN MOINS
1ʳᵉ semaine.	20.54 °/₀ des cas	45.31 °/₀ des cas	25.17 °/₀ des cas	»
2ᵉ semaine.	53.41 —	34.37 —	» —	19.04 °/₀ des cas
3ᵉ semaine.	16.43 —	15.62 —	» —	0.81 —
4ᵉ semaine.	8.21 —	1.56 —	» —	6.65 —
5ᵉ semaine.	1.56 —	3.12 —	1.76 —	»

Les cas le plus rapidement mortels, les cas dits *foudroyants*, sont donc deux fois plus nombreux dans les pays chauds, et comme ils ont été également observés sur les navires-transports venant des régions tempérées, on doit en conclure que c'est bien aux effets propres et subits de cette chaleur, qu'est due leur extrême gravité, car après cette période de transition de température, les fièvres typhoïdes des pays chauds sont moins meurtrières.

La moyenne de la durée de la maladie devient de ce fait plus courte dans les pays chauds, mais, après la première semaine, elle est plus longue.

Méditerranée : moyenne de la durée de la maladie avant la mort. 11.05 jours.
Pays chauds.   —   —   9 07 —

J'ai négligé dans ce calcul les résultats afférents à la cinquième semaine, car ils représentent un fait acquis, à savoir qu'arrivés à une certaine période éloignée du cours ordinaire de la fièvre, les malades n'ont plus la résistance voulue pour supporter les effets de la chaleur; ils succombent alors, lorsque en France ils se seraient probablement rétablis.

Me voilà donc conduit au cœur de mon sujet, à l'étude de l'influence de la chaleur subite, considérée en elle-même, sur la marche de la fièvre typhoïde.

DEUXIÈME PARTIE

ÉTUDES CLINIQUES

CHAPITRE PREMIER. — INFLUENCE DU PASSAGE SUBIT D'UNE TEMPÉRATURE TEMPÉRÉE A UNE TEMPÉRATURE CHAUDE, SUR LA MARCHE DE LA FIÈVRE TYPHOÏDE.

Le passage subit du corps, d'une température tempérée à une température élevée, produit un effet d'*excitation générale* que *Davy* a comparé à une *sorte d'état fébrile*, puisqu'il y a élévation de la température du corps et accélération de la circulation et de la respiration. On trouvera dans le travail de notre ancien collègue de la marine *Jousset*[1] une étude très bien faite de tous les phénomènes physiologiques observés; je vais en donner le résumé suivant avec quelques additions personnelles.

L'*activité respiratoire*, mesurée au spiromètre, est augmentée d'environ 1/6, pour donner au corps sa ration d'oxygène qu'il ne trouve plus dans un air devenu trop raréfié pour lui. Les mouvements respiratoires ordinaires sont plus nombreux; et lorsque l'impression de la chaleur est subite, ils peuvent devenir exagérés. Au Sénégal, *Jousset* les aurait vus s'élever de 20 à 26, 28 et même 32; dans un voyage dans les Indes, il aurait constaté leur élévation de 15 à 20. Cette accé-

---

[1] In *Arch. de méd. nav.*, 1885. — *De l'acclimatement, etc.*

lération respiratoire sert en même temps à *refroidir* l'orga
nisme en favorisant *l'évaporation aqueuse.* Enfin, elle tend à
diminuer le nombre des pulsations en augmentant la pression dans les vaisseaux. « Lorsque (p. 213) la température de
l'air s'élève beaucoup, et que l'air semble trop chaud pour des
organes européens, » l'homme respire instinctivement plus fréquemment. Sur des chauffeurs restés longtemps devant les
fourneaux, « une diaphorèse abondante pouvait seule assurer
l'indépendance de la respiration, ou lui apporter du soulage-
ment. » Celle-ci sera d'autant plus abondante que l'air sera
plus sec. Les mouvements respiratoires sont donc plus fréquents dans l'air humide.

La *circulation* est *accélérée. Davy* a vu la fréquence du
pouls monter de 79,5 pulsations à 82,18. *Féris* de 83,5 à 87,
Crevaux de 68,58 à 79,74 (en moyenne 72 à 76). Elle est
même arrivée au chiffre de 106 (*Davy*) ; *Jousset* l'aurait constatée à 118.

Cette accélération du pouls est la conséquence de l'appel du
sang à la périphérie ; les vaisseaux cutanés étant dilatés, le
cœur trouve moins de résistance à se vider. Un pouls de 72
au départ de France, avait, quelques jours après, dans les
pays chauds, une moyenne de 90 à 94. Lorsque l'air est humide, le nombre des pulsations diminue (voir respiration). Le
pouls est, en même temps, tendu, exprimant ainsi l'état d'éré-
thisme de *Davy*, de *Rufz-Lavison*, etc.

La *température du corps* passe de 57°, 19 à 57°,7 (*Jousset*)
mais on l'a vue monter plus haut ; à Chandernagor, elle se
serait élevée à 58°,16 ; au Sénégal et aux Antilles, son minimum aurait été 57°,20 et son maximum 58°,20. *Brown-Sé-
quard*, à la Martinique a trouvé une moyenne de 57°,94, avec
un maximum de 58°,40. A la Guadeloupe, la moyenne a été
de 58°,2 « L'exagération, dit avec raison *Jousset*, parait d'autant plus sensible que l'on passe plus rapidement dans le
milieu chaud. Nous avons pu constater sur un sujet de 28 ans
bien portant, qui avait quitté Marseille à la fin de juillet, pour
traverser l'isthme de Suez et se rendre dans l'Inde, une augmentation de 1°,7 quand la température passa de 20° à 55° cen-
tigrades à l'ombre. Au milieu de la mer Rouge, lorsqu'une
tempête de sable soufflait et embrasait l'atmosphère, la température de la main était aux environs de 59°, celle de la

bouche dépassait 39° et atteignait même 39°,5. Cet état pathologique n'aurait pu se prolonger longtemps sans danger pour l'économie. »

Dans les recherches de *Davy*, de *Jousset*, la température s'élève d'une façon générale à l'intérieur et dans les cavités du corps. Son augmentation peut être de 1° à 1° 1/2 (*Rattray*) et à 2° (*Jousset*); *Bouchardat*, dans son traité d'hygiène a dressé un tableau, qui indique parfaitement dans quelle proportion, aux différentes températures de l'air, cette élévation a lieu.

Température ambiante. . . .	6°	Température de l'homme.	36°,1
— —	15°,5	— —	36°,4
— —	22°,8	— —	37°,2
— —	30°,5	— —	37°,5
— —	33°,5	— —	38°,0

Les différences subites de température de 20° à 33° ainsi que *Jousset* les rapporte (soit de 13°), sont donc suivies de phénomènes physiologiques qui sont presque des maladies [1]... Ces faits sont constants et il ne faut pas croire qu'ils ne soient propres qu'aux températures élevées. Ainsi à bord de la *Tonnante*, à Kiburn, d'*Ormay* [1] a vu des effets très remarquables d'une transition brusque du froid au chaud. En quatre jours, après un hiver passé dans la glace, la température monta de — 6° à + 12° (différence 18°). « J'ai eu, dit-il, plusieurs hommes atteints d'*éblouissements*, d'autres d'*épistaxis*; il a fallu saigner l'un d'entre eux, purger les autres, et les tenir tous à un régime modéré. J'ai eu aussi à combattre des *coryzas* et des *angines intenses*. Ce qu'il y a de plus frappant, c'est qu'un jeune phthisique, qui avait traversé l'hiver en passant quelques jours à l'hôpital pour une congélation, succomba en trois jours à une *hémoptysie*, au mois de mai [2]. »

Dans les faits observés à bord de la *Tonnante*, le *passage subit d'une température très froide à une température modérée, exprimée par une différence de* 18°, a donc exalté le système circulatoire (*congestions du cerveau, des muqueuses*

---

[1] Rapp. manusc., *loc. cit.* Toulon.

[2] Quelques fièvres typhoïdes se déclarèrent, favorisées dans leur évolution par la débilitation produite par un froid intense et les fatigues. L'une d'elles se termina par la mort au quatorzième jour; une autre ne guérit qu'après une série d'accidents des plus redoutables, dont d'Ormay n'indique pas le genre.

nasales et bronchiques, et *du poumon*) au point d'y produire des *raptus sanguins*.

Dans les voyages de l'océan Atlantique, la transition n'est pas aussi brusque, elle se fait progressivement; mais, au fond, elle n'en a pas moins lieu.

Dans la mer Rouge, qui est aujourd'hui la route obligée de l'Indo-Chine, de la Chine, du Japon, de l'Australie, etc., la transition est au contraire des plus violentes à certains mois de l'année, ainsi qu'on vient de le voir.

La chaleur agit sur les appareils cutané, urinaire, diges-tif, etc.; mais, pour l'étude que je poursuis, il me suffira de n'insister que très peu sur les modifications constatées. Du côté de la *peau*, j'ai déjà indiqué sa turgescence, l'augmenta-tion de la sueur; je n'y reviendrai pas. Du côté de l'*appareil digestif*, je dois noter l'excitation de la contractilité de plu-sieurs parties du tube digestif et le surcroît d'activité des sécré-tions intestinales et des glandes avoisinantes (foie, etc.). « La faim est alors tout aussi pressante que dans les régions tempé-rées, et appelle vers la table l'émigrant qui craint de se voir épuisé par les transpirations abondantes. » Aussi les embarras gas-triques sont-ils observés, sur presque tous, à des degrés divers, il est vrai. On comprend que la présence du catarrhe gastro-intestinal ne soit pas d'une constatation indifférente dans cer-taines maladies qui se localisent dans l'intestin. « Mais cette excitation tombe vite et le tube digestif ne tarde pas à perdre de son énergie. L'appétit disparaît, la digestion devient de plus en plus lente, les selles sont irrégulières, etc... »

Les maladies observées dans cette période des effets d'une chaleur subite, auront donc en plus, à leur actif, le désavan-tage d'une alimentation difficile, retardant le moment de la convalescence et la convalescence elle-même.

Je ne dirai rien sur l'*appareil urinaire* (voir mon tra-vail)[1], n'ayant aucun fait à signaler à son compte parmi les accidents connus des fièvres typhoïdes des pays chauds.

Je terminerai, par quelques mots sur l'influence de la chaleur sur le *système nerveux*. Au début, celui-ci paraît subir une certaine excitation; mais, quelques jours après, il

---

[1] J. Moursou. *Note sur les variations de l'urée suivant les climats, etc. In Arch. méd. nav.*, 1881.

présente les signes les plus évidents d'un état de dépression
(perte de mémoire, paresse intellectuelle, apathie, etc.).

La *durée* de l'action de cette transition brusque de la chaleur sur l'économie est variable ; dans les premiers jours, son
influence est dans toute son intensité ; dans les jours qui suivent, elle est moins vive, mais, en général, on doit la considérer
comme persistant encore dans les *trois premiers mois* ; après
cette période, arrive la *période de dépression*, que j'étudierai
plus loin, et dans laquelle peuvent se présenter néanmoins
certains accidents de chaleur. Ainsi, qu'une chaleur intense se
produise pendant quelques jours, soit par le fait de la saison
(saison chaude, calme de transition), soit par le fait d'une
perturbation atmosphérique quelconque, l'on constate aussitôt les mêmes phénomènes physiologiques que ceux précédemment énumérés ; ils se présentent seulement avec des modifications tenant au terrain nouveau sur lequel on les observe.

Chez la plupart des hommes soumis à l'influence d'une chaleur subite, l'action de la chaleur ne dépasse pas les limites
de l'état physiologique décrit plus haut, qui n'en est pas moins
très voisin de la morbidité. Mais, chez quelques autres, elle y
arrive et conduit au *coup de chaleur*, si bien étudié aujour-
d'hui depuis les travaux des médecins anglais de l'Inde et les
recherches physiologiques de Cl. Bernard et de Vallin en
France.

Je n'ai pas l'intention de faire ici l'étude complète du
coup de chaleur ; toutefois, comme celui-ci est l'expression la
plus élevée des effets du passage subit d'une température
modérée à une extrême chaleur sur l'organisme, qu'il en offre,
pour ainsi dire, le tableau complet, je ne crois pas inutile de
m'étendre quelque peu sur lui, quitte à en réduire les traits ;
il n'y a pas d'ailleurs de raison pour que les malades ordinaires en soient plus exempts que les hommes bien portants ; le contraire me semblerait même plus logique à admettre.

Le *coup de chaleur* se présente sous trois formes (Laveran) :
la forme cérébro-spinale, la forme cardialgique et la forme
mixte.

Lorsque la localisation de la chaleur se fait sur l'appareil
cérébro-spinal, le cerveau (céphalalgie, vertiges, coma, délire),
la moelle (mouvements convulsifs), le système vaso-moteur

(chaleur exagérée, turgescence de la peau, puis lividité, état fébrile, contraction des pupilles), le pneumo-gastrique (asphyxie pulmonaire, ataxie du cœur, puis son ralentissement, vomissements) sont, en peu de temps, à peu près simultanément frappés, et la mort a lieu en quelques heures.

Si c'est la forme cardialgique qui existe, c'est l'ataxie du cœur qui domine la scène et la mort par syncope qui la termine.

Enfin, en cas de prédominance de la forme mixte, c'est surtout l'asphyxie qui tue le malade.

Dans tous les cas, l'augmentation de la température du corps humain, conséquence toute naturelle de l'action de la chaleur signalée plus haut, est considérable.

Chez les individus que j'ai vus succomber, les uns sont morts avec des *vomissements noirs*, d'origine stomacale, les autres avec de l'*écume sanglante* à la bouche venant des bronches, signe d'*apoplexie pulmonaire*.

J'ai aussi constaté l'*évolution rapide des phthisies pulmonaires* avec les *hémoptysies* qui les accompagnent. Les *pneumonies*, enfin, m'ont paru devenir rapidement mortelles par la complication de la *congestion asphyxique* du coup de chaleur aux parties des poumons restées saines. La plupart des médecins-majors des transports de Cochinchine signalent ainsi leur terminaison mortelle dans le milieu de la mer Rouge.

Le rapport du médecin-major de la *Creuse*[1] contient l'histoire d'un cas de *tétanos* survenu chez un homme qui s'était endormi sur le pont dans la mer Rouge, après avoir eu, quelques jours avant, l'annulaire gauche écrasé; la plaie était à peu près cicatrisée au moment où le tétanos a débuté. La mort aurait été la conséquence d'une *hémorrhagie broncho-pulmonaire*.

J'ai relevé également un certain nombre de *rhumatismes* qui se sont compliqués sous l'influence de la chaleur, d'*accidents cérébraux et d'endocardites* rapidement mortels.

Sur le *Tourville*, à son passage dans la mer Rouge, une série de *myocardites avec péricardites* concomitantes, se sont présentées à mon observation; quelques-unes ont mis plus de trois mois à guérir, conservant jusqu'à la fin des tem-

---

[1] Dr Carassan, médecin de 1re classe. Rapport manuscrit. *loc. cit.* Toulon.

pératures au-dessus de la normale, malgré le séjour du navire dans des régions à températures tempérées[1].

Quelques *épistaxis* sont aussi signalées dans des conditions identiques de chaleur.

Il en est de même de certains *accès de fièvre* qui se déclarent, surtout dans la mer Rouge, en très grand nombre chez les soldats venant de Rochefort : or, on connaît la relation qui lie l'*insolation* à l'éclosion des accès de fièvre. Quelques-uns arrivent à la *perniciosité*, et ce sont alors les formes *épileptiforme* ou *tétanique* qui dominent.

Les cas de *suicide* sont également assez fréquents dans les passages subits à une température extrême. Les accidents décrits sous le nom de *calentures* se rapportent évidemment à cette cause.

Chez les *convalescents de diarrhée de Cochinchine*, passant de la température de 26° de la mer des Indes, à celle de 33° de la mer Rouge, les décès sont nombreux ; les uns meurent d'*apoplexie séreuse*, les autres de *phénomènes congestifs ou hémorrhagiques du poumon et de l'intestin* ou d'*accidents cholériformes* (vingt et quelques selles), suivant que les lésions de la phthisie pulmonaire ou de la dyssenterie existent chez eux.

Je dois ajouter que les accidents cholériformes ont été relevés, dans quelques circonstances, chez les hommes venant de France ; car, en général, on observe plutôt chez eux la *constipation*, poussée à un degré intense, que la *diarrhée*.

Les *congestions du foie* sont aussi notées, mais moins fréquemment qu'on serait tenté de le croire, avec les idées que l'on a du rôle de la chaleur sur l'organe hépatique.

Je signalerai, pour terminer, les accidents du côté de la peau (*furoncles, abcès, bourbouilles*). A bord du *Tourville*, je les ai constatés plutôt après la mer Rouge qu'au moment de son passage.

Dans le dernier voyage que j'ai fait à travers cette mer, au mois d'août, j'ai soigné une *éruption pemphigoïde* particulière, caractérisée par des *bulles* de 3 millimètres à 1 centimètre de diamètre, laissant après leur rupture des plaies à fond rougeâtre, d'aspect hémorrhagique. Je ne suis pas

[1] *Étude clinique sur les lésions du cœur par coup de chaleur. In Arch. méd. nav.*, 1884.

éloigné de croire que les *pétéchies* données, dans certains rapports, comme la preuve de l'existence du *typhus*, ne soient que le fait de la tendance hémorrhagique vers la peau, produite par l'impression subite d'une température élevée.

On comprend, après la lecture des phénomènes physiologiques relatés au début de ce paragraphe, et la série des accidents relevés dans la mer Rouge, que les malades atteints de fièvre typhoïde doivent subir le contre-coup de cette transition brusque de température.

Ainsi, au mois de février, je n'ai pas voulu, à bord du *Shamrock*, laisser à Suez un homme atteint de fièvre typhoïde, pensant que sa maladie évoluerait plus simplement dans la mer Rouge. Le malade mourut, contre toutes mes prévisions, au milieu des phénomènes ataxiques les plus violents et avec une congestion pulmonaire des plus prononcées ; certainement, aujourd'hui, j'ai le droit de dire que la chaleur de la mer Rouge n'a pas été étrangère à sa mort, car j'ai pu, depuis ce fait, me former une conviction, en retrouvant dans les rapports de mes collègues un grand nombre de cas identiques au mien. C'est, d'ailleurs, à la suite de l'impression fâcheuse laissée par cette mort sur mon esprit, que j'ai pensé plus tard à faire les recherches qui ont servi de base à ce travail.

J'arrive maintenant à *l'étude des modifications et complications que présentent les fièvres typhoïdes influencées par la chaleur.*

L'élévation de la température du corps, l'accélération de la circulation et de la respiration, la congestion de la peau, l'hyperhémie du canal digestif et l'action dépressive sur le système nerveux, qui sont, pour ainsi dire, physiologiques, s'observent naturellement sur les malades atteints de fièvre typhoïde. L'action de la chaleur atmosphérique vient s'ajouter à celle de la maladie. La température du corps est plus élevée, toute proportion gardée, que si la fièvre typhoïde avait évolué dans une région à climat tempéré ; la circulation présente, de même, une activité plus grande, circonstance des plus fâcheuses, car alors les deux facteurs de la gravité d'une fièvre typhoïde, l'hyperthermie et l'exagération du pouls, existent. L'accélération de la respiration a, dans une maladie où le champ respiratoire est déjà restreint, par suite de la congestion hypostatique des poumons presque constante, les conséquences les plus graves :

des phénomènes asphyxiques se produisent. La congestion de la peau favorise le développement des sudamina, des sueurs, des abcès, des furoncles (et même des pétéchies), déjà si fréquents dans les fièvres typhoïdes des pays tempérés ; celle du tube digestif, l'activité du processus nécrobiotique de l'intestin et la constipation de beaucoup de ces fièvres typhoïdes.

La dépression du système nerveux amène la prédominance de la *forme adynamique* sur la forme ataxique, si souvent constatée par les auteurs : et si l'action de la chaleur, dont la durée peut être fort longue, continue à se faire sentir, la *forme lente nerveuse*.

Les accidents dus à la chaleur (coups de chaleur) expliquent la fréquence des *épistaxis* répétées, des *entérorrhagies*, des *complications bilieuse* ou *cholériforme* et des troubles du système cérébro-spinal (*ataxie, convulsions*, etc.), enfin des *décès* par lésions *broncho-pulmonaires* et peut-être par *syncopes cardiaques*.

Je ne signalerai, dans cette partie de mon travail, que les principaux faits qui m'ont servi à me donner une idée de l'état de la fièvre typhoïde dans les pays chauds.

A l'un des voyages du 20 juillet, sur la *Corrèze*, trois hommes sont admis à l'infirmerie du bord, à l'entrée du canal de Suez, atteints de fièvre typhoïde. « Dans la mer Rouge, dit le rapport du médecin-major, leur état s'est très promptement aggravé, et tous les trois ont rapidement succombé à une sorte d'asphyxie pulmonaire due à une *congestion pulmonaire*. A ce moment, l'état sanitaire était devenu fort inquiétant, tout le monde éprouvait un grand malaise et nombre d'hommes se présentaient chaque jour à la visite avec *embarras gastriques* et *céphalalgie très intense*. Cette fâcheuse situation doit être attribuée à la température, alors de 55°, à un calme absolu, et surtout à l'état hygrométrique de l'atmosphère, presque complètement saturée d'humidité[1]. » Je vois, quelques lignes plus loin, qu'en même temps un premier maître de manœuvre était enlevé par un *accès pernicieux* (coup de chaleur, probablement), qu'un domestique civil mourait d'*apoplexie séreuse*, enfin, qu'un soldat d'infanterie de marine était atteint de *congestion cérébrale*.

[1] Dʳ Jobet. médecin de 1ʳᵉ classe. Rapp. manusc.. *loc. cit.* Toulon.

On se souvient qu'au début de ce travail, j'ai donné l'extrait d'un rapport de médecin-major qui citait le fait d'un ouvrier mécanicien, ayant une fièvre typhoïde et qui fut enlevé également en trois jours à la suite d'une *congestion pulmonaire;* ces exemples ne sont pas uniques ; j'en ai trouvé bien d'autres dans les rapports déposés au Conseil de santé de Toulon.

A l'un des voyages du mois de janvier, sur la *Corrèze*, un cas de fièvre typhoïde ayant débuté à Port-Saïd, le 28 janvier, se termine le 5 février au milieu de la mer Rouge, dans *l'ataxie* la plus violente; le même jour un homme atteint de rhumatisme articulaire est emporté par des *accidents cérébraux* en peu d'heures[1].

Chez un quartier-maître mécanicien de la *Corrèze* (voyage du 20 mai) se déclare à Port-Saïd une fièvre typho.de (29 mai) à forme *ataxo-adynamique:* décès le 5 juin avant d'arriver à Aden, c'est-à-dire au point de la mer Rouge où j'ai presque toujours relevé les coups de chaleur. Le 9 juin, la *Corrèze* quitte Aden. « La veille au soir, écrit le médecin-major[2], un coup de vent violent, accompagné d'une atmosphère brûlante, d'un nuage épais de poussière montant du N.O au N. souffle pendant quarante-cinq minutes. Le thermomètre s'éleva à 55 degrés. Le vent qui passait sur le visage produisait l'effet d'une langue de feu. Le ciel était chargé d'électricité, sillonné par des éclairs. Cette perturbation atmosphérique fut signalée par une *rechute* de fièvre typhoïde.

« Le malade était un jeune soldat dont la convalescence s'établissait lentement, mais sûrement, lorsqu'il fut pris d'une *fièvre ardente*, de délire, et resta ensuite plongé dans un coma profond pendant plusieurs jours. Ce n'est que plus tard, *sous l'influence de l'air marin plus frais* que les accidents se dissipèrent. En arrivant à Saïgon, il était en pleine convalescence. »

Cet exemple est à rapprocher de celui observé sur la *Zénobie*, le 28 février 1852, après son départ de Montévidéo pour France; sur les six convalescents de fièvre typhoïde qu'elle embarqua dans cette ville, l'un fut pris, sous l'influence de la « chaleur excessive des nuits, avec les sabords de l'hôpital fermés[3] », de *congestion cérébrale* et mourut.

[1] Dr Nègre, médecin de 1re classe. Rapp. manusc., *loc. cit.* Toulon.
[2] Dr Jean, médecin de 1re classe. Rapp. manusc., *loc. cit.* Toulon.
[3] Dr Biauvaud, médecin de 1re classe. Rapp. manusc., *loc. cit.* Toulon.

Sur la *Dordogne* (voyage du 1er avril), à l'entrée de la mer Rouge (9 avril), un matelot de l'équipage présente le début d'une fièvre typhoïde à forme adynamique. Sa mort a lieu le septième jour (16 avril) toujours à ce point dangereux signalé tantôt. « La température, rapporte le médecin major[1], s'éleva graduellement en oscillant jusqu'à la mort: au moment de la mort elle était de 42 degrés. Je crois que les chaleurs excessives que nous subissions alors n'ont pas peu contribué à communiquer à la marche de l'affection, une rapidité peu commune. »

Le 1er octobre, à Port-Saïd, entre à l'infirmerie du transport *la Sarthe* (voyage du 20 mai) un homme malade d'une fièvre typhoïde qui succombe le 8, en arrivant au mouillage d'Aden, le lendemain du passage de la zone de la mer Rouge que je viens de qualifier de *dangereuse*.

Dans la traversée de la mer Rouge (transport *le Mytho*, voyage du 20 novembre) un soldat d'infanterie de marine est atteint de fièvre typhoïde. « Dès le deuxième jour (rapport du médecin-major[2]) on pouvait constater chez ce malade des symptômes d'une extrême gravité. » Il mourut au quatrième jour de sa maladie avec les signes ataxo-adynamiques les plus prononcés.

Sur le *Tarn* (voyage du 20 janvier) deux fièvres typhoïdes se déclarent dans la mer Rouge ; la température à l'hôpital était de 32 à 35 degrés ; celle des malades fut exagérée, en plateau à 41 degrés, avec délire, taches exanthématiquessur la peau. « Les simples embarras gastriques se manifestèrent alors par du délire ou de la stupeur et une élévation considérable de température. « (Rapport du médecin-major Galliot)[3].

Voici une observation prise dans le rapport d'un de mes collègues (docteur Trucy[4]) qui montre bien le moment où la chaleur excessive de la mer Rouge a fait sentir son influence. « Le 26 septembre, un peu avant d'arriver à Port-Saïd, le nommé M. Julien, âgé de 23 ans, se présentait à la visite avec les symptômes d'une fièvre typhoïde commençant. Facies animé, pouls plein à 90 pulsations, température 39 degrés, céphalalgie intense, langue saburrale, coliques, gargouillements, alterna-

---

[1] Dr Rochefort, médecin de 1re classe. Rapp. manusc., *loc. cit.* Toulon.
[2] Dr Ercolé, médecin de 1re classe. Rapp. manusc., *loc. cit.* Toulon.
[3] Rapp. manusc., *loc. cit.* Toulon.
[4] Rapp. manusc., *loc. cit.* Toulon.

tives de diarrhée et de constipation. L'eau de Sedlitz, administrée à la dose de 3 verres le premier jour, fut continuée à petite
dose pendant trois jours.

« La maladie suivit un cours régulier jusqu'au 3 octobre. De
nombreux sudamina et des taches rosées lenticulaires se montrèrent du huitième au dixième jour. Les exacerbations vespéra-
les étaient assez fortes. Le thermomètre nous donnait en effet,
chaque soir, de 40° à 40°,4. Nous fîmes faire de fréquentes lotions
fortement vinaigres et la potion de Tood fut administrée chaque
jour avec 4 grammes de quinquina ainsi que les lavements à
la camomille. L'alimentation du malade consistait en bouillon
dégraissé et en lait.

« Rien de particulier ne s'était manifesté dans la matinée du
4 octobre, lorsque la température ambiante passa dans l'espace
de quelques heures de 28°.5 à 34°,5 (mer Rouge). Notre malade
éprouvait dès lors tous les symptômes d'un *coup de chaleur*
venant compliquer son affection typhoïde. Congestion de la face,
pouls petit à 120 pulsations. Température axillaire à trois heures : 42°,5. Nous fîmes faire des enveloppements froids de demi-
heure en demi-heure. Le thermomètre n'accusa dans l'intervalle
de l'enveloppement que des diminutions de quelques dixièmes
de degré, et à sept heures et demie le malade succombait après
une agonie de quatre heures. »

Un cuisinier du *Bien-Hoa* (voyage d'octobre) a une fièvre
typhoïde qui est, selon le médecin-major[1] « compliquée de *coup
de chaleur*, dans la mer Rouge. » Elle se termine cependant
un mois après par la guérison.

Sur le même navire, au voyage du 20 mai (même médecin-
major, Alessandri) deux fièvres typhoïdes à *forme thoracique*
apparaissent le deuxième et le troisième jour du départ de
Toulon, lorsque dans la mer Rouge elles éprouvent tout d'un
coup l'influence de la chaleur. « Ces deux malades, cependant,
quoique ayant présenté des symptômes très alarmants dès le
début, avaient semblé avant les chaleurs de la mer Rouge (de
34 à 35 degrés à l'ombre) marcher vers une convalescence franche caractérisée par la baisse progressive de la température et
l'amélioration de l'état général, lorsque l'un d'eux, *la veille de
notre sortie de la mer Rouge et de notre arrivée à Aden* (zone

[1] D' Alessandri, médecin de 1'° classe. Rapp. manusc., *loc. cit.* Toulon.

dangereuse signalée) fut pris d'un accélération pyrétique (le thermomètre monta pendant cinq heures à 41°,9) et mourut d'une perforation intestinale (??), le quatrième jour à sept heures du soir. » Cet homme n'est-il pas plutôt mort d'un coup de chaleur?

Par les extraits des rapports précédents des médecins-majors des *transports*, on voit qu'en général, la fièvre typhoïde évolue plus rapidement dans la mer Rouge que dans la mer Méditerranée, puis que la moyenne des jours, entre l'entrée à l'infirmerie et le jour du décès, est de 11,50 pour cette dernière mer, et seulement 9,08 pour les voyages entiers en zone chaude, dans lesquels ne figurent que pour quelques jours le passage des navires dans la mer Rouge.

Les fièvres typhoïdes de ces voyages sont donc ou de durée très courte ou de durée très longue, car ce n'est qu'ainsi qu'on peut arriver à avoir une moyenne de jours peu élevée. Les cas, comme le suivant, constituent une exception.

Sur la *Creuse* (voyage du 20 mai) se présente, chez un apprenti marin, un cas de fièvre typhoïde dont l'évolution commence à Suez. Le malade ne meurt que près de Minicoï, vers le dix-septième ou le dix-neuvième jour de sa maladie.

Sur la *ligne de Toulon à Saïgon*, *les zones de températures extrêmes* se succèdent à intervalles plus ou moins grands ; ainsi, après le passage si dangereux de la mer Rouge, une nouvelle période de hautes températures se présente au niveau de Pointe-de-Galles, du dixième au quinzième jour, du départ d'Aden, puis une autre dans le détroit de Malacca, huit à dix jours après celle-ci. C'est au niveau de ces zones de chaleur que j'appelle les *zones dangereuses*, ou immédiatement après, que les fièvres typhoïdes offrent des complications graves ou se terminent par la mort.

Sur le *Shamrock* (Gervais Roux[1]), se montre, le 3 octobre, un cas d'insolation chez un soldat qui avait dormi la veille au soleil ; il succombe après avoir présenté de *nombreuses taches pétéchiales*. Le 11 octobre, un maréchal des logis d'artillerie, âgé de 21 ans, passager, entre à l'hôpital, se disant malade depuis huit jours, c'est-à-dire du 3 octobre, jour du décès du coup de chaleur cité. Il a une fièvre typhoïde qui évolue entre

---

[1] Dr Gervais Roux, médecin de 1re classe. Rapp. manusc.. *loc. cit.* Toulon.

Colombo et *Singapoor*, marquée par des accidents ataxiques
redoutables et l'hyperthermie.

11 octobre, 7 heures matin.	40°,0	soir.	40°,1
12 — —	39°,6	—	40°,1
13 — —	39°,0	—	40°,1
14 — —	39°,5	—	40°,0
15 — —	40°,0	—	40°,4
16 — —	39°,5	—	40°,0

Ce jour-là, l'observation porte : « Délire toute la nuit *avec
cris*. Le malade cherche à se lever ; *strabisme*, soubresauts
des tendons, *contractions tétaniques des membres*. » Le 17,
à 11 heures du matin, il meurt dans un état d'ataxie tel qu'il
a fallu deux infirmiers pour le maintenir dans son lit.

Sur la *Corrèze* (Morani)[1], un soldat est décédé, le 4 février,
à 11 heures 50 du matin, entre Ceylan et Singapoor au treizième jour d'une fièvre typhoïde à forme ataxique avec hyperthermie : « La température monta rapidement à 40, 41 et
42 degrés, sa rémission matinale était presque nulle et ne
différait de la recrudescence vespérale que de quelques
dixièmes. »

A la même époque, s'étaient présentées quatre autres fièvres
typhoïdes, dont l'une, chez un aspirant, fut bénigne, mais
dont les trois autres furent graves : « Forme thoracique, forme
grave et forme adynamique. »

Sur le *Tonquin*, se rendant au Tonquin (médecin-major,
Arnaud)[2], se déclare, le 28 novembre, à *Singapoor*, un cas de
fièvre typhoïde chez un soldat de la légion étrangère, né en
Prusse (le *Tonquin* avait déjà évacué deux fièvres typhoïdes
graves à Port-Saïd). Pendant les sept à huit premiers jours, la
température est à 39 degrés le matin, avec augmentation vespérale de 1 à 2 degrés ; puis, les quatre jours suivants, la température décroît : 40 degrés le soir, 39 degrés le matin ;
39 degrés le soir, 38 degrés le matin ; 38 degrés le soir,
37 degrés le matin. « Le matin du treizième jour, c'est-à-dire
deux jours avant le décès, la maladie semblait donc entrée
dans une voie d'amélioration qui devait me faire croire à une
guérison ; lorsqu'au contraire, en pleine apyrexie, est survenue
une *congestion de la moelle et des centres nerveux encépha-*

[1] Dr Morani, médecin de 1re classe. Rapp. manusc., *loc. cit.* Toulon.
[2] Dr Arnaud, médecin de 1re classe. Rapp. manusc., *loc. cit.* Toulon.

liques, qui s'est manifestée par un demi-coma et la paralysie de la vessie.

« Ce n'est que le matin du jour de la mort que la tempéra ture s'est, de nouveau, élevée à 40 degrés, pendant le temps de la *période asphyxique, qui a duré de 9 heures du matin à 3 heures du soir*. La marche de cette maladie m'aurait paru singulière, si elle s'était terminée par la guérison, mais cette terminaison, au moment où le thermomètre indiquait la fin de cette fièvre continue, me semble plutôt un accident survenu en pleine amélioration. » Évidemment, cette congestion encéphalique et de la moelle n'est que l'expression symptomatique d'un coup de chaleur, ayant frappé un malade en pleine convalescence.

M. Brédiam[1], sur l'*Annamite*, allant au Tonquin, a observé un cas de fièvre typhoïde sur un ouvrier mécanicien, qui mourut subitement (14 février) au vingt-sixième jour de sa maladie, la veille de l'arrivée à la baie d'Ha-Long : « Par suite de complications d'asthénie cardiaque survenue brusquement, alors qu'une amélioration sensible s'était manifestée dans l'état général et pouvant faire espérer une issue favorable.

« Ces troubles cardiaques me semblent pouvoir se rattacher à l'élévation de la température, dans et à la sortie du détroit de Malacca. »

Sur le *Mytho* (Charriez)[2], de Singapoor au Tonquin, un soldat meurt (5 février) au septième jour de sa maladie, de fièvre typhoïde à forme thoracique, avec adynamie et hyperthermie (40 degrés *le matin*).

A un autre voyage du même navire, après une série de six cas de fièvre typhoïde de France à Saïgon, se présente un dernier cas chez un soldat artilleur, le jour du départ de cette ville (11 juillet), qui succombe le 16 du même mois dans la baie d'Ha-Long (remarquable par sa chaleur) [forme ataxo-adynamique]). « Le délire et l'hyperthermie étaient considérables. la langue était devenue cornée dès les premiers jours. les symptômes abdominaux étaient très marqués. » (Charriez.)

Sur l'*Aveyron*, pendant son séjour sur la côte d'Annam (du 31 octobre au 21 décembre), sont évacuées des fièvres typhoïdes

---

[1] Dr Brediam, médecin de 1re classe. Rapp. manusc., *loc. cit.* et communication orale.

[2] Dr Charriez, médecin de 1re classe. Rapport manusc.. *loc. cit.* Toulon.

du *Bien-Hoâ* et du *Tonquin*, dont deux sont caractérisées par les températures de 59 degrés le matin et 40°,5 le soir ; l'une d'elles guérit à la suite d'une convalescence très longue, après bien des péripéties ; l'autre se termine *subitement* au dixième jour de la maladie (12 novembre) *par la mort*, consécutivement à « une hémorrhagie interne et une péritonite suraiguë, conséquence de perforation intestinale[1]. » N'a-t-on pas eu encore ici affaire à un coup de chaleur, malgré l'hémorrhagie intestinale pouvant faire croire à une perforation?

Il m'a semblé reconnaître qu'à mesure qu'on s'éloignait du point de départ et du passage de la première zone pour entrer dans les autres, les fièvres typhoïdes étaient progressivement moins graves (les malades ayant déjà subi un certain acclimatement à la chaleur : *ce qu'elles perdaient en gravité, elles le gagnaient en longueur*.

Ainsi, sur l'*Annamite* (20 mai), deux malades n'avaient pas repris leur service avant soixante-dix jours. L'un avait eu « successivement une *pneumonie double du sommet*, une *encéphalomyélite*, puis il avait failli succomber par suite de larges *eschares à la nuque*, suivies plus tard elles-mêmes d'une *quarantaine d'abcès* au cuir chevelu, puis quelques autres aux membres[2].

L'autre avait eu une fièvre typhoïde évoluant entre 40°,5 et 59°,5, mais, au neuvième jour, la température monta à 41 degrés, avec *pneumonie double du sommet*, puis la chute de la température se fit à 58 degrés persistant pendant sept jours. Survinrent alors des symptômes de *méningite*, qui durèrent un septénaire. Nouvelle chute de température, mais celle-ci très accusée, à 36°,5. Une petite élévation thermométrique se montra enfin pendant toute une semaine; la convalescence s'établit ensuite définitivement. On trouvera plus loin un exemple identique à celui-ci.

A bord du *Tourville*, de France à Hong-Kong, j'ai traité quatre cas de fièvre typhoïde de moyenne gravité, dont deux présentèrent des complications pulmonaires très prononcées. Dans deux de ces quatre cas, il y eut successivement rechutes de l'état fébrile avec l'élévation de la température ambiante dans les zones indiquées.

[1] Dr Ambiel, médecin de 1re classe. Rapp. manusc., *loc. cit.* Toulon.
[2] Dr Desgranges, médecin de 1re classe. Rapport manusc., *loc. cit.* Toulon.

Sur la *Corrèze*, allant au Tonquin, il y eut une série de fièvres typhoïdes, dont deux rechutèrent en pleine convalescence au deuxième jour de l'arrivée du navire à la baie d'Ha-Long et parcoururent un nouveau cycle complet. Le médecin-major (Gueit)[1] a cru y voir un effet du désarrimage et du débarquement des colis. Sans nier absolument cette influence, j'y vois plutôt l'action si bien connue de la chaleur exagérée de cette baie.

Sur le même navire, faisant encore le voyage du Tonquin (Morani), entre Singapoor et Colombo, un matelot du bord a, le 10 mars, une fièvre typhoïde à forme cérébrale, caractérisée par une température très élevée, qui guérit néanmoins. Le 10 avril, à midi, entre Port-Saïd et Toulon, rechute ; forte fièvre, douleurs lombaires, pouls à 100. Le lendemain, la température est à 40 degrés le matin, et 41°,6 à 11 heures du soir.

Le jour suivant, sueurs abondantes, rémission ; le malade est évacué sur l'hôpital de Saint-Mandrier.

Il ne faudrait pas croire que les faits que je viens de relater sur le parcours de Toulon à Saïgon soient spéciaux à cette ligne ; on les retrouve sur tous les navires aux passages des tropiques, aussi bien sur ceux qui vont aux Antilles[2] qu'au cap de Bonne-Espérance.

Dans l'expédition de Chine, il y eut pour les navires doublant le cap de Bonne-Espérance deux zones dangereuses : l'une aux tropiques de l'océan Atlantique, l'autre un peu avant l'entrée du détroit de la Sonde.

Ainsi, la *Dryade* (effectif 1251 hommes), partie de Toulon le 5 décembre, ne présenta son premier cas de fièvre typhoïde que le quinzième jour de son départ. Il fut bientôt suivi de plusieurs autres, dont trois se terminèrent par la mort[3]. Le médecin major n'hésita pas à attribuer à la température élevée des régions tropicales, à celle de la ligne, en particulier, une grande influence sur l'aggravation de l'état de ses malades. Quinze cas de fièvre typhoïde, jugés trop graves pour être gardés à bord pendant la partie de la traversée qui restait à faire, furent évacués sur les hôpitaux de terre, à l'arrivée du navire au Cap.

---

[1] Dr Gueit, médecin de 1re classe. Rapport manusc., *loc. cit.* Toulon.

[2] J'ai déjà cité le fait de la *Zénobie*.

[3] Dr Huguet, médecin de 1re classe. *Relation médicale d'une campagne dans les mers de Chine, etc.* Thèse, Paris. 1865.

Enfin, quelques cas furent encore constatés à l'atterrissage du détroit de la Sonde, avec grosse mer et nouvelle période de chaleur ; un des cas fut mortel.

« C'est de France au Cap, dit M. Le Roy de Méricourt[1], en étudiant la marche de la fièvre typhoïde sur les navires ayant porté le corps expéditionnaire en Chine, que les premiers cas de fièvre continue se sont présentés, mais c'est pendant la deuxième, celle du Cap à Singapoor, que l'affection a sévi avec le plus d'intensité. » Or, c'est pendant cette deuxième partie de la traversée que les hommes ont le plus souffert de l'encombrement, sous une chaleur tropicale, surtout après avoir eu au Cap une période de retour aux températures tempérées.

Toutefois, je dois dire que sur certains navires allant aux Antilles ou en Nouvelle-Calédonie, la relâche à Dakar s'est toujours montrée, par la chaleur élevée de sa rade, des plus funestes aux fièvres typhoïdes existant à bord. Il en a été de même sur les autres navires à destination de ce port. Les fièvres typhoïdes y ont toujours évolué très rapidement et se sont généralement compliquées d'accidents redoutables.

La *Garonne* (Illy)[2], à son arrivée à Dakar, évacue un premier cas de fièvre typhoïde, suivi bientôt, pendant le séjour du navire sur cette rade, de deux nouveaux cas ; l'un, qui fut promptement mortel, chez un matelot de 19 ans. « C'était un Breton, bon sujet et travailleur, qui devait souffrir depuis quelques jours déjà, lorsqu'il est venu réclamer mes soins, dit le médecin-major, car son état était des plus graves ; langue sèche, fièvre intense, voix cassée, météorisme, diarrhée et douleurs abdominales vives, adynamie profonde, enfin tous les symptômes propres au deuxième septénaire. Cet état n'a fait que s'aggraver les jours suivants ; *ni la quinine ni l'aconit n'ont pu faire tomber la température*, qui est restée constamment entre 59°,5, souvent 40 degrés le matin et 40°,5 le soir. Les évacuations étaient involontaires dès les premiers jours et la miction aussi se faisait sans que le malade parût en avoir conscience. Il a succombé le 1er juillet, le dixième jour de son entrée à l'infirmerie, mais le dix-huitième jour de sa maladie.

[1] *Revue critiq. de path. exotique. Arch. gén. de méd.*, 1864.
[2] Dr Illy, médecin de 1re classe. Rapp. manusc., *loc. cit.* Toulon.

L'autre, qui a été aussi grave, mais qui s'est terminé favorablement, étant « traité à temps. »

Sur les transports de Nouvelle-Calédonie qui vont chercher les vents d'ouest sur la côte du Brésil, et sur ceux des Antilles, les fièvres typhoïdes qui se sont présentées sous les tropiques sont toutes plus ou moins compliquées de coups de chaleur. Je pourrais en citer de nombreux exemples ; je me contenterai du suivant, observé sur la *Garonne*[1] :

Du 15 septembre, jour du départ de Toulon, au 15 octobre, jour de l'arrivée aux îles du Salut, huit cas de fièvre typhoïde de gravité légère sont soignés à bord ; enfin, au mouillage des îles du Salut, un neuvième cas, à son deuxième septénaire, est évacué sur l'hôpital.

« Le lendemain de son arrivée à l'hôpital, ce militaire a été pris de délire, la température est restée très élevée ; outre l'éruption de taches rosées lenticulaires, sont apparues *des pétéchies en quantité considérable sur le ventre, la poitrine, les cuisses et les membres supérieurs*. La jambe gauche était le siège d'un *érysipèle*. Quelques jours avant sa mort, le ventre était très douloureux et tendu. Le 23 octobre, il mourait avec tous les symptômes d'une péritonite par perforation[2] (?). »

Ne serait-ce pas ici, comme dans les cas cités tantôt du *Bien-Hoâ* et de l'*Aveyron*, en raison des pétéchies signalées, encore un coup de chaleur? Je n'ose le dire, connaissant trop l'habileté professionnelle des deux collègues qui ont porté ce diagnostic. En tous cas, il y aurait là une tendance bien curieuse à la perforation[3]. (Voir plus loin, les sept cas d'hémorrhagie intestinale.)

On peut donc retrouver cette influence subite de la chaleur dans toutes les stations occupées par nos navires. Il suffit de certaines circonstances de navigation pour la voir se produire. Je citerai, à ce sujet, l'histoire complète des fièvres typhoïdes de l'aviso le *Sané*, que je dois à l'obligeance de mon ami le

---

[1] La plupart des fièvres typhoïdes des transports des Antilles sont notées sur les rapports des médecins-majors comme s'étant montrées un peu avant l'arrivée du navire aux îles du Salut.

[2] D᷈ Boyer, médecin de 1ʳᵉ classe. Rapp. manusc., *loc. cit.* Toulon.

[3] M. Bérenger-Féraud a, de son côté, à la Martinique, reconnu « qu'il était peut-être moins rare qu'en Europe de voir des cas de fièvre typhoïde, légers en apparence, se terminer brusquement par une perforation intestinale à courte échéance. » (*Malad. des Europ. à la Martinique*, p. 282.)

docteur Leclerc, médecin de première classe[1], à qui je demande la permission de ne pas voir dans les faits qu'il a relatés, un exemple de fièvres typhoïdes nées spontanément à bord d'un navire ; car les renseignements qu'il donne sur la fièvre typhoïde au fort Desaix, démontrent à mes yeux amplement le contraire. J'ajouterai en plus, si mes souvenirs sont exacts, que du moment que le *Sané*, à son arrivée à la Martinique, avait passé un certain temps au bassin du carénage (à Fort-de-France) creusé sous le fort Desaix, l'importation de terre de l'infectieux typhoïde me paraît incontestable.

« A notre arrivée à Fort-de-France, 15 mai 1875, la fièvre typhoïde régnait depuis quelques temps parmi les troupes de la garnison et avait fait plusieurs victimes. Sur la proposition de M. le médecin principal Langellier-Bellevue, le gouverneur de la Martinique ordonna que les troupes iraient caserner, le 18 mai, au fort Desaix, où elles restèrent pendant tout l'hivernage. Au mois de juin, à la Basse-Terre, je vis aussi quelques cas de fièvre typhoïde, suivis de mort, dans le service du médecin en chef M. Griffon du Bellay. *La cause de ces cas de dothiénenterie était due aux chaleurs de l'hivernage* qui commençait, et à certaines fautes de l'hygiène, sur lesquelles une commission a dû statuer.

« Pendant ce temps, l'équipage du *Sané* était en bon état : il avait fait un voyage assez fatigant à Savaciella (Nouvelle-Grenade) à la fin de juillet et au commencement d'août ; mais il n'avait rien présenté de suspect jusqu'à la fin du mois d'août. En juillet et en août, nous avions eu six à huit cas d'embarras gastriques dont deux ou trois fébriles.

« Le 27 août, nous quittons Fort-de-France, pour aller à Santiago de Cuba où nous arrivons le 29. Deux jours passés à Santiago, un à Guantanomo. Le 25 septembre, nous étions de retour à Fort-de-France.

« C'est le 29 août, que le premier cas de fièvre typhoïde s'est déclaré. Un jeune novice de 16 ans fut pris, à Guantanomo, *de syncope, de faiblesse générale, avec petitesse du pouls, sueurs froides, pâleur de la face.* A partir de ce jour, il eut une fièvre typhoïde *lente, nerveuse,* et je l'envoyai plus tard à l'hôpital de Fort-de-France.

----

[1] Rapp. manusc. *In Arch. Conseil de santé de Lorient.*

« Du 1er au 4 septembre, cinq hommes tombèrent malades, et après le 5 septembre, jour de notre arrivée à la Martinique, un seul homme se présenta à la visite et la petite épidémie cessa.

« Ainsi, dans l'espace de dix à douze jours, il y eut sept cas (effectif 250 hommes) dont cinq très sérieux. J'envoyai ces derniers à l'hôpital de Fort-de-France, et quatre d'entre eux moururent au bout de quelques jours.

« Parmi les causes, je mets de côté celles qui ont trait à la contagion ou celles qui résultent d'une observation provenant des circumfusa. L'eau de Fort-de-France, dont on se servait, est très bonne ; *la propreté du bâtiment a toujours été très grande, et il n'y avait dans le navire aucun foyer d'infection qu'on pût accuser.* Les vivres de campagne étaient bons ; on mangeait tous les jours du pain frais : l'équipage n'est resté que huit jours sans manger de viande fraîche.

« Je m'arrête donc, à l'origine spontanée (j'ajoute pourquoi pas importée de terre) du poison générateur de la fièvre typhoïde, qui a frappé ceux qui étaient en état de réceptivité ou d'opportunité morbide, « réceptivité qui est favorisée par certaines conditions, dont l'influence est si puissante, qu'elles peuvent être dites à bon droit des causes auxiliaires de la maladie. » (Jaccoud.)

« Dans notre voyage d'aller et retour, la marche du navire a été à la vapeur ; or la machine développe une grande chaleur qui se répand dans tout le navire, chaleur qu'il faut ajouter à celle de l'extérieur. Nous étions en plein hivernage, et le thermomètre montait sur le pont de 29 à 32 degrés. On utilisait les goélettes aussi souvent qu'on le pouvait, mais le vent dehout s'opposait souvent à ce qu'on les établît. C'est surtout dans les rades de Santiago et de Guantanomo, que la chaleur était étouffante ; ces rades étaient fermées et entourées de montagnes.

« J'attribue à cette grande chaleur, que je compare pour l'avoir éprouvée, à la *fournaise de la mer Rouge*, la suractivité du miasme humain, résultat de l'encombrement relatif du *Sané*, et à la raréfaction de l'air qui en résultait. (Pour moi, c'est le coup de chaleur qui a compliqué ces fièvres typhoïdes). L'âge des individus atteints était de seize à vingt-deux ans : deux *mécaniciens* et cinq *mousses et novices* (c'est-à-dire ceux les plus exposés à être atteints par le coup de chaleur et à être infectés par le miasme typhoïde). Ils n'avaient jamais été malades antérieurement, et ils avaient une bonne constitution, surtout les deux mécaniciens qui étaient forts et robustes.

« Des quatre morts, l'un était mécanicien et les trois autres mousses. *Le poste de leur couchage à bord était la cale arrière, là où la température était la plus élevée et où l'air circulait le moins, surtout quand il y avait vent debout et que la chaleur de la machine était refoulée dans les compartiments de l'arrière.*

« Un seul malade a présenté la forme lente, nerveuse ; les autres, la forme *thoracique. La face était vultueuse, cyanosée vers la fin de la maladie. La respiration fréquente, suspirieuse. On voyait que les malades s'asphyxiaient lentement. Toute la poitrine retentissait de râles sonores ; submatité, expectoration visqueuse, etc.*

« En conséquence de cette congestion de la face, de ces yeux brillants, d'une rémission qui eut lieu trois jours après l'entrée des malades à l'hôpital, M. Langellier-Bellevue craignit un instant que le *Sané* n'eût rapporté la fièvre jaune de Cuba. Mais outre que ma patente de santé était nette, j'avais surtout porté mes investigations à Santiago sur le typhus amaril. D'ailleurs, la première autopsie vint bientôt lever tous les doutes. Les symptômes cérébraux et abdominaux ne présentèrent rien de particulier. Le traitement consista à combattre les divers symptômes.

« L'autopsie des trois corps, qui fut faite en présence de M. Langellier, démontra la *lésion de la fièvre typhoïde. L'intestin était enflammé et une dizaine de plaques de Peyer, vers la valvule iléo-cœcale, étaient ulcérées. Les poumons étaient hépatisés* et gagnaient le fond du vase quand on les plongeait dans l'eau. Les deux malades qui guérirent furent envoyés aux eaux ferrugineuses des Pitons, où ils passèrent un mois, puis ils reprirent leur service.

« Depuis ces quelques cas de fièvre typhoïde, je n'ai plus observé, pendant toute la campagne, rien qui rappelât la dothiénentérie, si ce n'est une fièvre muqueuse légère en janvier 1876. »

On trouve dans ces fièvres typhoïdes du *Sané*, si remarquablement étudiées par mon ami Leclerc, toutes les conditions et tous les symptômes de la fièvre typhoïde qui évolue brusquement dans des températures extrêmes et qui se complique de coups de chaleur.

L'*insolation*, qui, on le sait est une des manières du coup de chaleur, produit les mêmes effets sur les fièvres typhoïdes. J'ai dans la mémoire le cas d'une jeune femme qui, au voyage du *Shamrock* (du 20 janvier), resta exposée aux ardeurs du soleil de Pointe-de-Galles, avec un léger chapeau de paille sur la tête. M'apercevant du fait, je la fis immédiatement placer dans un lieu à l'ombre, mais mes précautions arrivèrent trop tard. Trois jours après, elle présentait le début d'une fièvre typhoïde qui me donna quelque ennui à cause de l'*hyperthermie* persistante. Cette jeune personne était la femme d'un contremaître qui allait à Saïgon, avec plusieurs ouvriers, travailler à la construction de ponts en fer. Deux d'entre eux avaient déjà été atteints de fièvre typhoïde dès le début de la traversée. On doit donc admettre que l'incubation du poison typhoïde, latente jusque-là, avait été favorisée tout d'un coup dans son évolution, par le coup de chaleur de l'insolation.

J'ai retrouvé, depuis, plusieurs faits analogues dans les rapports de mes collègues.

Sur la *Corrèze* (voyage du 20 septembre), un matelot est frappé, étant de corvée d'embarcation à Suez (30 septembre), d'une légère insolation : céphalalgie et fièvre peu intense jusqu'au 5 octobre (jour du passage à la région dangereuse de la mer Rouge), où le malade s'alite : état bilieux, quelques rémittences le matin. Le 15, la fièvre est franchement rémittente. Le 17, un peu avant d'arriver à Pointe-de-Galles, c'est-à-dire dans notre deuxième zone dangereuse de chaleur, se déclare une bronchite capillaire qui emporte le malade en trois jours (21 octobre)[1], deux jours après avoir mouillé dans ce port.

J'ajouterai à ce propos que les bronchites et les pneumonies sont fréquentes au troisième ou au quatrième jour d'une insolation. J'en ai observé pour ma part deux cas[2] bien nettement caractérisés, sans que j'aie pu y voir autre chose que la suite

---

[1] Dr Barallier, médecin de 1re classe. Rapp. manusc., *loc. cit.* Toulon.
[2] L'observation de l'un de ces cas a été publiée dans mon étude sur *l'Asphyxie locale, Arch. méd. nav.*, 1880).

d'un coup de chaleur; mais je continue la série des exemples de fièvre typhoïde après insolation.

Madame R., jeune femme nouvellement mariée, et passagère sur un transport allant à Saïgon, descend à terre à Aden, où elle contracte une légère insolation. Le lendemain, une fièvre typhoïde grave, *à forme ataxique*, débute. L'*ataxie dure vingt et un jours*. L'adynamie la remplace ensuite. Ce fut le seul cas de fièvre typhoïde de ce transport[1].

Le nommé L..., maître commis à bord du *Shamrock* (voyage du 20 septembre)[2], est atteint, le 4 octobre soir, d'insolation (température 42°,5). Le sixième jour (10 octobre) température normale qui reste ainsi pendant deux jours, puis quelques accès de fièvre. Enfin la fièvre devient continue, évoluant entre 38 et 39 degrés, avec symptômes gastriques très prononcés (vomissements, hoquets, douleurs épigastriques, constipation) ventre souple, pas de taches rosées : adynamie considérable : mort à l'hopital de Saïgon, le 30 décembre, avec le diagnostic de fièvre typhoïde.

On voit encore, dans ce cas, la persistance des températures fébriles, sous l'influence du coup de chaleur. C'est là, je crois, la cause des formes lentes.

Je ne nie pas absolument l'influence paludéenne dans les fièvres typhoïdes de Cochinchine, décrites par d'Ormay[3] et que Corre[4] a données dans son chapitre des typho-malariennes (page 264, etc.) Mais je ne l'admets qu'additionnée de l'influence cholérique endémique du pays (voir plus loin.) Je vois surtout, dans leur expression symptomatique, les effets de la chaleur d'insolation, d'ailleurs très bien reconnue par l'auteur, non seulement dans l'exposé des causes de la maladie, mais encore dans le traitement, par les émissions sanguines aux jugulaires.

Ainsi au *deuxième degré de ces fièvres* (fièvre typhoïde ataxique légère) « la fièvre était plus ou moins forte, succédant habituellement à une *exposition prolongée au soleil* ; on retrouvait les symptômes du premier degré[5], mais plus accentués ;

---

[1] Dr Trucy, médecin de 1re classe. Rapp. manusc., *loc. cit.* Toulon.

[2] Dr Maurin, médecin de 1re classe. Rapp. manusc., *loc. cit.* Toulon.

[3] Corre. *Traité de mal. typh.*, *loc. cit.*

[4] Selon Mahé, qui les avait traitées à Mytho, ces fièvres typhoïdes auraient été des fièvres ordinaires (analyse du livre de Corre). *In Arch. méd. nav.*, 1885.

[5] Les principaux symptômes du premier degré sont : fièvre peu intense, avec exa-

il y avait du tremblement de la langue, des soubresauts dans les tendons, *une sorte de chorée plus ou moins généralisée ; parfois la mâchoire tremblait si fort que les malades ne pouvaient articuler les mots.* Mais il n'y avait pas de délire, ou seulement du délire à l'exacerbation du soir : pendant la nuit, le malade *se découvrait, s'agitait avec des propos incohérents :* mais dès que le jour reparaissait, il reprenait sa raison et se sentait assez bien. (On retrouvera cette forme de délire dans les fièvres typhoïdes observées dans la zone chaude, ce qui prouve bien sa relation avec la chaleur.) Tous ces malades souffraient peu et n'accusaient que de la céphalalgie frontale ». La durée de la fièvre était de sept à dix ou quatorze jours. Les sudaminas et les taches rosées apparaissaient au quatrième jour. A toutes ces fièvres, d'Ormay appliquait quelques sangsues aux jugulaires.

Au troisième degré (fièvre typhoïde ataxique grave) « le *dérèglement du système nerveux était plus complet,* le délire était continu, calme ou violent, des *sudamina pustuleux* et des taches rosées paraissaient le quatrième jour; la maladie suivait la marche régulière de l'affection typhoïde et se jugeait par septénaire; il fallait appliquer des sangsues aux jugulaires. » Or, ces sudaminas pustuleux sont certainement le fait de la chaleur. Je les ai constatés, ainsi que je l'ai dit, sur une vaste échelle à bord du *Tourville,* après son passage dans la mer Rouge (aux cuisses, au ventre, aux aisselles).

Je vois la même influence de la chaleur dans *la fièvre insidieuse masquée typhoïdiforme de Fallier* (in Corre, p. 260) observée sur l'*Adour* à Gorée, au commencement de l'hivernage de 1846, c'est-à-dire des fortes chaleurs. « Tous les hommes atteints avaient été à la grande terre, en corvée d'eau, le plus souvent », autrement dit, avaient subi l'influence de la radiation solaire. Selon Corre, la *fièvre dite bilieuse inflammatoire* serait une *pyrexie a calore* « une manifestation banale, mitigée de la même action qui, soudaine et rapide en ces circonstances particulières, détermine le *coup de chaleur* (forme apoplectique, asphyxique, désorganisatrice, par coagulation de la substance musculaire). » Elle se relierait

cerbations le soir, insomnie, agitation la nuit, état bilieux (langue avec léger enduit jaunâtre ou grisâtre, inappétence, quelquefois nausées, vomissements bilieux qui s'accompagnaient d'une grande prostration des forces , etc.

« à celui-ci par des nuances très appréciables, mais souvent méconnues, à tel point que sous le nom de *fièvre ardente*, on a pu confondre et le coup de chaleur et la fièvre inflammatoire. »

Dans quelques rapports des médecins-majors des navires de la station du Levant, se trouvent des cas de fièvre rémittente typhoïde observés dans les mois de juillet et d'août ; j'ai comparé les tracés thermométriques de ceux où « la fièvre a paru justiciable des préparations de quinquina et où l'apparition a coïncidé avec les manifestations paludéennes à bord, » avec les tracés des cas où le paludisme a pu être sûrement écarté. Eh bien ! ces tracés sont absolument les mêmes : cette similitude me porterait à croire que, peut-être, la forme typhoïde de ces fièvres rémittentes est plutôt le fait de la chaleur que du poison malarien, rien ne ressemblant plus, pour moi, à la stupeur typhoïde que la stupeur de l'insolation, du coup de chaleur.

L'observation suivante, due au médecin-major du *Linois* (E. Sénès)[1], viendrait assez bien à l'appui de cette manière de voir.

Obs. I. fièvre rémittente. — « Dans la journée du 23 avril 1878, *le thermomètre marquant 35° à midi sur le pont avec les tentes, après le repas de midi, où il a mangé de bon appétit, Campion Louis, caporal d'armes, âgé de 26 ans, se trouve tout d'un coup envahi par une lassitude générale. A peine a-t-il fait 2 ou 3 pas, qu'il se sent le besoin de s'asseoir.* — Quand je le vois, à 3 heures, la peau est chaude, sèche ; le pouls plein et fréquent ; la langue est rosée, humide, la pupille est dilatée, il n'y a pas de céphalalgie ; il n'y a pas eu de frisson : Campion était venu le matin à la visite, comme à l'ordinaire pour accompagner les malades, et je n'avais rien remarqué d'anormal dans sa physionomie, sinon une *tuméfaction mal limitée dans le côté droit du cou, paraissant avoir son siège dans le lobe droit du corps thyroïde*. Deux mois auparavant, Campion avait eu un chancre mou[2], avec bubon terminé par résolution. Je prescris une dose de quinine de 0,50 et une potion calmante.

24 *avril*. — Fièvre aussi forte que la veille. Pouls à 100. Température 39°,8, langue nette, prostration, toujours pas de céphalalgie, pupille très dilatée, douleurs dans le cou, le dos et les membres. Appétit nul, pas de nausées, pas de selles depuis 48 heures.

Bouillon — Sulfate soude, 40 grammes. — Sulfate de quinine, 1 gramme le soir et potion calmante.

---

[1] E. Sénès, médecin de 2ᵉ classe. Rapp. manusc., *loc. cit.* Toulon.

[2] Je ne crois pas non plus qu'il y ait à invoquer ici l'existence d'une fièvre syphilitique. En tout cas, si celle-ci a existé, elle n'en a pas moins été influencée par la chaleur.

Soir : température 40 degrés, pouls 115, pas de selle par le purgatif.

25 avril. — Insomnie, prostration plus grande, langue saburrale, enduit limoneux ; quelques nausées et vomituritions le matin. Toujours de la céphalalgie, même dilatation de la pupille. Aucune éruption à la peau ; ventre plat et souple. Douleur à la palpation dans la région splénique ; tuméfaction de la rate. 2 selles par le sulfate de soude. Température 39 degrés. Pouls 120 Ipéca 1,50. Lim. cuite.

Soir. — Vomissements bilieux abondants, sueurs profuses, langue saburrale, peau chaude, sèche. Température 40 degrés, pouls 140, sulfate de quinine 1 gramme, potion calmante. — 9 heures du soir. Température 39 degrés, sulfate de quinine 0,50

26 avril. — Le *Linnois*, étant sur la rade de Jaffa où il n'y a pas d'hôpital, j'obtiens de le faire admettre dans le couvent des pères de la Terre Sainte. Amélioration, facies meilleur, moins abattu, la pupille n'est plus dilatée ; la langue est sèche, mais moins sale. les bords et la pointe sont rouges, sommeil et sueurs pendant la nuit. 1 selle. Toujours pas d'éruption sur la peau ; les bourbouilles, dont Campion avait le corps couvert avant la maladie, ont disparu. Ventre souple, matité splénique toujours plus étendue qu'à l'état normal, température 39°,5. Pouls mou à 120, café, bouillon, limonade purgative 1 verre, potion à l'extrait de quinquina 4 grammes.

Soir : pas de selle jusqu'à 3 heures, même état. Température 40 degrés, pouls 120.

27 avril. — Nuit agitée, rêvasseries, peau humide, même facies ; les pupilles sont de nouveau dilatées et insensibles à l'action de la lumière. 2 selles dans la nuit, miction facile, urines rouges, peu abondantes. Température 59 degrés, pouls 100.

Café, bouillon, limon, cuite, sulfate de quinine 1 gramme en 2 doses dans la matinée. Potion à l'extrait de quinquina, 4 grammes.

Soir, même état. Température 59 degrés, pouls à 100.

28 avril. — Rêvasseries pendant le sommeil, prostration plus grande que la veille, langue rouge, sèche, toujours pas de météorisme. 2 selles avec peu de matières ; léger tremblement musculaire dans les mâchoires. Température 39°,5. Pouls à 100.

Café, bouillon, vin, limonade citrique. Potion à l'extrait de quinquina, 1 verre d'eau de Sedlitz.

Soir : face rouge, l'œil hagard, les pupilles dilatées, langue rouge, sèche, éruption sudorale confluente sur la poitrine et le ventre, ventre souple, gargouillements dans la fosse iliaque droite. Tympanisme stomacal, marquant la position et les dimensions de la rate.

Plusieurs selles diarrhéiques à odeur putride. Température 59°,8. Pouls à 110. Léger tremblement musculaire comme le matin. Délire tranquille depuis le milieu du jour. La situation n'avait pas encore été aussi grave. Potion à la teinture de musc 2 grammes. extrait d'opium 0,05 à prendre par cuillerées dans la première partie de la nuit.

1 gramme de sulfate de quinine en deux prises à 3 heures et à 4 heures du matin.

29 avril. — Jusqu'à 2 heures du matin, sommeil interrompu, après 2 heures, subdélirium.

À la visite. Campion se dit fatigué et sent venir le sommeil. La face n'est plus rouge, la langue est moins sèche, pas de fuliginosités, les yeux sont comme la veille grands ouverts, les pupilles dilatées, les conjonctives injectées ; l'éruption sudorale persiste ; même état du ventre ; pas de selle ; le délire a cessé. Température 39°,5. Pouls à 100. Café, bouillon, vin, potion à l'extrait de quinquina 1 gramme. Lavements (infusions de camomille).

Soir : journée bonne. Température 38°,9. Pouls 90. Potion, teinture de musc 1 gramme, extrait d'opium 0,025.

30 *avril*. — Nuit tranquille, mais presque sans sommeil, langue sèche, pupilles moins dilatées, même état du ventre, l'éruption sudorale pâlit. 2 selles après le lavement. Putridité des matières. Peau moins chaude. Température 39 degrés. Pouls à 90.

Café, bouillon, vin, infusion d'oranger. Potion à l'extrait de quinquina et au musc, sulfate de quinine 0,50, 2 lavements (infusion de camomille).

Soir : température 38°,2. Pouls à 80. J'ai repris Campion à bord, le navire partant pour Port-Saïd. On l'installe sur le pont sous une double tente.

1er *mai*. — Température 37°,9. Pouls à 80. 1 selle après le deuxième lavement ; éruption sudorale en décroissance, les pupilles sont plus dilatées. J'envoie Campion à l'hôpital égyptien de Port-Saïd. La température reste stationnaire à 37 degrés pendant les trois jours que nous restons à Port-Saïd ; une *éruption furonculeuse générale* se déclare, mais l'appétit revient. Potion tonique. Campion est rapatrié quelques jours après par le *Curieux*.

« Ai-je eu raison de caractériser cette fièvre, fièvre rémittente? Ai-je bien fait d'administrer le sulfate de quinine?

« Dans tous les cas, il ne pourrait pas venir à l'idée un seul instant que ce fût une fièvre typhoïde ; ni le début, ni la marche, ni la rapide évolution, rien ne rappelle la fièvre typhoïde.

« *Il est difficile de faire intervenir le miasme paludéen dans l'étiologie. Campion n'était pas allé à terre depuis plus de vingt jours. Je ne peux incriminer que les fortes chaleurs que nous subissions à ce moment.* »

Je trouverais encore de nombreux exemples de cette influence solaire sur les fièvres typhoïdes dans les auteurs et toujours complètement méconnue par eux [1].

---

[1] Ainsi, dans Dutoulau, on trouve cette phrase caractéristique : « *C'est l'encéphale qui présente les plus grandes altérations ;* » dans Levacher, on voit signalée « *une réaction vive vers le cerveau,* » et dans certains cas, à l'autopsie, « *l'inflammation de ses membranes ;* » dans les fièvres de Rio, Torres homen reconnait une *forme spinale* assez rare, il est vrai, mais une *forme encéphalique* plus fréquente. « Il n'est pas rare, à Rio, de voir la *méningo-encéphalite* interrompre la marche régulière de la fièvre typhoïde et déterminer la mort en peu de jours, ordinairement dans le deuxième septénaire. » Brassac note dans les trois quarts des cas les accidents *ataxiques* les plus prononcés et chez trois malades un *état comateux* qui a duré plusieurs jours. Un de ces malades a présenté un *affaiblissement notable des facultés intellectuelles, de la perte de mémoire, du défaut de coordination des mouvements, etc.* Ce cas est comparable à celui du voyage de la *Novara*, où « vers le milieu de juin, dans le passage de la ligne, se présenta un cas de fièvre typhoïde qui se compliqua de paralysie des membres

A ce propos, je me permettrai une réflexion. Pourquoi a-t-on ainsi systématiquement écarté de l'étude de certains phénomènes des maladies des pays chauds l'influence de la chaleur? Est-ce que ses terribles effets n'ont pas été suffisamment constatés dans toute leur simplicité étiologique dans le coup de chaleur qui frappe les individus en pleine santé? Pour quelle raison les malades feraient-ils exception à la règle? Tous les jours ne voit-on pas un grand nombre d'entre eux porter contre cet agent physique l'accusation la plus formelle? On aimera mieux invoquer des fièvres étranges, dont le typhisme sera le fond et que l'on décrira comme maladies nouvelles! Et le chaos continuera à persister!

M. Le Roy de Méricourt, dans l'analyse des maladies des transports de l'expédition de Chine[1], fait remarquer, à propos des cas de délire qui ont provoqué dans certains cas de fièvre typhoïde des *suicides* à la mer, que ces suicides ont été surtout observés dans la mer Rouge (sur les navires à vapeur qui n'avaient pas fait le tour par le cap de Bonne-Espérance) : « Nous avons recherché (p. 75) les antécédents qui précédaient ces manifestations délirantes, et nous avons toujours vu qu'ils s'appliquaient parfois à des accès pernicieux ou à l'insolation. »

En résumé, sur 194 cas de fièvre typhoïde s'étant déclarés à la suite de l'impression subite de la chaleur tropicale, je n'ai trouvé, dans les rapports de mes collègues, d'indications

inférieurs ; le rétablissement du malade n'eut lieu qu'au bout de quatre mois. » (Voir l'analyse critique des cas de Collin, à Rome ; de ceux de L. Galliot, à Tunis ; de ceux de Villette, au Pirée ; le cas de l'*Asmodée*.) Dans les *Archives de médecine navale* (*Cont. à la géog. méd.*, t. XXII) existe un résumé de la pathologie de la Nouvelle-Calédonie, qui, on le sait, est heureusement privilégiée au point de vue du paludisme. Eh bien, parmi les maladies obituaires données comme occupant le premier rang, se trouve la fièvre typhoïde : « C'est une des causes principales de la mortalité de la population européenne et de la population militaire en particulier. Sur 35 cas observés (en 1861), soit à Port-de-France, soit à Napoléonville, 15 fois elle a déterminé la mort. Cette proportion à peu près 45 pour 100) dit à elle seule de quelle gravité est la fièvre typhoïde dans cette île. A l'autopsie, on a toujours trouvé la lésion anatomique caractéristique ; la *forme ataxique* est la plus ordinaire. *Dans la majorité des cas mortels, la mort a lieu vers le premier septénaire, on pourrait donc donner à ces cas l'épithète de foudroyants.* Bien que la fièvre typhoïde se montre à toutes les époques de l'année, c'est surtout dans les saisons des grandes chaleurs qu'elle sévit avec le plus d'intensité. » Ici encore, on le voit, la gravité provient de l'influence de la chaleur.

[1] *Rev. critiq., loc. cit.*

suffisantes sur la nature de leurs formes que pour 73 seulement d'entre elles. Voici dans quelle proportion :

Formes ataxo-adynamiques. . . . . 23,2 p. 100 de la totalité.
Formes ataxiques. 23,2   —   —
Formes adynamiques. . . . . 53.4   —   —

Les morts rapides du quatrième au huitième jour appartiennent aux formes ataxiques. Dans les formes adynamiques, je n'ai relevé que quelques cas de mort au huitième jour. Si l'on met à l'actif des ataxiques les formes ataxo-adynamiques, que l'on peut considérer comme des degrés moins élevés des ataxiques, l'on voit que l'exaltation du système nerveux est presque aussi fréquente que sa dépression, cependant il y a prédominance indiscutable de l'adynamie.

Sur ces 194 fièvres, 98 (les formes abortives comprises) portaient la date du moment où la convalescence était notée.

Formes abortives du premier septénaire au deuxième septénaire avec :

1er et 2e sept., avec convalesc. du 10e au 16e jour des cas étudiés. 45,9 p. 100
3e septénaire,   —   17e au 22e   —   8,1   —
4e   —   —   25e au 31e   —   10,4   —
5e   —   —   34e au 36e   —   7,1   —
6e   —   —   37e au 42e   —   7,1   —
7e   —   —   43e au 55e   —   1,0   —
8e   —   —   56e au 60e   —   2,0   —
9e   —   —   61e au 67e   —   5,0   —
10e   —   —   au 70e   —   2,0   —
11e   —   —   au 77e   —   1,0   —
17e   —   —   au 120e   —   2,0   —
Convalescences dites longues. 10,0   —

Le moment de la mort était spécifié sur 67 de ces 194 fièvres.

Sont morts après le 1er septénaire. 58,2 p. 100 des cas
   —   2e   —   58,2   —
   —   3e   —   17,6   —
   —   4e et 5e —   5,8   —

Si je considère comme ayant une durée anormale les fièvres typhoïdes dont la convalescence n'est pas établie à la fin du quatrième septénaire, et si je les sépare des autres, je vois que dans les fièvres typhoïdes des navires allant dans les pays chauds, sur 98 cas :

63 ont une durée moindre que le cinquième septénaire, soit 64,2 pour 100;

55 une durée plus grande, soit 55,8 pour 100.

Mais, sur les 63 n'ayant pas dépassé le cinquième septénaire, je dois séparer les fièvres abortives (de 10 à 15 jours de durée), dont le nombre est exagéré sur cette liste, je ne sais par quelle tendance des médecins à les signaler particulièrement dans leurs rapports plutôt que les autres.

Fièvres abortives, au nombre de 45, soit 45,9 pour 100.

Fièvres de 3 à 4 septénaires de durée, au nombre de 18, soit 18,5 pour 100.

Fièvres ayant une durée plus longue que le quatrième septenaire, au nombre de 35, soit 35,8 pour 100.

Il s'ensuit que les *fièvres typhoïdes à longue durée sont beaucoup plus fréquentes que celles à durée moyenne*. Et, comme elles représentent toutes des formes adynamiques, on doit en conclure que les phénomènes ataxiques ne s'observent à peu près exclusivement que dans les fièvres à courte durée et qu'ils les caractérisent.

Les décès ont lieu surtout dans le premier et le deuxième septénaire; dans le premier, ils sont tout à l'actif des formes ataxiques; dans le deuxième, à celui des formes ataxo-adynamiques (voir page 208); dans les septénaires suivants, ce sont surtout les formes adynamiques qui prédominent.

D'après cette statistique, évidemment sujette à quelque erreur, il semblerait possible de conclure que *toute fièvre typhoïde qui évolue chez un homme se trouvant depuis peu dans des régions à température élevée, a pour elle de très grandes chances de guérison, sitôt qu'elle a franchi le seuil du troisième septénaire, et de bien plus grandes encore quand elle est arrivée aux septenaires suivants.*

La longue durée d'une fièvre typhoïde serait donc un signe de pronostic favorable.

Et comme ces fievres se montrent surtout au début ou au milieu des traversées, alors que le navire est encore très rapproché du foyer infectieux du port de départ, il s'ensuit qu'elles représentent une infection moins profonde que les autres. Leur gravité ne provient que de la complication par les effets d'une chaleur intense et subite, qui imprime à l'organisme une action des plus profondes et des plus persistantes.

Dans les 194 cas de fièvre typhoïde dont je m'occupe depuis un instant, j'ai relevé les complications qui sont signalées à l'actif de chacune d'elles.

36 avaient des *complications pulmonaires*, soit 18,5 p. 100, ayant donné 14 décès et 1 évacué, soit 42,2 p. 100 de perte ;

7 ont eu une durée de 28, 30, 60, 70, 80 et 122 jours ; 2 autres, une durée que je caractérise par la dénomination de *longue*.

Sur ces 36 fièvres typhoïdes avec complications pulmonaires, 12 se sont présentées avec *pneumonie inflammatoire* (5 décès et une convalescence de 122 jours);

2 avec *pneumonie hypostatique double* (1 décès au 21ᵉ jour);

2 avec *bronchite capillaire* (2 décès au 17ᵉ et au 21ᵉ jour);

1 avec *congestion pulmonaire et hémoptysie ;*

10 avec *congestion pulmonaire* (3 décès au 3ᵉ et au 7ᵉ jour);

1 avec *œdème pulmonaire* et mort au 8ᵉ jour ;

8 avec *accidents dits thoraciques* (2 décès, dont 1 au 7ᵉ jour).

Les convalescences notées sont au 28ᵉ jour, au 60ᵉ jour et 1 convalescence dite longue.

Les autres fièvres typhoïdes ont offert des accidents divers ; ainsi :

5 sont avec *mort subite* (mer Rouge), 2 cas chez 2 élèves-mécaniciens par congestion pulmonaire ou *syncope cardiaque* (ces cas sont comptés dans les 36 cas précédents) ;

1 cas avec *asthénie cardiaque*, 1 cas avec syncope ;

16 avec *mort rapide* (du 3ᵉ au 10ᵉ jour) ;

11 avec *phénomènes cérébraux intenses :* 1 avec méningite ; 1 avec encéphalo-myélite ; 1 avec congestion de la moelle et du cerveau ; 1 avec folie; 1 avec strabisme, contractions tétaniques ; 1 avec contractures des membres supérieurs et de la mâchoire ; 1 avec impulsions motrices continuelles;

2 avec *suicide involontaire*, 1 avec *tendance au suicide ;*

2 avec décès, dont l'un après *une chute sur la tête à la suite du délire* et *l'autre sans contusion après cyclone ;*

3 après *insolation* (j'en connais d'autres cas, dont une mortelle donnée tantôt et non comprise dans les 98 cas);

1 avec *coup de chaleur*, ainsi spécifié par le médecin-major :

2 avec décès par ou sans *accès pernicieux* chez des paludéens ;

8 après *accès de fièvre intermittente* et *cachexie paludéenne* ou suivis d'accès de fièvre intermittente, dont l'un
avec *tuméfaction de la rate* chez un convalescent paludéeen ;

1 chez un dysentérique ;

4 avec *phénomènes bilieux* et 1 après *ictère ;*

6 avec décès par *péritonite à la suite de perforation intestinale ;*

4 avec décès consécutivement à l'*hémorrhagie intestinale*
(dont 1 survenu dans une rechute)[1] ;

2 avec *diarrhée chronique* vers la fin de la maladie ;

1 avec *laryngite chronique ;*

1 avec *muguet ;*

1 avec *éruption roséolique* et 1 avec *pétéchies ;*

6 avec *sueurs profuses ;*

2 avec abcès et eschares ;

2 avec érysipèle, dont l'un avec pourriture d'hôpital :

7 avec *rechutes,* dont une mortelle ;

1 avec *otite,* 1 avec parotide double dans la convalescence :
38 cas *abortifs ou légers.*

Les taches rosées sont rarement signalées : la constipation
est presque de règle ; le météorisme est peu prononcé, ainsi
que le gargouillement iléo-cœcal.

A bord, les autopsies étant presque impossibles, je ne m'é-
tendrai pas sur les caractères nécropsiques propres à ces
fièvres typhoïdes. Cette recherche est à faire. La plupart des
rapports ne donnent pas la température de tous ces cas ; je ne
puis la produire ici, mais l'hyperthermie domine généralement.

Enfin, je dois prévenir que j'ai noté les symptômes à mesure de leur succession dans l'examen des cas, le même sujet
présentant souvent un ou plusieurs de ces symptômes. La sta-

---

[1] Je devrais ajouter, à ces cas : 2 cas, du *Chaptal* avec mort (*hémorrhagie
survenue pendant la convalescence*) ; 1 de la *Vengeance* (Lagarde) avec guérison ; 1 de l'*Isis* (homme laissé à l'hôpital de Saint-Denis guéri, mais plongé
dans une profonde anémie par *hémorrhagies intestinales* répétées sur la fin de
sa maladie) ; et 1 cas du *Navarin* chez un condamné profondément débilité,
ayant eu la veille de sa mort une *hémorrhagie intestinale* : tous cas qui ne sont
pas compris dans les 98 cas ici étudiés.

tistique des lésions pulmonaires est seule exacte et représente le rapport au nombre des cas.

On retrouve, dans cette énumération d'accidents particuliers, la série des lésions proprement dites du coup de chaleur ou de l'insolation.

Ce sont les mêmes congestion, hémorrhagie ou inflammation du cerveau, du poumon, du cœur, du foie, de l'intestin et de la peau. Ce sont les mêmes rechutes faciles avec le passage à de nouvelles zones dangereuses de chaleur[1].

Ici encore, les lésions les plus graves sont celles de l'appareil pulmonaire[2]. Celles de l'appareil cérébro-spinal ne viennent qu'ensuite dans l'ordre de gravité. C'est, du reste, à peu près exclusivement par ces deux sortes de lésions (lésions pulmonaires, un quart des cas) que les hommes atteints de fièvre typhoïde dans les mers chaudes parcourues par les transports meurent, et c'est aussi par elles que succombent, bien souvent aussi, les gens atteints de coups de chaleur.

Il n'y a pas jusqu'à la complication paludéenne, si facile à passer à la perniciosité avec le coup de chaleur, qui ne complète la ressemblance, en créant la même perniciosité dans la fièvre typhoïde.

Le docteur Guyot, médecin de première classe, m'a communiqué l'histoire d'une épidémie de fièvre typhoïde qui a fortement frappé, à l'île des Pins, une compagnie d'infanterie de marine arrivée dans la colonie en mars par le *Sumroo*. Pour un effectif de 80 hommes, elle présenta 19 cas, avec 4 décès : « La *moitié au moins* des cas ont été très graves : *forme pulmonaire dominante.* »

En Tunisie, où nos troupes se sont trouvées tout d'un coup soumises à des températures extrêmes (la température sous la

---

[1] A l'hôpital de Saint-Mandrier, j'avais déjà cru remarquer que tous les convalescents de fièvre typhoïde qui étaient, au moment des fortes chaleurs, traités dans les cabanes en bois où la chaleur était intense, rechutaient très facilement.

[2] A Alexandrie, Cerf-Mayer[3] signale la fréquence de la *forme broncho-pneumonique*; à Mayotte, Grenet[4] note 4 décès sur 5 cas avec *forme pectorale*, et aux Antilles, Brassac[5]. 2 *complications pneumoniques* (dont 1 avec *épanchement intra-pleural* considérable).

[3] Thèse, Paris. 1869. *Deux années de séjour à Alexandrie*, etc.
[4] *Arch. méd. nav.* 1867.
[5] *Arch. méd. nav.*, loc. cit.

128　　　　　　　　　J. MOURSOU.

tente, en juillet et août, dépassait 40 degrés), L. Galliot[1] signale,
dans sa thèse sur les *Fièvres typhoïdes de Tunisie*, des accidents
identiques à ceux que je viens de relever à bord des transports,
qui lui ont servi à caractériser les diverses formes observées :

1° Forme *ambulatoire* (mort subite) ;

2° Forme *foudroyante* ;

3° Forme *cérébro-spinale* ;

4° Forme *cérébrale* ;

5° Forme *adynamique* (avec purpura, ecchymoses cutanées)[2] ;

6° Forme hémorrhagique et abcès de la rate[3].

Des lésions auraient été constatées au *cœur* (dégénérescence,
feuille morte expliquant l'*état syncopal* observé aux derniers
moments des malades). Les *poumons* auraient présenté des
congestions intenses, des *ecchymoses sous-pleurales*, comme
dans les cas d'asphyxie. « Nous avons assisté souvent, dit-il,
aux derniers moments de ces malheureux, dont l'autopsie
nous révélait le lendemain une congestion éminemment intense
des deux poumons. A la visite du matin, leur état ne semblait pas faire prévoir une fin aussi rapide, lorsque tout à
coup, au milieu de la journée, la respiration devenait courte
et précipitée. La face se cyanosait, une sueur froide très abondante couvrait tout à coup le corps, et si l'on n'arrivait pas à
temps pour le secourir (excitants diffusibles, ventouses sèches,
draps froids, etc.), le malade succombait par syncope, comme
frappé d'une insolation (au deuxième septénaire). »

Je n'ai pas remarqué dans les rapports de mes collègues
que les malades atteints de fièvre typhoïde dans ces conditions
mourussent plutôt dans le milieu du jour qu'à toute autre
heure. Il ne faudrait pas croire, du reste, que les coups de
chaleur soient plus mortels à midi qu'à minuit, par exem-

---

[1] Thèse, Paris, 1882. *Essai sur la fièvre typhoïde observée pendant la campagne de Tunisie.*

[2] Ces deux dernières formes représenteraient, selon moi, un mélange de paludisme et d'infectieux typhoïde.

[3] Cependant, il faut tenir compte des chiffres donnés dans le travail de Jousset,
qui montrent que le maximum des mouvements respiratoires a lieu à sept heures
du matin, une heure et dix heures du soir (celui de une heure étant le plus
élevé, puis celui du soir l'étant moins) et que le minimum a lieu à onze heures
du matin, sept heures du soir et cinq heures du matin.

Rien d'extraordinaire alors que l'asphyxie coïncide avec les maxima thermiques
de une heure et dix heures du soir.

ple[1], qui doit être, en théorie, plus favorisé, car, dans ma pratique, j'ai vu deux cas de coups de chaleur se terminer par la mort vers le milieu de la nuit[2].

Les chiffres des décès du Kef, cités dans la thèse de L. Galliot, diffèrent par quelques points de ceux des décès relevés dans les rapports de mes collègues pour les cas étudiés dans la Méditerranée et pour ceux observés dans les pays chauds.

Si, en Tunisie, les décès ont été plus rapides que dans les pays chauds, cela tient aux circonstances de guerre (vie sous la tente, marche au soleil, etc.) qui sont venues ajouter leur contingent de gravité à celui de la chaleur).

Jours où les décès sont plus nombreux :

Méditerranée, 6e et 7e jours. 10e et 11e jours, 16e jour, 20e jour, 24e et 25e jours ;

Tunisie, 1er, 2e et 4e jours, 10e et 11e jours, 14e, 15e, 16e et 20e jours, 23e et 25e jours ;

Transports (pays chauds) 1er, 4e, 5e, 6e, 7e et 8e jours, 15e jour, 21e jour.

Dans la *Méditerranée*, le maximum de mortalité a lieu dans une première série de cas, entre le 4e et le 8e jour, mais c'est surtout entre le 10e et le 11e jour, c'est-à-dire dans le deuxième septénaire, qu'on les constate le plus fréquemment.

En *Tunisie*[3], les décès se sont produits de préférence au 4e et 5e jours, tandis que sur les *transports allant dans les pays chauds*, après le maximum du 4e jour, les décès les plus nombreux sont aux 6e, 7e et 8e jours, c'est-à-dire surtout dans le premier septénaire ; enfin, dans le deuxième septénaire, ils sont relativement rares (voir page 208).

[1] Voir un de ces cas dans *Étude clinique des lésions du cœur par coup de chaleur. In Arch. méd. nav.*, 1884.

[2] Dans son *Traité des maladies paludéennes de la Guyane*, Maurel (page 67, et observation 64) cite 5 cas de fièvre typhoïde palustre (?) où la mort a eu lieu, une fois le premier jour de l'entrée à l'hôpital, deux fois le quatrième jour, une fois le dix-huitième jour.

[3] En Algérie, d'après Colin, sur 41 cas, 19 seulement ont été observés avant le 30e jour, soit 46,3 pour 100, et 22 après, soit 53,7 pour 100. Les fièvres typhoïdes de l'Algérie s'éloigneraient, par suite, decelles compliquées des accidents subits de la chaleur que l'on vient de citer. Il faut croire que la chaleur n'est venue les compliquer que d'une façon continue et lente. D'ailleurs, il faut ajouter qu'on n'a nullement tenu compte pour elles de l'altitude des différentes garnisons où elle a pu se montrer.

Au *Pirée*, en juillet 1855, les faits se sont passés absolument comme en Tunisie ; dans le rapport du médecin-major du *Gomer* (Vilette)[1], se trouve l'histoire d'une épidémie de fièvre typhoïde et de typhus (avec paludisme probable) qui a sévi sur un bataillon du 2ᵉ régiment d'infanterie de marine, campé au pied d'une haute montagne dans la plaine de Daphné, sur une petite élévation de bois de pins. Cette montagne, en forme d'hémicycle, qui empêchait la brise de la mer d'arriver au camp, rendait la chaleur sous la tente considérable (juillet) ; les hommes, qui venaient de Bomarsund (Baltique), c'est-à-dire d'un climat froid, en furent fortement impressionnés ; la mortalité fut, à 1000 d'effectif :

Pour la fièvre typhoïde, de 14,2 ;

Pour le typhus, de 24,6 ;

Et pour les deux réunis (pour moi, ils représentent tous des cas de fièvre typhoïde), de 55,5.

La gravité des cas, dits typhus par l'auteur, a été de 77 pour 100.

Les deux premiers cas se sont présentés le 18 juillet 1855.

L'épidémie persista dans ce bataillon tant qu'il resta campé dans cet entonnoir de chaleur excessive et cessa avec son retour à Athènes. Aucun cas de contagion n'eut lieu dans les troupes restées dans cette ville. On avouera que voilà un typhus bien étrange, qui a perdu l'un de ses principaux caractères ! Dans les cas à marche régulière, la maladie avait une durée de neuf jours ; dans les autres cas, de quatre jours seulement.

Les symptômes ou accidents les plus généraux ont été : céphalalgie, *yeux injectés et larmoyants* ; stupeur très prononcée, *ailes du nez agitées* ; langue plate, rouge, lisse, sans apparences de papilles, fissurée, profondément ulcérée à sa pointe, fuliginosités ; *hémorrhagie buccale abondante*, ulcération gangréneuse au voile du palais ; *toux catarrhale*, météorisme, gargouillement, sensibilité du ventre à la pression, diarrhée ; *hémorrhagie intestinale*, fièvre continue dans les cas réguliers, avec exacerbation la nuit et délire, fièvre seulement la nuit dans les cas irréguliers ; *tremblement des membres de tout le corps*, soubresauts des tendons.

Éruption lenticulaire, saillante comme celle indiquée

---

[1] Rapp. man., *loc. cit.*, Toulon.

dans le typhus fever; sudamina ; *pétéchies; ecchymoses, coloration noire des piqûres de sangsues* et de celles faites à la veine; sang noir, diffluent; sérum fortement coloré.

Tendance au refroidissement ; *cyanose des poignets, des genoux* et *des pieds.*

Jamais d'accidents ataxiques bien prononcés.

A l'autopsie: *épanchement de sang entre la dure-mère et la pie-mère; état sablé du cerveau;* pas de sérosité dans les ventricules; rate noire, ramollie, *diminuée de volume, rougeur et injection de la muqueuse gastro-intestinale, de celle du colon et du rectum;* éruption intestinale dans *le gros intestin et l'intestin grêle;* plaques de Peyer tuméfiées et ulcérées, souvent détruites. L'état des poumons n'est pas donné, mais j'ai tout lieu de croire, par l'indication de la cyanose, du battement des ailes du nez et de la toux catarrhale, que les poumons devaient être lésés au même titre qu'ils l'étaient dans les fièvres typhoïdes de Tunisie[1].

Voilà des fièvres typhoïdes, compliquées de coups de chaleur, par insolation (épanchement du sang entre la dure-mère et la pie-mère), qui ont été prises, à cause de la rapidité de leur marche et de la forme particulière des troubles nerveux observés, pour des cas de typhus? Et, cependant, les lésions trouvées à l'autopsie sont bien celles de la fièvre typhoïde! Je signalerai particulièrement aussi à l'attention du lecteur, l'erreur qu'à dû produire la constatation des *hémorrhagies diverses* énumérées plus haut, en faisant penser à la dissolution du sang, comme dans les fièvres putrides, les typhus.

Villette signale l'insuccès des saignées, des sangsues, du sulfate de quinine, ce qui l'étonne beaucoup. Aujourd'hui que la pratique sur les accidents dus aux coups de chaleur de la mer Rouge est plus étendue, personne ne sera étonné du fait. Rien au contraire ne prouve mieux l'assertion que j'émets! J'ai vu

[1] Les fièvres typhoïdes observées par *Dumay*[2], à bord du *Renaudin*, n'ont rien de typhoïde ni de typhique, en tant qu'infection. Elles représentent, pour moi, *des fièvres rémittentes paludéennes compliquées d'infection putride par ces eaux de la cale et de coups de chaleur* (par insolation). Les seules lésions signalées, en effet, aux autopsies ne se rapportent qu'aux maladies produites par ces causes. Il est probable que de semblables erreurs ont été fréquentes; j'ajouterai même qu'elles ont dû se produire dans quelques-uns des chiffres que j'ai avancés, d'après les rapports de mes collègues; mais je n'ai pas été maître de leur choix.

[2] Dumay. Thèse de Paris. *Pyrexies ataxo-adynamiques au Gabon.*

des coups de chaleur que, ni la saignée au bras, ni les sangsues aux mastoïdes, ni les applications de glace sur tout le corps, n'ont arrêtés! la mort est arrivée fatalement après un certain nombre d'heures !

Ces considérations suffiront, je l'espère, à donner une idée de l'influence des températures subites et excessives sur la marche de la fièvre typhoïde; sans avoir la prétention de fixer la science sur ce point, elles serviront à montrer dans quel ordre d'idées les recherches doivent être poursuivies pour dégager l'influence de la chaleur.

Avant de terminer, je dirai quelques mots sur les *convalescences de ces fièvres typhoïdes.*

En général, ces convalescences sont d'une très grande durée. La plupart des médecins-majors des transports de Cochinchine, par exemple, signalent qu'ils ont été obligés de rapatrier les malades atteints de fièvre typhoïde dans la première partie de la traversée.

Ce fait ne doit pas surprendre, car on sait qu'un des effets les plus évidents de la chaleur, c'est *l'anémie globulaire* par *anhoxyhémie légère,* par *pertes sécrétoires (sueurs, bile, liquides intestinaux.)* « Dans la phéthore *ad vasa* qui caractérise les premiers temps du séjour et qui provoque une véritable fièvre (Ridereau) le nombre des globules diminue rapidement » (Jousset, p. 292). — J'ai montré ailleurs la perte énorme que représentent les urines et les sueurs dans les pays chauds, comparées à celles des pays froids (Voir *Archives de méd. nav.* [1]); cette anémie profonde explique alors parfaitement le renvoi en France par le Conseil de santé de Saïgon des convalescents des fièvres typhoïdes des transports.

Les mêmes réflexions donneront la raison de la *forme lente, nerveuse,* de certaines de ces fièvres typhoïdes. Les malades ne peuvent faire les frais d'une réaction franche contre l'infectieux typhoïde. Il y a de plus à tenir compte de l'action sédative de la chaleur sur les nerfs et en particulier sur ceux destinés à l'acte respiratoire, qui conduit a *l'anémie respiratoire.*

Je viens d'étudier ici l'action de la chaleur subite envisagée seule, dans l'influence qu'elle peut avoir sur les fièvres typhoïdes. Mais cette circonstance se présente rarement; en général,

[1] J. Moursou. *Note sur les variations de l'urée éliminée par les urines, suivant les climats chauds ou tempérés. Arch. méd. nav.,* 1881.

d'autres causes viennent compliquer cette action et la modifier
de telle sorte qu'il est souvent difficile de faire la part qui
revient à l'une d'elles, plutôt qu'à l'autre. Ainsi l'encombrement,
le typhisme (expression la plus élevée de l'encombrement),
l'infection putride, le paludisme, le choléra, la fièvre jaune,
les fièvres éruptives, etc., peuvent agir toxiquement à doses
plus ou moins fortes concurremment avec l'infectieux typhoïde.
— Enfin, la fièvre typhoïde peut évoluer chez des sujets porteurs
de maladies diverses (dysenterie, syphilis, blennorrhagie, etc.).
Il convient dès lors d'examiner séparément les modifications
particulières qu'imprimera chacun des infectieux signalés à la
marche de la fièvre typhoïde, avec ou sans l'aide de la chaleur
(quand l'étude en sera possible). Le navire, mieux que tout autre
milieu, peut se prêter à cette étude. Ne présente-t-il pas les
meilleures conditions d'une expérience de laboratoire? S'il part
pour la haute mer avec les germes d'un infectieux quelconque
autre que celui de la fièvre typhoïde, n'est-on pas sûr que les
faits relevés dans le cours de la navigation seront bien le résultat de son action, et nullement celui d'un autre infectieux?

CHAPITRE II. — INFLUENCE DU MIASME D'ENCOMBREMENT ET D'AIR
　　CONFINÉ OU MIASME TYPHIQUE, SUR LA MARCHE DE LA FIÈVRE
　　TYPHOÏDE DANS LES LATITUDES CHAUDES.

L'encombrement n'agit efficacement à bord des navires que
dans des traversées suffisamment longues.

De France en Algérie (2 à 3 jours de mer), il n'y a aucun
inconvénient à entasser les hommes sur un bâtiment.

De Toulon à Alexandrie (6 à 8 jours), l'influence de l'agglomération humaine est déjà signalée par la plupart des médecins-majors.

Avec une traversée plus longue, elle devient plus marquée et
peut même être représentée par le *typhus exanthématique*.

Mais l'encombrement n'est pas toujours le résultat du nombre élevé des hommes qui habitent le navire. Avec un effectif
considérable, bien au-dessus du chiffre moyen qu'on lui destine
en général, un navire ne subit pas toujours les effets de l'encombrement, si la mer, par exemple, est constamment belle,
permettant l'ouverture de toutes les bouches d'aération, si le
vent vient heurter heureusement le navire dans sa marche, de

façon à y faire pénétrer l'air avec force, ce qui est le cas le plus favorable, enfin si la chaleur n'est pas intense.

Que les conditions changent? que ce navire se trouve en présence d'un gros temps chargé de vent et de pluie, mettant dans l'obligation de fermer partout et de placer les capots et que cette situation persiste un certain nombre de jours? le miasme d'encombrement manifestera aussitôt au plus haut point sa puissance, même avec des effectifs réduits et *a fortiori* lorsque ceux-ci seront très élevés[1]. Toutes les maladies, toutes les plaies traduiront son influence, et si de nombreux jours se succèdent sans modification dans l'état du temps, alors le vrai typhus contagieux, le *typhus des vaisseaux*, éclatera spontanément.

Le typhus des vaisseaux est donc la plus haute expression des effets de l'encombrement joint au défaut d'aération[2]. On peut, par suite, le prendre comme point de départ de l'étude des états typhiques venant compliquer la fièvre typhoïde, absolument comme le coup de chaleur l'a été, tantôt, dans l'examen des faits se rapportant à l'action de la chaleur dans cette maladie,

Avant d'aborder cette partie de ce travail, je crois utile de montrer, par l'étude des divers types de navires, l'influence de l'encombrement sur leurs fièvres typhoïdes.

---

[1] Voir *Statistique des fièvres typhoïdes sur les transports de Cochinchine, suivant les moussons.* page 185.

[2] Un fait parfaitement observé par mon collègue Ambiel[3] démontre bien l'influence du défaut d'aération, envisagée à part.

Sur le vaisseau cuirassé *le Colbert*, les deux postes de couchage les plus mal aérés du navire et en même temps les plus chauds, sont le réduit des sacs et le poste des chauffeurs. Or, pour 120 cas d'embarras gastrique fébrile à tous les degrés, observés sur des hommes remplissant à bord des fonctions diverses, 40 p. 100 environ ont frappé les hommes ayant leur poste de couchage dans les endroits qui viennent d'être désignés. Cet exemple est saisissant, car on sait que l'embarras gastrique fébrile est le premier degré des infectieux typhoïde et typhique. Mais je continue l'exposition des faits du *Colbert*.

Les 270 hommes qui couchaient dans ces deux postes ont fourni 51 cas de ces embarras gastriques, soit 19 p. 100, tandis que les 510 hommes qui avaient leur poste de couchage dans les autres parties du navire, n'ont présenté que 71 cas d'embarras gastrique, soit 14 p. 100 ; les fusiliers, qui étaient au nombre de 147, ont offert 25 cas d'embarras gastrique fébrile, dont 16 sont constatés parmi ceux qui dormaient la nuit dans le réduit des sacs. On avouera qu'il y a là une localisation bien démonstrative. Enfin, 7 des sous-officiers qui avaient leur poste de couchage dans le poste des chauffeurs, sont atteints d'embarras gastrique fébrile, dont 2 deviennent des fièvres typhoïdes bien caractérisées.

Les embarras gastriques provenant de ces deux postes portent tous l'impression de leur lieu d'origine : *leur durée est plus longue dans tous les cas.*

[3] D' Ambiel, médecin de 1'' classe. Rapp. manusc , *loc. cit.* Toulon.

Cette étude portera d'abord sur les vaisseaux et les navires-transports qui ont conduit nos troupes en Crimée ; je passerai ensuite à celle des navires-transports affectés au service des colonies.

1. *Fièvres typhoïdes suivant les types de navires, naviguant dans la Méditerranée.*

1° *Vaisseaux de 90 armés en flûte.*

```
Carré d'aération par homme. . . . . . . . . . . . . .   0m.04.75
Cube d'encombrement par homme. . . . . . . . . . .    1m.650
Effectif moyen : équipage, 541 ; passagers, 1169. Total. . .   1710
Morbidité à 1000 d'effectif. . . . . . . . . . . . . .   4.5
Mortalité . . . . . . . . . . . . . . . . . . . . . .   0.48
    — avec 1 2 évacués. . . . . . . . . . . . . . .   0.97
Évacués. . . . . . . . . . . . . . . . . . . . . . .   0.97
Gravité (avec 1/2 évacués pour décès). . . . . . . . .  22.5   %
```

2° *Frégates de 60 et 50 armées en flûte.*

```
Carré d'aération par homme. . . . . . . . . . . . . .   0m.04.55
Cube d'encombrement par homme . . . . . . . . . . .    1m.629
Effectif moyen : équipage, 200 ; passagers, 780. Total. . .   980
Morbidité à 1000 d'effectif. . . . . . . . . . . . . .   1.2
Mortalité. . . . . . . . . . . . . . . . . . . . . .   0.0
```

3° *Frégates et corvettes à roues.*

```
Effectif moyen : équipage, 259 ; passagers, 671. Total. . . .   910
Morbidité à 1000 d'effectif. . . . . . . . . . . . .   5.16
Mortalité. . . . . . . . . . . . . . . . . . . . . .   1.4
Évacués (chiffre inconnu).
Gravité sans évacués. . . . . . . . . . . . . . . . .  27.1   %
```

Ces chiffres montrent que les *vaisseaux de* 90 et les *frégates de* 50 *et de* 60, quoique ayant donné à chaque homme la même ration d'air et d'emplacement à bord, ont présenté une différence d'infection typhoïde sensible. L'influence de l'agglomération humaine, considérée en elle-même, abstraction faite de l'aération qu'elle reçoit et de l'espace qu'elle occupe, est donc une cause adjuvante de l'évolution typhoïde.

L. Colin avait déjà remarqué le même fait dans les casernes : les plus peuplées étaient les plus éprouvées par la fièvre typhoïde, bien que l'espace y fût relativement plus grand pour chaque homme que celui existant dans les casernes de moindres dimensions.

Les *frégates et les corvettes à roues* sont encore plus touchées que les *vaisseaux et frégates armés en flûte*. C'est qu'ici, malgré le défaut d'indication des chiffres exprimant le degré d'aération et d'encombrement, l'aération est moins considérable et l'encombrement plus accusé.

Dans les *types Gorgone* de ces corvettes à roues (équipage 123, passagers 307, total 430) que je n'ai pas cités à côté des autres, la *morbidité* est encore plus grande, 6,5; elle s'accuse donc avec le faible tonnage du navire. Mortalité inconnue.

Je n'insisterai pas plus longtemps sur les navires qui ont transporté le corps expéditionnaire en Crimée, car la plupart du temps les documents qui s'y rapportent présentent des lacunes considérables, et c'est à grand'peine que je suis parvenu à réunir les précédents qui n'en offrent pas moins, si imparfaits qu'ils soient, un certain intérêt. J'ai hâte d'arriver à l'étude des divers navires-transports, où l'exactitude des chiffres est à peu près absolue.

II. *Fièvres typhoïdes suivant les types de navires-transports, allant dans les pays chauds.*

Les voyages des Antilles et de Cochinchine feront seuls, à cause de leur grande richesse en documents, les frais de cette étude.

1° *Voyage des Antilles* — 4 types de navires.

A. *Type Entreprenante, Finistère.*

11 navires ayant un effectif moyen de 892 hommes.

Morbidité à 1000 d'effectif.	5.60
Mortalité.	1.12
Évacués	1.34
Gravité (1/2 évacués comptés pour décès). . . .	31.8 °/₀

B. *Type Amazone, Cérès.*

12 navires ayant un effectif de 813 hommes.

Morbidité à 1000 d'effectif.	9.42
Mortalité.	1.23
Évacués.	0.80
Gravité (1/2 évacués comptés pour décès). . . .	17.3 °/₀

C. *Type Calvados, Orne.*

3 navires ayant un effectif moyen de 869 hommes.

Morbidité à 1000 d'effectif.	9.20
Mortalité.	2 68
Évacués.	0.80
Gravité (1/2 évacués comptés pour décès,. . . .	57.4 °/₀

D. *Type Seine.*

2 navires ayant un effectif moyen de 620 hommes.

Morbidité à 1000 d'effectif.	9.66
Mortalité.	5.22
Évacués..	1.61
Gravité (1 2 évacués comptés pour décès). . . .	46.6 %

Bien que je n'aie pas donné les chiffres du carré d'aération et du cube d'emplacement de chaque homme sur ces divers types de navires, je pense qu'il sera facile à mes collègues de suppléer à mon défaut de renseignements par des approximations suffisantes acquises pratiquement dans leurs navigations.

Ces réserves faites, on voit que malgré son effectif moyen le plus élevé de tous, c'est le type *Entreprenante* qui présente la meilleure situation hygiénique des fièvres typhoïdes comme *morbidité* et *mortalité*. Mais c'est le type *Amazone* qui offre la plus faible *gravité des cas*, ce qui tient à la faiblesse de son effectif moyen. Le type *Calvados* est inférieur aux deux autres; je crois que cette infériorité provient d'un encombrement plus grand. Quant au type *Seine*, où l'encombrement est incontestablement considérable, relativement au navire qui n'a pas de sabords à la batterie basse, la *mortalité* et la *gravité* sont exprimées par des chiffres d'une supériorité marquée sur ceux des autres types.

Ainsi, sur des transports pris dans des conditions identiques de navigation, *l'encombrement*[1] *considéré isolément ne paraît pas avoir d'action sur la morbidité de la fièvre typhoïde, mais s'il n'agit pas sur elle, il augmente incontestablement sa mortalité et sa gravité, en les compliquant.*

Quant à la chaleur, loin de s'opposer aux effets de l'encombrement, elle semble plutôt favoriser son action que la détruire, car tous les chiffres de la ligne des Antilles sont d'une supériorité marquée sur ceux des navires qui ont servi au transport des troupes en Crimée.

2° *Voyages de Cochinchine* — 2 types de navires.

Dans ces dix dernières années, deux types de navires-transports ont été affectés, à peu près exclusivement, au service de la Cochinchine. Le premier est le type *Aveyron*, qui a représenté

---

[1] Comparez le type *Annamite* ou *Calvados*, avec le type *Seine*.

un certain progrès hygiénique dans la marine ; le second est le type *Annamite*, qui semble le dernier mot de l'hygiène. — Voici quelle est l'influence respective de chacun de ces types sur la marche de la fièvre typhoïde.

Type Aveyron — 29 navires.

Effectif moyen..	666 hommes
Morbidité à 1000 d'effectif.	5.54
Mortalité.	1.54
Évacués..	0.31
Gravité (1/2 évacués comptés pour décès). . . .	50.7 %

Type Annamite — 16 navires.

Effectif moyen	748 hommes
Morbidité à 1000 d'effectif.	8.10
Mortalité.	1.35
Évacués	0.31
Gravité (1/2 évacués comptés pour décès). . . .	18.3 %

Ainsi le *type Annamite*, qui a environ 11 pour 100 d'effectif en plus que le *type Aveyron*, soit le dixième, a 59 pour 100 de cas de fièvre typhoïde en plus, soit environ le tiers, malgré tous les progrès hygiéniques qu'il représente ; mais il a une légère diminution de *mortalité* et *de gravité des cas* (11. 6 pour 100 en moins environ) ; on peut conclure de ce fait que, si à bord des transports perfectionnés, les fièvres typhoïdes sont plus bénignes que celles des autres transports, par contre elles y sont plus nombreuses. D'où vient cette différence ?

Faut-il l'attribuer à la supériorité du chiffre de l'agglomération humaine, malgré le tonnage élevé du type *Annamite* qui le met dans des conditions d'encombrement inférieur à celui de l'autre type ? Évidemment cette cause a son importance, mais je la crois secondaire.

Il en est une autre qui me paraît plus considérable et qui se rattache à la question de l'encombrement *réel* pour les hommes. Dans les traversées d'aller, la *batterie haute* des navires, *type Aveyron*, destinée au voyage de retour à servir d'hôpital aux malades de Cochinchine, est livrée aux passagers, qui ont, ainsi, à leur disposition les deux batteries de ces navires et surtout la batterie haute avec ses sabords presque constamment ouverts. Sur les navires, *type Annamite*, au contraire, la batterie haute est inhabitée à l'aller, les lits de l'hôpital y étant à poste fixe.

Il s'ensuit que les passagers n'ont comme lieu de séjour que la *batterie basse*, où les sabords sont fermés la plupart du temps. Il est vrai qu'à bord de ces navires se trouve un système d'aération naturelle (Ecklund), établissant la supériorité sur ce point du *type Annamite* sur son congénère ; malheureusement, la ventilation naturelle ne fonctionne qu'imparfaitement dans les zones chaudes ; la différence de chaleur entre l'air échauffé par les tuyaux de la cheminée et celui de la température extérieure n'est pas assez marquée pour produire l'aspiration ; l'*encombrement* existe alors dans la *batterie basse* lorsque les sabords sont fermés. Voilà probablement pourquoi, avec la circonstance du chiffre plus élevé de l'agglomération humaine qui lui est particulière, les cas de fièvre typhoïde sont plus nombreux sur ces navires ; mais, comme de par ailleurs, les conditions hygiéniques y sont en tout supérieures, ces cas bénéficient de cette situation ; leur gravité est moins grande.

En comparant la situation de ces deux sortes de transports par *moussons*, on se rend bien compte de toutes ces circonstances.

1° *Mousson de sud-ouest* (voyages de mai et de juillet).
Type *Annamite*, 7 navires.

Effectif moyen	875 hommes
Morbidité à 1000 d'effectif	7.17
Mortalité	1.46
Évacués	0.48
Gravité (1/2 évacués)	25.9 %

Type *Aveyron*, 9 navires.

Effectif moyen	788 hommes
Morbidité à 1000 d'effectif	7.57
Mortalité	2.60
Évacués	0.45
Gravité (1/2 évacués)	58.2 %

2° *Mois intermédiaires aux moussons* (voyages de mars et de septembre).
Type *Annamite*, 5 navires.

Effectif moyen	745 hommes
Morbidité à 1000 d'effectif	7.75
Mortalité	1.06
Évacués	0.00
Gravité (1/2 évacués)	15.7 %

Type *Aveyron*, 9 navires.

Effectif moyen	695 hommes
Morbidité à 1000 d'effectif	5.91
Mortalité	1.27
Évacués	0.63
Gravité (1 2 évacués)	29.7 %

5° *Mousson de nord-est* (voyages de novembre et de janvier).

Type *Annamite*, 4 navires.

Effectif moyen	1041 hommes
Morbidité à 1000 d'effectif	5.76
Mortalité	0.72
Évacués	0.48
Gravité (1,2 évacués)	16.6 %

Type *Aveyron*, 8 navires.

Effectif moyen	646 hommes
Morbidité à 1000 d'effectif	3.67
Mortalité	0.77
Évacués	0.58
Gravité 1 2 évacués)	26.5 %

Dans la *mousson de sud-ouest*, malgré l'encombrement plus grand du *type Annamite*, il y a à peu près égalité des cas de fièvre typhoïde par le fait de la fermeture des sabords sur les deux types. Le *type Annamite* profite alors de la supériorité de ventilation intérieure, les cas sont moins graves et il y a moins de mortalité.

Aux *mois intermédiaires aux moussons*, les différences d'encombrement sont à peu près les mêmes, toutes proportions gardées, que dans la mousson de sud-ouest. Seulement, dans cette *période de calme*, les sabords sont ouverts sur les deux types; il y a alors moins de cas à bord du *type Aveyron*, où les deux batteries sont occupées par les passagers, qu'à bord du *type Annamite*, où la batterie basse est seule habitée. — Les décès sont les mêmes. — Quant à la gravité, elle persiste plus considérable à bord du type *Aveyron*.

Dans la *mousson de nord-est*, où les sabords sont rarement fermés, c'est-à-dire où les conditions sont les mêmes que dans les mois de calme, le *type Annamite* continue à avoir à son actif plus de cas de fièvre typhoïde; seulement leur mortalité est la même que celle des fièvres du *type Aveyron*, quoique leur gravité soit plus grande. Dans cette mousson, il faut aussi tenir compte de la supériorité d'encombrement d'un type sur l'autre, qui peut donner la raison du plus grand nombre de cas du *type Annamite*.

Si l'on compare, enfin, les divers types entre eux, suivant les moussons, on s'aperçoit que l'encombrement n'est pas tout dans le nombre des fièvres typhoïdes. Ainsi, dans la mousson de nord-est, avec un effectif considérable, le *type Annamite* présente moins de cas de fièvre typhoïde que dans la mousson de sud-ouest avec un effectif peu élevé. La plus grande agglomération humaine ne compense pas le défaut d'aération par fermeture des sabords et par direction arrière de la brise.

Sur 34 navires du *type Aveyron*, 5 n'ont pas eu de fièvre typhoïde, soit 1/7 environ; sur 16 navires du *type Annamite*, 2 seulement sont sans fièvre typhoïde, soit 1/8 ; avantage dû évidemment à la supériorité hygiénique de ce dernier type.

III. En plaçant les types des navires-transports de ces deux lignes des Antilles et de la Cochinchine, suivant le degré de morbidité, on a la série suivante, qui permet de juger les diverses conditions du problème.

VOYAGES ET TYPES DE NAVIRES	NAVIRES AVEC FIÈVRE TYPHOÏDE						NAVIRES SANS FIÈVRE TYPHOÏDE		
	NAVIRES	EFFECTIF MOYEN	MORBIDITÉ A 1000	MORTALITÉ A 1000	ÉVACUÉS A 1000	GRAVITÉ	NAVIRES	EFFECTIF MOYEN	OBSERVATIONS
1° Voyage de Cochinchine, type *Aveyron*.	29	666	5.54	1.54	0.54	50,71 %	5	705	Excepté voyage du mois de mai.
2° — des Antilles, type *Entreprenante*.	11	892	5.60	1.12	1.5	51.80 »	1	680	Au mois de novembre.
3° — de Cochinchine, type *Annamite*	16	748	8.10	1.55	0.51	18.5 »	2	956	Au mois de janv. et de nov., mousson de N.-E.
4° — des Antilles, type *Calvados*.	5	869	9.20	2.68	1.52	55.4 »	..	..	»
5° — — — *Amazone*.	12	815	9.12	1.25	0.80	17.5 »	5	678	Au mois de fév., d'avril et de nov.
6° — — — *Seine*.	2	620	9.66	5.22	1.61	11.6 »	1	629	Au mois d'octobre.

Je n'ajouterai qu'une seule réflexion ; certains auteurs ont prétendu que la fièvre typhoïde naissait à bord des navires chaque fois qu'il y avait encombrement.

Or, ce tableau démontre que les navires les plus encombrés ne sont pas toujours ceux qui ont offert le plus de cas de fièvre typhoïde (quoique, en général, le fait soit ainsi) et même quelques-uns n'en ont pas eu un seul. Cela ne prouve-t-il pas que la fièvre typhoïde n'est pas ici, plus qu'ailleurs, le résultat de l'encombrement ?

L'infectieux typhoïde, lorsqu'il est importé à bord d'un navire, évolue admirablement dans un milieu où les conditions du typhisme existent. Mais, lorsqu'il n'y a pas eu importation préalable de cet infectieux typhoïde, quel que soit l'encombrement, la fièvre typhoïde n'existe pas ! Au départ d'une campagne, les cas de fièvre typhoïde importés du port d'armement se développent avec l'encombrement. Plus tard, quand les effets de cet infectieux typhoïde se sont éteints avec le temps, les conditions de l'encombrement, telles qu'on les connaît, ont beau se produire, la fièvre typhoïde ne se montre plus.

Ce que j'ai dit, dans l'étude que j'ai faite sur les voyages des Antilles, de l'action de la chaleur dans le développement du miasme d'encombrement, je pourrai le redire à propos des voyages de Cochinchine ; on y verrait encore le miasme typhique favorisé dans son évolution et dans sa marche par la chaleur, contrairement à l'opinion de quelques auteurs.

Ainsi, d'après Griesinger (page 154), le typhus, qui est la plus haute expression des effets de l'encombrement et du défaut d'aération, « ne semble point exister sous les tropiques, quelques régions froides de l'Himalaya exceptées. » Mon collègue Corre est moins exclusif dans son livre si remarquable. « Sous la forme endémique, il (le typhus) ne s'observe guère dans les pays chauds, moins encore dans les pays torrides. On dit cependant l'avoir rencontré en Algérie, dans certains villages kabyles ; en Arabie, dans l'Inde, au Mexique, etc... Mais, dans ces régions, il n'a pas toujours été bien nettement différencié des fièvres malariennes typhoïdiformes. Sous la forme épidémique elle-même, qui paraît, *a priori*, susceptible de se développer en tous lieux, soit par l'importation, soit par la génération spontanée, sous l'influence des conditions les plus favorables à la production de l'infectieux, le typhus pétéchial est rare entre la zone subtropicale et tout à fait exceptionnel entre les tropiques. » L'épidémie de typhus, au début de l'expédition du Mexique, apportée par *la Seine*, « s'effaça rapidement à mesure que la température s'éleva davantage, pour faire place, dès le mois de mars, aux premiers cas de fièvre jaune. » Le typhus est donc la maladie des zones froides et des mois d'hiver[1], car c'est en hiver que l'on ferme les ouvertures aératoires et que l'on s'entasse à l'intérieur des habitations pour fuir le froid extérieur. S'il n'est pas observé plus souvent dans la zone chaude, c'est que l'aération y est toujours aussi complète que possible pour combattre la chaleur. Mais que cette aération devienne impossible, le typhus paraît aussitôt!

Voici un exemple que j'ai relevé dans le rapport du médecin-major de la corvette de charge *le Tarn* (1840); équipage, 145 hommes[2].

Le *Tarn* embarque, à Montévidéo, trois compagnies d'infanterie de marine pour les conduire à la Martinique. Ces soldats venaient de faire un voyage de 70 jours de France à Montévidéo. A leur arrivée, ils avaient été campés à l'île Martin de Garcia où ils avaient subi l'influence pernicieuse du *soleil*, du sol, des excès, etc. Puis ils avaient été entassés, avec 500 autres soldats, sur le *Styx*, ou ils restèrent pendant 5 jours exposés à la pluie, à la suite de l'échouage de ce navire. Ils embarquèrent enfin sur le *Tarn*, qui ne mit à la voile que le 20 novembre. Au moment de leur arrivée à bord, ces hommes étaient dans un état de santé satisfaisant, sauf 25 d'entre eux qui étaient atteints de « maladies gastro-intes-

---

[1] En Crimée, début du typhus, décembre 1854 ; apogée, mai et juin 1855 ; décroissance en juillet. Il reprend son caractère épidémique en décembre 1855. Évacuation des malades à Constantinople.

À Constantinople, le typhus paraît en mars ; décroissance en juillet et août sans s'éteindre.

En octobre, 26 cas.

En novembre, 22 cas.

En décembre, 55 cas.

En janvier, 295 cas. L'épidémie se réveille.

En février, 2848 cas. Extension rapide (navires, personnel médical, blessés).

Décroissance, avril.

(Laveran. *Traité des maladies et des épidémies*. Paris, 1875, p. 255 et 256.)

[2] Dr Lemoux, médecin de 1re classe. Rapp. manusc., *loc. cit.* Toulon.

tinales avec diarrhée intense. » Le *Tarn* trouve, à sa sortie de
Montévidéo, une forte brise contraire, qui dure 10 jours, avec
pluie continuelle. Les sabords sont fermés, les capots mis en
place. *Une chaleur humide d'une intensité excessive se
développe dans le navire*, les *émanations putrides des selles
des malades atteints de colites* infestent l'air, etc. Le typhus se
déclare parmi les passagers et l'équipage (450 hommes en
tout). Tous les hommes affectés de colites ne tardent pas à
être en proie aux symptômes de l'épidémie croissante. Deux
de ces compagnies, qui avaient tenu, dans le temps, garnison à
Rochefort, où elles avaient beaucoup souffert des fièvres endé-
miques de ce port, ont un nombre de malades et de morts
bien plus considérable que l'autre compagnie venant de Cherbourg, et que l'équipage. (L'affinité du miasme typhique et
du miasme paludéen est aujourd'hui bien reconnue.) En huit
jours, il y a 124 cas, 12 décès, et, en arrivant au mouillage
de Bahia, on évacue sur les hôpitaux 10 malades (gravité,
9,6 p. 100), dont 2 meurent quelques jours après, 57 restent
en traitement à bord, 45 sont convalescents.

Le fléau disparaît comme par enchantement dès que le
navire est au mouillage et que l'aération et la désinfection
sont possibles. Cependant, quand le *Tarn* reprend la mer, il
y a encore 6 cas légers de dothiénenterie (?)

Les cas de typhus offrirent dans cette épidémie un appareil
symptomatique cérébro-spinal des plus intenses. « Après 4 à 5
jours, violence des symptômes cérébraux ; perte complète de
l'intelligence ; délire violent ; soubresauts des tendons ; langue
sale, fendillée et comme calcinée ; dents fuligineuses ; dysphagie ; paralysie de la vessie ; météorisme ; *pétéchies* ; sudamina ; selles involontaires. »

Le typhus décrit par *Fuzier*, à bord de la *Seine*, qui trans-
porta 447 nègres d'Égypte au Mexique, est du même ordre.
« L'état sanitaire reste excellent pendant la plus grande partie
du voyage ; à la fin seulement, dans les *latitudes chaudes*,
l'épidémie éclate, 5 hommes meurent, et, le jour du débarquement, 77 hommes sont transportés à l'hôpital de la Vera-
Cruz ; en 14 jours, 111 cas, 11 décès ; gravité, 8,8 p. 100.
La *Seine* n'avait pas de batterie basse. La malpropreté des
nègres et leur séjour constant, par apathie, dans cette batterie, avait vicié complètement l'air ; enfin, ce navire avait,

dans un voyage précédent, transporté des mulets et des chevaux.

Ainsi, voilà deux faits positifs, qui prouvent que le typhus épidémique peut naître spontanément sur des navires voyageant dans les latitudes chaudes et y présenter des formes très graves. *La chaleur ne s'oppose donc pas au développement du typhus, mais le favorise-t-elle?*

Pour répondre à cette question, il faut s'entendre sur le sens qu'on donne au mot typhisme.

La naissance de l'infectieux typhique (voir la statistique donnée plus haut. en note), en tant qu'infectieux, est aidée par la chaleur, lorsque toutes les conditions se prêtent à son développement. Mais là s'arrête l'action favorable de la chaleur, car, ainsi que le dit Corre, dans les latitudes chaudes, le typhus s'éteint subitement sur place là où il est né, sitôt que l'aération est possible, et son caractère contagieux, si marqué dans les latitudes froides, n'existe plus.

A Tourane (Annam). où le typhus s'est montré parmi les hommes campés sous la tente, mélangé à d'autres maladies (fièvre typhoïde, dysenterie, paludisme, etc.), je n'ai pas vu, dans le rapport du médecin en chef de l'expédition (de Comeiras), signalée son extension par contagion aux navires coopérant par mer à la défense du camp français, ainsi que le fait a eu lieu en Crimée.

Au Pirée, si le diagnostic porté par le médecin-major du *Gomer* est exact (voir chapitre précédent), le typhus des camps ne se communiqua pas aux autres troupes et aux habitants d'Athènes, probablement à cause de l'intensité de la chaleur.

Dans plusieurs rapports des médecins-majors des transports de l'expédition de Chine, de ceux de Cochinchine ou des Antilles, j'ai vu notés des cas isolés (dits) de typhus (de 1 à 6 ou 7) sans qu'il y ait eu propagation à l'intérieur du navire ou à terre.

Si donc la chaleur favorise l'incubation du poison typhique, on peut dire qu'elle n'en augmente pas la gravité (excepté quand elle agit par ses effets propres en tant que chaleur) et qu'elle s'oppose même à sa multiplication.

Mon intention n'est pas de faire ici l'histoire du typhus; cependant, pour dégager l'inconnu qui entoure les fièvres typhoïdes à bord des navires, je me vois obligé de signaler d'abord les caractères les plus saillants du typhus, que j'ai considéré comme la plus haute expression du miasme d'encombrement ; je réduirai ensuite les traits du tableau pour l'appliquer aux états typhiques légers, ceux que je dois particulièrement viser ici.

Dans le typhus, la température s'élève rapidement ; dès le premier soir, elle atteint d'ordinaire de 40 à 40°,5, avec tendance à la continuité la plus grande. Les maxima thermiques sont très élevés ; la défervescence est brusque.

Au cinquième jour, éruption typhique (roséolique) remplacée trois jours après par une teinte brunâtre, cuivrée, avec desquammation de l'épiderme ; pétéchies.

Dans le deuxième septénaire, exagération des symptômes nerveux, délire analogue au délire alcoolique. Symptômes abdominaux négatifs, constipation, rate souvent hypertrophiée, symptômes pectoraux peu prononcés, excepté dans les cas graves (Griesinger) ; quelquefois fréquence des affections gangréneuses.

Le typhus peut tuer à toutes les périodes ; le plus souvent, la mort a lieu vers la fin de la seconde semaine. Dans bon nombre de cas, l'issue fatale est plus précoce, du huitième au dixième jour ; parfois dans la seconde moitié du premier septénaire ou même dès le troisième jour (Jaccoud). Lésions anatomiques nulles, dégénérescence du cœur et altération de la rate, injection vive des méninges ; piqueté de la substance cérébrale.

Dans les formes abortives, celle de la typhisation à petite dose, l'exanthème manque, la maladie a une durée plus courte de trois à dix jours, les symptômes généraux sont moins accusés, le délire moins prononcé.

La convalescence est beaucoup plus franche que dans la fièvre typhoïde, quoique l'abattement et l'amaigrissement soient beaucoup plus prononcés et persistent plus longtemps.

En résumé, l'hyperthermie rapide et continue, l'éruption roséolique, les pétéchies, la violence des symptômes cérébraux, l'absence de tout symptôme du côté du ventre et de la poitrine, la constipation, la rapidité fréquente dans l'arrivée de la mort, la convalescence lente, caractérisent le typhus.

Avant de rechercher dans les fièvres typhoïdes observées sur les navires de guerre, dans les latitudes tempérées ou chaudes et dans des conditions certaines de typhisme, quelques-uns de ces caractères, il me paraît nécessaire de voir si la chaleur, abstraction faite de l'affection contagieuse propre au typhus, ne produit pas, comme dans les fièvres typhoïdes, des états pouvant être, jusqu'à un certain point, confondues avec ceux propres au typhus.

En conséquence, j'étudierai dans un premier chapitre les fièvres typhoïdes manifestement compliquées de typhisme ; je m'occuperai dans un second chapitre des fièvres typhoïdes avec coups de chaleur, que l'on a souvent prises pour des cas de typhus.

1° *Fièvres typhoïdes compliquées de typhus.— Cas de typhus.*

Je commencerai cette étude sur les fièvres typhoïdes des mers tropicales par l'histoire de l'épidémie de l'*Orne* allant en Nouvelle-Calédonie par mers froides ou tempérées.

On saisira mieux, en procédant ainsi, l'influence de la température sur le développement de la complication typhique.

L'*Orne* (médecin-major Kermorgant)[1] entre en armement au port de Brest pour effectuer un voyage en Nouvelle-Calédonie, où il doit transporter 260 condamnés pris à Rochefort (15 mars). Au moment de son départ de l'île d'Aix, son effectif s'élève à 865 personnes, dont 225 appartenant à l'équipage, les autres étant des militaires ou des passagers ordinaires. Dans la traversée de la rade de l'île d'Aix à Sainte-Catherine, 3 cas de fièvre typhoïde sont constatés, dont 2 sur l'équipage, avec 1 décès à Sainte-Catherine même, et 1 sur les soldats passagers, qui est évacué, convalescent, sur l'hôpital de cette île.

L'*Orne* quitte Sainte-Catherine le 4 mai ; le 15 mai, quatrième cas de fièvre typhoïde, chez un matelot, terminé par la mort, le 1er juin, au dix-huitième jour de sa maladie. — En juin, deux nouveaux cas avec mort, suivis d'une série d'autres en juillet et en août, avec des températures relativement fraîches, malgré la relâche à Nouméa (du 16 juillet au 12 août). Dans la traversée des Wallis à Taïti, l'épidémie cesse définitivement, le 21 août, ayant frappé surtout l'équipage pendant le mois de juillet.

---

[1] Dr Kermorgant, médecin de 1re classe. Rapp. manusc., *loc. cit.* Brest.

Au total : 22 cas, 9 décès, 2 évacués, gravité 45,4 %.

| Équipage . . . . . | 17 cas | 6 morts | 2 évacués |
| Passagers. . . . . | 5 cas | 3 morts | » |

La moyenne thermométrique suivante permettra de juger l'état de la température atmosphérique au moment de l'évolution de divers cas de fièvre typhoïde :

Du 20 au 31 mars, la moyenne thermométrique a été de			19°,6
Du 1er au 10 avril,	—	—	— 25°,5
Du 11 au 20 —	—	—	— 27°,6
Du 21 au 30 —	—	—	— 25°,7
Du 1er au 10 mai,	—	—	— 22°,5
Du 10 au 20 —	—	—	— 18°,4
Du 20 au 31 —	—	—	— 16°.75
Du 1er au 10 juin,	—	—	— 17°,0
Du 10 au 20 —	—	—	— 15°,52
Du 20 au 30 —	—	—	— 15°,14
Du 1er au 10 juillet,	—	—	— 15°,08
Du 10 au 20 —	—	—	— 20°,60
Du 20 au 31 —	—	—	— 19°,15
Du 1er au 10 août,	—	—	— 21°,2
Du 10 au 20 —	—	—	— 24°,0

« Comme on le voit, dit le médecin-major, d'après ce tableau, ce sont les hommes de l'équipage qui ont payé le plus large tribut à la maladie. Cependant, ils se trouvaient dans d'excellentes conditions ; ils habitaient la partie la plus aérée du bâtiment ; de plus, le service les obligeait à rester sur le pont douze heures sur vingt-quatre heures. J'ai recherché si les hommes atteints habitaient une partie spéciale du bâtiment ou si leurs postes de couchage étaient voisins, mais il n'en était rien, tous couchaient dans la batterie haute ; un seul avait son hamac dans la coursive arrière de la cale. Faut-il attribuer ces nombreux cas de fièvre typhoïde sur l'équipage, à ce que celui-ci habitait au-dessus de la batterie basse et recevait directement les émanations de cette batterie? Je ne puis le croire, car les forçats se trouvaient dans les mêmes conditions, et il n'y eut chez eux aucun cas. Nous n'avons dû, je crois, cette épidémie qu'à l'encombrement ; et, si l'équipage a beaucoup souffert, c'est qu'il était, en grande partie, composé de jeunes gens qui venaient au service pour la première fois, qui étaient un peu nostalgiques et qui, par cela même, se trouvaient dans les conditions voulues pour contracter plus facilement la maladie. » Autrement dit, l'équipage a surtout souffert parce qu'il était à même de présenter à l'état latent les germes de l'infectieux typhoïde, dont le miasme d'encombrement a déterminé l'évolution. Les fièvres typhoïdes de l'*Orne* ont donc été des fièvres typhoïdes typhiques, et nullement des cas de typhus, ainsi que le médecin-major en a caractérisé quelques-unes, à cause des accidents cérébraux, de l'hyperthermie et des pétéchies qu'elles ont offertes, et parce qu'elles n'ont pas frappé les gens à constitution délabrée, tels que les condamnés, proie inévitable du typhus.

Je base mon appréciation sur les symptômes, diarrhée et congestion pulmonaire, que j'ai trouvés dans les observations de mon collègue, malgré leur rareté dans les cas de vrai typhus ; enfin, sur la durée anormale de la maladie[1], la longueur de la convalescence et par le caractère mal défini de l'éruption de la peau. Ainsi, chez un malade, cette éruption est signalée, après des sueurs abondantes pendant plusieurs jours, aux parties du corps où celles-ci ont dû irriter la peau (aisselle, partie postérieure du corps, au dos, au sacrum ; membres supérieurs et membres inférieurs dans le sens de la flexion). Elles ont offert, en outre, dit l'observateur, « à leur centre une petite vésicule remplie de sérosité jaunâtre », d'autant plus développée que la peau a été plus baignée dans la sueur (dos).

« Dans ces deux cas (ceux du mois de juin) comme dans tous ceux que nous avons eus ensuite, les hommes se présentaient à la visite se plaignant de faiblesse générale, d'inappétence, céphalalgie sus-orbitaire, douleurs dans les articulations des membres supérieurs et inférieurs, peu de sommeil, rêvasseries, *diarrhée datant de deux ou trois jours, trois à quatre selles liquides dans les vingt-quatre heures.* Le thermomètre placé dans l'aisselle accusait généralement une température de 38°5 à 39 degrés. Le ventre était ballonné, il y avait des *gargouillements dans les fosses iliaques,* langue saburrale... Le soir à la visite, il y avait un peu moins de fièvre : la température baissait de 0°,5 à 0°,9. Je profitais de cette rémission pour faire prendre au malade du sulfate de quinine. Dans la

---

[1] L'observation donnée est celle d'un homme décédé au dix-huitième jour.

nuit, il y avait du délire, *le plus souvent dès le premier jour*, c'était d'abord du subdélirium, puis ensuite du *délire furieux*; les malades voulaient se lever et devaient être l'objet d'une surveillance constante. En présence de ces *accidents cérébraux* et craignant la prostration, je donnais des potions au rhum, etc; jai appliqué une fois des sangsues aux mastoïdes. Il y avait, en même temps, des épistaxis peu abondantes. La température atteignait alors 40°,5 à 41 degrés. Quand elle avait atteint ce chiffre, elle ne baissait guère que de 0°,5 vers trois ou quatre heures. *J'ai perdu tous les hommes chez lesquels la température restait à 40 degrés pendant trois ou quatre jours*. Le délire continuait : la langue après avoir été couverte de fuliginosités, se dépouillait souvent de son enduit, mais malgré cette amélioration du côté du tube digestif, la température restait très élevée et j'observais alors une *congestion des poumons*, Tous les hommes atteints de fièvre typhoïde ont présenté des *sudamina* et des *pétéchies* (?) siégeant sur l'abdomen. Une seule fois, j'en ai observé quelques-unes sur la poitrine. Les hommes qui n'ont eu que du subdélirium ont survécu, mais ont eu une *convalescence très longue et très pénible*. Ils ont tous *perdu les cheveux*, mais, comme les hommes étaient *jeunes*, la chevelure a repoussé. « Comme on le voit, ce sont les accidents cérébraux qui ont prédominé. »

Ainsi l'infectieux typhoïde a évolué plus particulièrement à bord de l'*Orne*, sur les hommes de l'équipage, qui offraient plus que les autres les conditions propres à son développement (infection latente, jeune âge, etc.) Le miasme typhique n'est venu que hâter son éclosion, suivant la théorie de l'action synergique des infectieux. (Voir dans ce travail *passim*.)

Les fièvres typhoïdes ainsi créées ont alors présenté des caractères spéciaux (pétéchies, délire furieux, hyperthermie persistante, convalescence très longue et très pénible, etc.) qui auraient pu les faire prendre pour des cas de typhus, si d'autres signes (congestion pulmonaire, diarrhée, gargouillements dans les fosses iliaques, durée de la maladie, leur absence chez les condamnés) n'avaient permis d'établir un diagnostic exact.

Je passe maintenant aux fièvres typhoïdes typhiques des navires naviguant dans les latitudes chaudes.

L'*Annamite* part de Toulon le 20 mai avec un effectif de 542 personnes.

Beau temps jusqu'à Port-Saïd, sabords ouverts.

Le 25, deux cas de fièvre typhoïde chez deux hommes de l'équipage, guérison.

L'équipage, qui est logé à part des passagers, ne respirant pas le même air et menant une vie active, n'offre plus de toute la traversée un cas de fièvre typhoïde.

Les passagers, tous jeunes soldats, qui habitent dans la batterie, fournissent au contraire un certain nombre de fièvres typhoïdes des plus graves, dix soldats sont atteints (trois en mai, sept en juin) dont trois meurent, le premier le 17 juin, le deuxième le 18, le troisième le 20, soit 30 pour 100.

Pendant les cinq jours où se sont montrés les trois premiers cas de fièvre typhoïde des passagers, du 28 mai au 2 juin, (canal de Suez, et première partie de la mer Rouge), la température était avec beau temps, thermomètre sec 26°,7, thermomètre humide 23°,5. Différence 3°,2.

Dans les jours où se sont présentés les autres cas, je relève du 2 au 6 juin (calme de la fin de la mer Rouge et mouillage à Aden) les températures suivantes :

Thermomètre sec 30°,4, thermomètre humide 28°,4. Différence 2 degrés.

Du 6 au 12 juin (grosse mer, brise de l'arrière, mousson de sud-ouest bien établie, sabords fermés, odeur putride s'exhalant des panneaux de la batterie basse où l'eau court balayée par le roulis, chaleur humide considérable), le thermomètre sec sur le pont à l'ombre est à 28°,6, le thermomètre humide 26 degrés. Différence 2°,6.

Du 12 au 19 juin à la tête d'Achen (même état de la mer, qui est cependant moins forte qu'avant, mais pluie obligeant la fermeture des panneaux par les capots), le thermomètre sec donne 27 degrés, le thermomètre humide 25°,5. Différence 1°,7.

. Les décès s'étant produits dans le deuxième septénaire, les malades étaient donc entrés à l'infirmerie du 6 au 12 juin, au moment de la grosse mer et après les quatre jours des grandes chaleurs, du 2 au 6 juin, période pendant laquelle un homme était mort de coup de chaleur. La température semble, par suite, avoir favorisé l'incubation de l'infectieux typhoïde, ainsi qu'on l'a constaté bien souvent dans cette étude, mais c'est le miasme d'encombrement qui a poussé à sa sortie et qui l'a compliqué gravement.

Voici les termes du rapport du médecin-major (Dr Trucy[1]): « la maladie très grave dans tous les cas (forme ataxique) a présenté cette particularité que la température, prise trois fois par jour, s'est maintenue en plateau pendant huit jours au moins à 40 degrés. »

En même temps « nombreux embarras gastriques, qui furent presque tous fébriles ; dès le début, je constatai une température très élevée. Heureusement, ces symptômes *s'amendèrent* promptement chez la plupart par des vomitifs et des purgatifs. » Ainsi, *prédominance des phénomènes cérébraux, température en plateau à 40 degrés, c'est-à-dire très élevée, défervescence brusque*, voilà bien des caractères tenant au typhisme, car le coup de chaleur a une tout autre terminaison. En présence de cette situation alarmante (j'ai vu les hommes sur les rangs tomber de lipothimie au moment où l'on jetait au branlebas du soir leurs camarades morts à la mer), le médecin-major demanda au commandant d'augmenter la vitesse du navire, de façon à se mettre au plus tôt à l'abri de la mousson, derrière la tête d'Achen, la mer calme du détroit de Malacca devant permettre l'ouverture de tous les sabords. Cette mesure fut suivie, le jour même de sa mise à exécution, d'un résultat des plus concluants. L'épidémie cessa, comme par enchantement ; « à partir du détroit de Malacca, favorisé par une meilleure température, l'état de nos malades s'améliora et à l'arrivée à Saïgon, 7 malades furent évacués sur l'hôpital, dont deux en voie de guérison. »

Sur la *Corrèze*, au même voyage de mai, avec un effectif de 814 personnes, les mêmes accidents ont été observés.

Un cas de fièvre typhoïde dans la Méditerranée.

Un cas de fièvre typhoïde dans la mer Rouge (mort au septième jour, au plus fort de la chaleur, dans le passage dangereux. (Voir plus haut son histoire.)

Coup de vent chaud à Aden, rechute de la fièvre typhoïde de la Méditerranée.

D'Aden à la tête d'Achen, mousson de sud-ouest, départ d'Aden 9 juin.

---

[1] Dr Trucy, médecin de 1re classe Rapp. manusc., *loc. cit.* Toulon.

« Le 19 juin, deux soldats qui habitaient la batterie basse depuis notre départ de Toulon, se présentèrent à la visite offrant les symptômes d'une *maladie qui nous parut d'abord* suspecte.

« Le 20 juin, deux nouveaux soldats, qui avaient pour poste de couchage le même local, entrèrent à l'infirmerie pour la même affection, qui ne laissa pas de doute dans mon esprit sur sa nature. Il fut évident que cette sorte d'empoisonnement miasmatique s'opérait lentement, progressivement, chez les passagers, qui étaient entassés dans la batterie basse. (Voir pour les températures celles données précédemment.) Cette batterie contenait en outre 200 tonneaux d'encombrement de matériel. Les sabords furent fermés à cause de l'état de la mer pendant 13 à 14 jours. A part deux matelots de l'équipage couchant ailleurs, qui furent atteints et dont un mourut, tous les autres malades, au nombre de douze (équipage, effectif, 275 hommes ; passagers, 539) venaient des passagers couchant la nuit dans cette batterie. »

Quatorze hommes furent malades. Deux décédèrent à bord, deux à Saïgon après l'arrivée du navire (1er juillet), un au moment du départ pour France, le 19 juillet.

« Dès que le navire fut à la pointe d'Achen et pénétra dans le détroit de Malacca, les sabords furent ouverts. Il ne se présenta plus de cas nouveaux. » Du reste, on prit à bord toutes les précautions hygiéniques usitées en pareil cas[1]. »

Parmi les symptômes énumérés incomplètement par le médecin-major, je relève les suivants : « stupidité, stupeur, somnolence, *constipation opiniâtre*, taches rosées, *pétéchies*, odeur *sui generis* (de souris), *fièvre variable*, chez quelques-uns *très intense*. Chez ceux guéris, presque pas de *convalescence*. Santé rapide. 5 décès sur 14. Gravité 35,7 0/0 »

Les caractères du typhus se retrouvent encore dans ces fièvres typhoïdes de la *Corrèze* : la chaleur, loin de s'opposer à la complication typhique, semblerait plutôt favoriser son développement. L'élévation de la température est explicitement signalée dans l'intérieur du navire.

Il faut bien se garder toutefois de mettre sur le compte de celle-ci, les symptômes typhiques qui ne lui appartiennent pas

---

[1] Dr Jean, médecin de 1re classe. Rapp. manusc., *loc. cit.* Toulon.

et que l'on a confondus très souvent avec ceux qu'elle produit
en tant que chaleur ; ainsi dans le cas actuel après le coup
de vent chaud du 8 juin, relaté plus haut (avec sabords ouverts),
la température baissa un peu du 9 au 19 juin (avec la mousson de sud-ouest et sabords fermés) ; le premier cas de fièvre
typhoïde se déclara le 19, c'est-à-dire dix jours après le coup
de vent chaud, puis les cas se succédèrent rapidement, car
trois jours après l'arrivée de la *Corrèze* au niveau de la tête
d'Achen où elle trouva belle mer (22 et 23 juin) on n'en constata plus un cas. Il est vrai qu'à partir de ce point les fièvres
typhoïdes compliquées de typhisme évoluèrent sous une température plus élevée (moyenne de la tête d'Achen à Saïgon :
therm. sec 28°,7, therm. humide 25°,4, différence 3°,3), ayant
pu par suite se compliquer de phénomènes de coups de chaleur ; mais, je le répète, cette dernière n'est en rien dans la
cause des phénomènes observés, si ce n'est comme agent favorable à l'éclosion de l'infectieux typhique.

Au voyage de l'*Annamite*, les décès ont lieu, le 17, le 18 et
le 20 janvier, soit onze, douze, quatorze jours après le départ
d'Aden, ce qui fait placer le début des fièvres typhoïdes vers
le 8 ou le 9 juin, dans les six premiers jours de cette partie du
voyage.

Au voyage de la *Corrèze*, c'est un peu plus tard, que les
deux premiers cas de fièvre typhoïde se montrent, dix jours
après le départ d'Aden, c'est-à-dire quatre jours plus loin
d'Aden qu'à bord de l'*Annamite*; aussi la dose de l'infectieux
typhique qui les complique, est-elle un peu plus forte et augmente-t-elle leur gravité (35,7 au lieu de 30 pour 100).

Dans le cours d'un autre voyage de l'*Annamite* parti de
Toulon, à peu près à la même époque (30 mai), et ayant par
suite rencontré la mousson de sud-ouest aussi forte, ces mêmes conditions ont été soigneusement étudiées par le médecin-
major Barre)[1], je les reproduis ici :

« Bien que l'*Annamite* soit parfaitement installé, bien que
sa *batterie basse* soit vaste et souvent bien aérée, il se présente
certaines conditions de navigation qui imposent la fermeture
des sabords. Ajoutons à cela un certain encombrement, une
certaine humidité, qu'y aura-t-il d'étonnant d'y rencontrer de

___
[1] Rapp. manus., *loc. cit.* Toulon.

l'air vicié et des hommes empoisonnés? Ces conditions, nous les avons réalisées pendant quatre à cinq jours à cause du mauvais temps. » A leur suite survint une série de cas de fièvre typhoïde que mon collègue appelle des cas de « second ordre », persuadé qu'ils ont été « engendrés à bord, » les premiers cas, du départ de France ayant été importés de terre. Je ne reviendrai pas sur ce que j'ai dit à ce sujet (p. 194); je n'insisterai que sur les caractères anormaux de ces fièvres constatés par ce médecin. Ainsi il dit « avoir remarqué *un degré d'intensité plus grand.*

« *La stupeur était très marquée; l'adynamie plus profonde : la langue, enduite de saburres, était large; les taches rosées que nous avons recherchées avec soin manquaient presque toujours; il y avait une haute thermalité.*

« *Ces symptômes effrayants s'amendaient assez rapidement.* »

En résumé, dans la mousson de sud-ouest des voyages de Cochinchine, les cas de fièvre typhoïde apparaissent de quatre à six jours après le départ d'Aden, et les décès ont lieu du dixième au quatorzième jour du départ. Il y a là une loi d'une précision presque mathématique, que j'ai cru établir d'après les faits relevés sur un certain nombre de transports. *Trois à quatre jours de mer sur des bateaux encombrés, permettent la production d'une dose de poison typhique suffisante à faire sortir les fièvres typhoïdes qui étaient à l'état latent et à leur imprimer un caractère de gravité considérable qu'elles n'auraient pas eu sans lui.*

J'aurai bien d'autres exemples à ajouter à ceux qui viennent d'être donnés, soit pour la ligne de Cochinchine, soit pour les navires ayant participé à l'expédition de Chine (*voir l'analyse critique de M. Le Roy de Méricourt, dans les Archives gén. de méd. 1864*), soit enfin sur d'autres navires à destination quelconque. Je n'en citerai plus qu'un pris dans les voyages des Antilles.

L'*Amazone* quitte Toulon, le 6 février 1867, avec un effectif de (équipage de 255 hommes) 1145 personnes. Elle subit trois jours de mer au départ, puis le temps reste beau, à 28 degrés de température. Malgré ce beau temps, qui dure depuis Gibraltar jusqu'à la rencontre des alizés, l'occasion d'ouvrir les sabords de la batterie basse, est rare, le navire

ayant une trop grande tendance à rouler à la moindre houle.
Les effets de l'encombrement se firent aussitôt sentir : cinq
cas de fièvre typhoïde appelés par le médecin-major *typhus*[1]
se présentent avec des symptômes d'une gravité exceptionnelle : trois dans l'équipage avec un décès, deux parmi les
passagers avec un décès.

« Ils se sont rapidement succédé et le règne de l'influence
typhique a été de peu de durée. Mais pendant sa vie éphémère
cette influence a pu manifester son existence d'une manière
évidente, par son action sur toutes les affections, mêmes les
plus bénignes qui existaient simultanément à bord. Cette ac-

[1] Je ne puis mieux faire pour prouver que ces cas, appelés *typhus* par le
médecin-major, sont bien des *fièvres typhoïdes compliquées de typhisme*, que de
donner de lui la relation d'une autre épidémie de ces fièvres, prises sur le même
navire, où la maladie n'arriva pas au typhisme, l'encombrement n'existant pas à
un degré aussi prononcé. Après la relation, j'ajouterai les considérations de l'auteur, qui montreront bien quel sens il attachait au mot typhus.

L'Amazone part, le 12 juin, de Toulon, avec un effectif total de 559 personnes.
(Dans le voyage cité plus haut, il s'élevait au chiffre de 1142.) La batterie basse
présentait un encombrement considérable de colis : ses sabords avaient été calfatés.
Aussi, tout l'effectif fut-il logé dans la batterie haute, ce qui produisit un certain encombrement.

Entre Toulon et le Sénégal, le temps fut magnifique, avec 23 à 25 degrés de
température moyenne.

Du 19 juin au 10 juillet, il y eut 9 fièvres muqueuses et 5 fièvres typhoïdes
graves, total 14 ; 2 de ces fièvres furent évacuées sur Gorée ; une autre le fut
un mois plus tard, aux îles du Salut. De ces 3, une eut une terminaison
funeste.

Dès que le navire fut mouillé à Gorée, l'on débarqua les colis de la batterie
basse, l'on ouvrit les sabords et on envoya à terre la moitié des passagers. Il n'y
eut plus, dès lors, un seul cas de fièvre typhoïde.

« Ici, pas de typhus, dit le médecin-major, en faisant allusion à l'histoire citée,
mais il faut dire que l'encombrement a été moins considérable. Le *typhus*, la
fièvre typhoïde, la *fièvre muqueuse* ne sont qu'une même maladie avec des degrés
différents de gravité. La présence ou l'absence de certaines lésions anatomiques ne
suffisent pas, à mon avis, pour établir dans ce cas des différences d'entité. Elles
proviennent surtout de l'énergie de la cause morbigène et de la durée de la
maladie (je suis loin, on a pu le voir, d'admettre une pareille théorie, mais je ne
puis nier les faits sur lesquels ils reposent). Du reste, *les ulcérations des glandes
de Peyer ont été rencontrées, quoique rarement, dans le typhus*, et je les ai
constatées moi-même à l'autopsie chez des individus qui, pendant tout le cours
de leur maladie, n'avaient offert que les symptômes réguliers, et en apparence
peu graves, et à l'ensemble desquels on est convenu de donner le nom de fièvre
muqueuse. Le typhus, la fièvre typhoïde, la fièvre muqueuse se produisent dans
des conditions identiques. Les différences de formes dépendent uniquement
de la quantité et de la malignité du miasme absorbé. Ces affections existent
presque toujours simultanément. Pas d'épidémie de typhus sans qu'il y ait des
fièvres typhoïdes, pas d'épidémie de fièvre typhoïde sans qu'il y ait des fièvres
muqueuses. »

tion se traduisait de deux manières, ou par un *sentiment de faiblesse générale exagérée avec affaissement et tendance à la torpeur*, ou au contraire par une *vive excitation cérébrale avec délire, hors de toute proportion, avec la fièvre et les autres symptômes spéciaux à la maladie préexistante.* Cette espèce de constitution médicale, s'est produite dans la période de la traversée qui comprend notre trajet entre la Méditerranée et les vents alizés, alors que l'état de la mer obligeait de tenir les sabords le plus ordinairement fermés. L'encombrement a été la seule cause. En même temps, un cas de *pleuro-pneumonie suraiguë* chez un capitaine d'infanterie s'est compliqué d'accidents typhiques de la plus haute gravité. Pendant plus de dix jours ce malade a été sans interruption dans les alternatives de délire et de coma, avec météorisme du ventre, langue dure et cornée... qui semblaient ne devoir céder à aucun moyen.... la guérison eut lieu cependant. »

On voit que la complication typhique a été favorisée par la chaleur, car la température était en ce moment plus élevée (de Gibraltar aux vents alizés, température 28 degrés), que dans la Méditerranée, mais il n'y a pas eu, dans ces cas, d'accidents propres à la chaleur.

L'auteur spécifie bien que l'*excitation cérébrale avec délire était hors de toute proportion avec la fièvre et les autres symptômes spéciaux à la maladie préexistante.* Et l'on sait qu'il n'en est pas ainsi dans le coup de chaleur. Il y a bien eu à bord de l'*Amazone* une influence typhique, mais il n'y a pas eu à proprement parler, ainsi que le pense ce médecin-major, de typhus, car il lui manque son caractère le plus important, la contagiosité. Il ne faut y voir que des fièvres typhoïdes compliquées de typhisme.

Dans ces différents exemples pris dans les latitudes chaudes. l'équipage mieux acclimaté au milieu nautique qu'à bord de l'*Orne* allant en Nouvelle-Calédonie, est moins frappé que les passagers formés à peu près exclusivement de jeunes soldats sortant du milieu infectieux typhoïde intense des casernes de France. L'*Amazone* fait toutefois exception à cette règle, l'équipage y est plus atteint que les passagers. C'est que les conditions y sont les mêmes qu'à bord de l'*Orne* (transport des condamnés).

Le miasme typhique donne *par le fait de la chaleur am-*

biante, aux fièvres typhoïdes observées sur les zones tropicales, une allure plus rapide, que la terminaison ait lieu par la mort ou par la guérison, et alors la convalescence s'établit promptement. Il semble que, chez elles, les pétéchies soient plus rares, la constipation plus fréquente et la gravité moins grande, que sur les fièvres typhoïdes où les conditions de température sont meilleures, celle de l'*Orne* par exemple. Enfin, l'adynamie profonde y est aussi commune que l'ataxie violente. Ces fièvres me paraissent par suite présenter une dose d'infectieux typhoïde ou typhique moins considérable que les autres (de l'*Orne*). On peut conclure de là, que si la chaleur ne s'oppose pas au développement de l'infectieux typhique, elle ne paraît pas non plus lui être très favorable ; en tout cas, elle se prête peu à son extension par contagion. Par là, s'expliquerait l'opinion des auteurs (Griessinger, Corre, etc.) qui considèrent le typhus exanthématique comme très rare dans les pays chauds.

Quelquefois pourtant, cette influence typhique acquiert une expression assez élevée pour prendre des allures épidémiques, sans arriver à créer une épidémie bien caractérisée ; que représentent en effet, quatre ou cinq cas de typhus au milieu d'une agglomération de sept à huit cents personnes confinées sur un navire !

Je vais citer un exemple pris sur un transport de Cochinchine.

Sur le *Tarn* (voyage du 20 janvier), deux cas de fièvre typhoïde se montrent dans la mer Rouge (voir chapitre précédent), puis le navire rencontre dans l'océan Indien, avec la fin de la mousson de nord-est, une mer houleuse qui oblige de tenir les sabords fermés ; l'encombrement se manifeste aussitôt. Température élevée et humide à l'intérieur du navire.

« Un soldat, dit le médecin-major, ayant une bronchite chronique au deuxième degré pour laquelle il était exempt de service depuis la Méditerranée, fut pris le jour de notre arrivée à Ceylan d'une fièvre considérable qui n'expliquait pas l'état de son poumon et qui d'ailleurs allait mieux depuis quelques jours. Des *taches exanthématiques* apparurent sur la peau, et le malade mourut cinq jours après dans le délire dont il n'était que rarement sorti depuis qu'il était alité, et avec une température *sans rémission notable au-dessus de 40 degrés.* »

Il y eut cinq cas dont trois chez des convalescents *d'affections sérieuses* (un de bronchite chronique) et un chez un *homme en santé couchant près de la porte de l'hôpital.* « La nature de ces fièvres me parut typhique, la température exagérée sans rémission régulière, avec une *défervescence brusque du huitième au dixième jour,* les taches de la peau, la forme du délire (vigil) n'ont semblé ne devoir être attribuées qu'à cette forme spéciale. » Le typhisme provoqua, en outre, de la diarrhée chez quelques autres convalescents.

Dès que les sabords furent ouverts (à la tête d'Achen), il n'y eut plus aucun cas[1].

Dans les cas du *Tarn,* le typhisme ne vient pas compliquer la fièvre typhoïde qui n'existe plus à bord, il s'attaque aux personnes malades, comme il a, du reste, l'habitude de le faire. Il est vrai d'ajouter que ce transport avait dans la batterie basse, douze chevaux, et que l'infection putride a dû jouer son rôle dans la genèse de ce typhus (voir plus loin l'action de l'infection putride), c'est un des rares cas où je pourrai croire à un exemple de contagion chez un homme bien portant, mais sa nature typhique explique peut-être cette anomalie. Enfin, je ne suis pas bien convaincu que ces cas de typhus ne soient pas surtout des cas légers de typhisme compliqués de coups de chaleur.

DEUXIÈME CAS. — *Fièvres typhoïdes avec coups de chaleur prises pour des cas de typhus.*

Beaucoup de cas de fièvre typhoïde avec ou sans complication typhique, sont présentés (ainsi que je viens de l'écrire) par les médecins-majors comme étant des cas de typhus, lorsqu'ils ne traduisent que l'expression de la chaleur subite.

Sur la *Sarthe* (effectif, 850 hommes), à l'un des voyages du 20 mai, le médecin-major[2] signale deux décès par accidents typhiques. Le premier est celui d'un caporal, entré le 26 mai, à l'infirmerie, le navire étant encore dans la Méditerranée, qui meurt le 31 dans le canal ; « le troisième jour, température 42 degrés passés. Aggravation depuis le début jusqu'au sixième jour, prédominance des phénomènes cérébraux, con-

---

[1] Dr Galliot. médecin de première classe. Rapp. manusc., *loc. cit.* Toulon.
[2] Dr Normand, médecin de 1re classe. Rapp. manusc., *loc. cit.* Toulon.

stipation. » Pour le médecin-major, ce malade est mort de typhus. Malgré l'habileté professionnelle de mon confrère, je doute beaucoup du diagnostic porté, car la température du corps dans le typhus ne monte pas à 42 degrés dès le troisième jour, et d'ailleurs les signes de l'influence de la chaleur sont indiscutables dans le seul cas qui ait eu lieu après celui-ci et trois semaines plus tard. « Le soldat P... (14 juin), présenta des signes qui me rappelèrent le plus souvent le cas précédent. La maladie toutefois commença par une *congestion des poumons avec hémoptysie* légère ; puis le troisième jour, survinrent les *accidents encéphaliques les plus graves* qui ont amené la mort le septième jour (21 juin). Dans les deux cas, « si la marche a été rapide », s'il y a eu « absence de phénomènes abdominaux et de taches rosées, » cela ne prouve pas plus, il est vrai, le typhisme que le coup de chaleur ; mais ce qui démontre bien le coup de chaleur, c'est la température à 42 degrés dès le troisième jour, c'est l'hémoptysie, c'est la circonstance signalée par le médecin-major à la suite de la chaleur excessive qui régnait au même moment « d'un cas *d'endocardite rhumatismale*[1] mortelle en quelques heures et d'une infiltration tuberculeuse également rapidement mortelle. » Je n'écarte pas, du reste, absolument le typhisme de ces faits, car dans le second cas, le décès a eu lieu à peu près aux mêmes dates que chez les malades de l'*Annamite* où l'on a pu si bien dégager les conditions du typhisme, et ici elles devaient être identiques.

J'en dirai autant de certains cas de typhus observés sur les navires de l'expédition de Chine, ainsi qu'on va pouvoir le constater d'après les faits suivants.

La *Forte*, partie de Cherbourg où régnait la fièvre typhoïde, le 8 décembre 1859, ayant 699 personnes à son bord et une certaine quantité de matériel dans la batterie, subit dès le départ une série de coups de vent qui l'obligent à tenir pendant quinze jours les sabords de la batterie fermés. C'est dans ces conditions qu'en arrivant dans les régions chaudes équatoriales, vingt-six jours après avoir quitté Cherbourg, se présente du 2 au 12 janvier une série de décès d'une maladie dont le caractère n'a pu être bien établi. Les uns ont pensé au typhus,

---

[1] Ce cas est à rapprocher de ceux que j'ai observés sur le *Tourville ;* voir *Études cliniques sur les lésions du cœur par coup de chaleur, loc. cit.*

d'autres à des accès pernicieux ; pour moi, ce sont des coups de chaleur. Voici, du reste, leur histoire.

Le premier cas s'est montré chez un militaire, mort le 2 janvier, étant à l'hôpital le 18 décembre avec une *fièvre typhoïde* marchant vers la convalescence (quinzième jour). « Tout d'un coup, sans prodromes précurseurs, il fut pris d'une fièvre intense avec délire furieux et succomba en quelques heures. »

Le deuxième cas survint encore chez un militaire, qui était entré à l'hôpital pour une *amygdalite* suraiguë. Il se trouvait très bien le 5. L'état local était radicalement modifié, lorsque le 6 au matin « un délire violent s'empara subitement de lui, la peau devint sèche et brûlante, le pouls d'une accélération exagérée quoique régulier et la mort le frappa en deux heures. »

Le troisième cas fut constaté sur un matelot qui succomba le 8. Il souffrait le 5 d'un *rhumatisme articulaire aigu*, « l'affection suivait sa marche habituelle, lorsque les symptômes alarmants que j'ai indiqués ci-dessus se manifestèrent et sa fin fut également rapide. »

Le quatrième cas se déclara encore, chez un matelot qui était atteint depuis le 1er janvier d'un *rhumatisme articulaire aigu* et dont l'état était on ne peut plus satisfaisant. Tout d'un coup, le 12 janvier, il termine ses jours de la même manière et avec la même rapidité. »

« J'ai observé chez ces quatre malades, dit M. Sabatier dans sa thèse[1], seulement une demi-heure avant la mort, un *pointillé confluent, d'une couleur lie de vin, disséminé sur tout le corps et qui formait bientôt de larges taches marbrées*, signe positif d'une décomposition du sang. Cette éruption ne disparaissait pas sous la pression du doigt et ne faisait pas saillie sous la peau. A peine le dernier soupir était-il rendu, que la putréfaction commençait et c'est *surtout chez les deux dernières victimes que j'ai fait cette remarque*, » ce qui prouve bien que cette décomposition du sang était surtout le fait d'un coup de chaleur (rhumatisme cérébral par coup de chaleur) et nullement du typhisme, puisque Sabatier dit expressément que l'encombrement n'avait rien d'exagéré. Cependant, je ne rejette pas complètement son existence, et je

---

[1] Sabatier. Thèse, Montpellier, 1864. *Quelques considérations sur les maladies observées dans les mers de Chine, etc.*

pense qu'il a dû localiser par son action sur les centres céré-braux, celle du coup de chaleur.

Les malades étaient sans connaissance, ne poussant pas de plainte, avec le pouls fréquent, une chaleur âcre au corps; le désordre des facultés intellectuelles était extrême, l'agitation excessive, la face *animée mais non congestionnée*. Les pupilles non dilatées, ni contractées. Rien à la percussion et à la palpation sur aucun organe abdominal ou pectoral.

Enfin, le 12 janvier, jour du décès, deux autres militaires se présentent accusant des vertiges, des tintements d'oreilles, des douleurs contusives dans les membres, des frissons irréguliers, leur facies est altéré. Rien du côté des voies digestives ; une demi-heure après, le délire s'empare des deux malades, sinapisme, etc., 5 grammes de sulfate de quinine. Le lendemain, la fièvre tombe.

En même temps, il y eut parmi l'équipage de nombreuses lipothimies avec anorexie complète, faiblesse dans les jambes.

Après ces derniers cas du 12 janvier, se montrèrent 125 cas de *rechute de fièvre intermittente* à type quotidien, ayant chez la plupart des symptômes initiaux graves qui disparurent à mesure que le navire descendit dans les latitudes froides (cap de Bonne-Espérance). Les œuvres mortes du navire donnaient bien un peu d'eau, mais il n'y a pas eu de ce fait d'infection putride.

Ce sont ces cas de fièvre intermittente qui ont dérouté le diagnostic, concurremment avec le pointillé de la peau. Or, la présence des accès de fièvre intermittente n'a rien d'extraordinaire dans ces circonstances de typhisme léger et de chaleur exagérée. Dans les quarante ou cinquante rapports que j'ai dépouillés concernant les navires ayant passé la mer Rouge, j'ai toujours vu, malgré les meilleures conditions hygiéniques, ces accès venir chez les soldats de Rochefort ou chez les paludéens des colonies avec les fortes chaleurs. Si, en même temps, un certain encombrement existait à bord, les accès de fièvre compliqués de typhisation à très petite dose, se montraient plus facilement, mais avec des caractères qui s'éloignaient de la perniciosité que font supposer les cas de la *Forte*. (Voir pour plus ample explication chapitre suivant.) Donc, la présence de ces accès ne prouve pas que les deux matelots atteints de rhumatisme articulaire soient morts d'accès pernicieux. (Je citerai d'ailleurs plus loin des cas où la perniciosité a été incontestable et l'on pourra comparer.)

Quant au pointillé, il n'indique pas non plus l'existence du
typhus, puisqu'on le rencontre avec les coups de chaleur.

J'admets d'ailleurs qu'un certain typhisme puisse être invoqué à cause des quinze jours de mer, qui ont obligé de tenir
fermés les sabords, mais alors tout à fait secondairement, car
il *n'est pas arrivé au caractère* contagieux et n'a vraiment
été bien caractérisé dans aucun des quatre cas. Du reste le
typhus n'est *sidérant* que quand règne une forte épidémie ;
jamais dans d'autres conditions, il ne se signale avec ce caractère.

Sur l'*Européen* (avec un encombrement de 1100 personnes),
il y eut *vingt cas, dits de typhus, ayant fourni seize
décès*, dont quelques-uns furent sidérants, dans la traversée
de Suez à Aden. Et les fièvres typhoïdes traitées à bord
pendant ce temps étaient, au dire du médecin-major[1], légères. Qui ne voit la contradiction entre ces trois faits ? *Typhus non contagieux*, *fièvres typhoïdes légères*, *typhus
sidérant*. Tout s'explique au contraire par l'existence de coups
de chaleur étant venus compliquer les fièvres typhoïdes et
autres états.

Sur le *Rhône*, qui naviguait dans les mêmes conditions de
chaleur et d'encombrement, le médecin-major[2] fait bien remarquer, du reste, que les *accidents cérébraux* qui survinrent
dans les fièvres typhoïdes et qu'il compare à ceux de la *calenture*, ne s'observèrent que lorsque la température s'éleva tout
d'un coup dans la mer Rouge.

Sur la *Loire* allant en Nouvelle-Calédonie (départ de Brest,
4 décembre, avec trois jours de relâche en rade de l'île d'Aix),
un cas de fièvre typhoïde se présente chez un soldat le 16 janvier, c'est-à-dire dans les latitudes chaudes. La mort a lieu sept
jours après. Dès le début, la température est très élevée, le
délire se montre « accompagné d'impulsions motrices continuelles, » l'adynamie faisant néanmoins le fond de la maladie.
L'autopsie ne révèle aucune des lésions de la fièvre typhoïde.
En présence de ce résultat négatif, le médecin-major (docteur

---

[1] Thèse, Montpellier, 1865. Dr Bourgault et *Arch. méd. nav.*, t. VI, p. 502.

[2] Dr Leconiat. Thèse. Montpellier, 1865. *Considérations générales sur la
campagne du transport mixte le Rhône.*

de Béchon[1]) se demande si cette fièvre typhoïde n'est pas un cas de typhus. Il repousse toutefois cette idée, en s'appuyant sur l'absence d'exanthème (ce qui ne serait pas une preuve) et surtout sur ce que le typhus, si contagieux de sa nature, s'est borné à ce seul cas ! Pour moi, j'y vois plutôt une fièvre typhoïde avec complication de coup de chaleur.

En résumé : les fièvres typhoïdes avec coups de chaleur et addition d'infectieux typhique, présentent des signes communs (l'hyperthermie, la violence des symptômes cérébraux, la tendance au suicide, la constipation, les symptômes négatifs du côté de l'abdomen, les pétéchies, la rapidité très grande dans la marche de la maladie) qui expliqueraient la difficulté du diagnostic de la complication, si en même temps, elles n'offraient des signes distinctifs, qui permettent de faire la part du typhisme et du coup de chaleur ; ainsi le délire ne sera pas de même forme dans l'un et l'autre cas, dans le coup de chaleur ; il sera précoce, violent ; surtout s'il est le résultat d'une insolation ou si le malade se trouve dans une des zones dangereuses de chaleur précédemment indiquées ; dans le typhisme, il sera lent à paraître et se rapprochera un peu du délire alcoolique ; dans le coup de chaleur, la fièvre aura de la tendance à persister un certain temps, l'appareil pulmonaire sera dans la généralité des cas, fortement congestionné (congestion ou hémorrhagie) ou enflammé, les hémorrhagies seront multiples et fréquentes, tandis que dans le typhisme les faits contraires seront observés, la défervescence sera brusque, le poumon ne sera pas malade et les hémorrhagies seront rares.

Dans le chapitre suivant, en traitant de l'infection putride et du paludisme à bord des navires, je citerai plusieurs exemples de fièvre typhoïde appelés par les uns typhus, par les autres accès pernicieux, où l'on ne reconnaîtra, la plupart du temps, de même qu'ici, que des coups de chaleur.

---

[1] Dr de Béchon, médecin de 1re classe. Rapp. manusc., *loc. cit.* Brest.

III. INFLUENCE DE L'INFECTION PUTRIDE SUR LA MARCHE DE LA FIÈVRE TYPHOÏDE, DANS LES LATITUDES CHAUDES.

1° *Infection putride à bord dans les latitudes chaudes, sans mélange d'infectieux typhoïde.*

L'infection putride à bord d'un navire se rattache à diverses causes ; ainsi elle peut trouver son origine dans le *navire lui-même (eaux corrompues de la cale, altération des bois du navire, détritus divers et eaux grasses de la machine subissant la décomposition putride,* surtout en présence de l'eau de mer , arrivant dans les bas-fonds par infiltrations ou par le jeu des pompes).

Elle peut ensuite provenir de l'*extérieur,* soit par l'*eau des boissons (eau marécageuse,* etc.), soit par le *chargement (animaux* logés dans l'intérieur du navire produisant l'infection par leurs excréments), *malades* rapatriés (*blessés, dysentériques,* etc.), objets divers de chargement en voie de décomposition (*boissons, conserves animales, cuirs,* etc.).

Lorsque l'infection putride vient de la cale, on peut observer tous les accidents de l'intoxication paludéenne. Le *marais nautique* de Fonssagrives [1] existe alors réellement, favorisé, comme le dit cet auteur, par l'alternance de la mise à nu des matières qui le composent, « soit par le fait des oscillations du navire, soit par le jeu périodique des pompes » et par le « mélange si nuisible de l'eau douce et de l'eau de mer ».

Mais, pour attribuer à ce marais les fièvres d'accès que l'on remarque fréquemment « à bord des navires éloignés des côtes depuis longtemps », il faut qu'elles soient vraiment constatées chez des hommes n'ayant jamais été impaludés antérieurement ou tout au moins n'ayant jamais séjourné dans les pays chauds. Dans mon mémoire sur l'*Asphyxie locale* [2], j'ai insisté particulièrement sur la fréquence des cas de fièvre intermittente dans des milieux parfaitement sains, en dehors de toute cause infectieuse, à la suite de certaines différences de température. Sur la plupart des transports, aussi bien sur ceux où les conditions hygiéniques sont les plus parfaites que sur ceux où elles

---

[1] *Traité d'hygiène navale.* 1re édit., p 17.

[2] *Etude clinique sur l'asphyxie locale, etc.* Arch. méd. nav. 1880.

laissent à désirer, j'ai également toujours noté, dans les rapports des médecins-majors, que les accès de fièvre intermittente s'étaient montrés aux transitions brusques de chaleur et de froid, aussi bien sur les soldats venant de Rochefort que sur les convalescents des colonies.

En dehors de ces manifestations d'un paludisme ancien, comparables aux décharges successives d'une bouteille de Leyde, on voit des accès de fièvre se déclarer au départ des transports de France, sur des hommes complètement purs jusque-là de toute infection malarienne, alors que certaines conditions nautiques viennent à se présenter.

La *première de ces conditions* est évidemment l'existence d'un *foyer infectieux paludéen*, du marais nautique dont il vient d'être parlé.

La *seconde* est la présence, à bord du navire porteur de ce foyer putride, d'un autre foyer, de celui résultant du *miasme d'encombrement*.

Tout navire, ayant dans ses flancs les conditions du marais nautique, sera, toutes proportions égales, d'autant plus éprouvé par la fièvre, que son encombrement spécifique sera plus élevé et que sa traversée sera plus pénible, c'est-à-dire son aération moins grande.

Je ne nie pas l'influence du mouvement, autrement dit, du brassage des matières putrides de la cale sur l'intensité de son action ; mais cette influence est pour moi tout à fait secondaire ; il en faut une autre des plus importantes après celle du foyer putride, c'est l'action additionnelle du miasme d'encombrement.

Sur l'*Isly*[1], où l'encombrement est nul, les eaux putrides de la cale provoquent simplement (dans la Méditerranée) une sorte d'*empoisonnement cholériforme* (céphalalgie, coliques très fortes, diarrhée variable, refroidissement, durée de un à deux jours) que l'on combat facilement.

Sur l'*Amazone* au contraire, dont l'histoire s'applique à toute une série de navires, les effets toxiques de l'infection putride ne font naître des accès de fièvre, dont quelques-uns sont pernicieux, que dans les voyages où l'état de la mer exige la fermeture des sabords et lorsque les conditions d'encombrement existent à son bord.

---

[1] D' Barthélemy, médecin de 1re classe. Rapp. man., *loc. cit.*

Au voyage qu'elle fit aux Antilles, en janvier 1863, le médecin-major[1] constata six accès pernicieux et quinze cas de fièvre intermittente simple, dans un très court espace de temps après son départ de Toulon. « Ces maladies de nature infectieuse se sont manifestées, dit-il, principalement à la suite de quelques jours de gros temps qui avaient nécessité la fermeture des sabords. On conçoit que 200 à 500 hommes, réunis dans une batterie fermée, sans communication avec l'atmosphère extérieure, puissent engendrer des foyers d'infection capables d'empoisonner à eux seuls l'atmosphère du lieu et que ces foyers puissent, plus tard, développer parmi les hommes condamnés à respirer cette atmosphère viciée, des affections sporadiques d'une certaine gravité d'abord et, par la suite, des typhus épidémiques redoutables, suivant leur degré d'intensité et d'activité. »

Ainsi, c'est à la suite du gros temps, c'est-à-dire après addition du miasme typhique, que se sont déclarés les accès de fièvre dont quelques-uns furent pernicieux. L'*Amazone* étant partie le 8 janvier de Toulon, un accès pernicieux algide est constaté le 15 janvier, 24 heures après l'invasion de la fièvre. Il est suivi de plusieurs autres du même genre et de nombreux accès simples. — Après le nettoyage de la cale qui fut fait sur la *ligne*, cette situation disparut complètement.

Comment expliquera-t-on la nécessité de la présence du miasme typhique? Fonssagrives avait déjà dit qu'il n'y avait « pas lieu de s'étonner de la prédilection des épidémies pour certains bâtiments » où le marais nautique existait. Quand on lit la thèse *des désinfectants*, de notre collègue Barthe de Sandfort[2], on est frappé, en effet, de la prédisposition de ces navires à être la proie du typhus, de la fièvre jaune, du choléra, etc. Faut-il, alors, avec lui, considérer le foyer putride siégeant dans les profondeurs du navire, comme un terrain de culture favorable aux autres infectieux?

Je ne puis résister au plaisir de laisser parler l'auteur sur ce sujet, car certains esprits ne manqueront pas de faire l'application de sa théorie, à ce qu'ils auront pu voir dans leur carrière de médecin naviguant.

« Pour nous, dit-il, la cale est, avant tout et par-dessus tout,

---

[1] Dr Bérenguier, médecin principal. Rapp. man., *loc cit.*
[2] Thèse de Montpellier 1885. Page 47.

un admirable terrain de culture (aujourd'hui où cette expression a acquis dans les laboratoires une signification bien précise, on ne saurait récuser la justesse de notre comparaison) ; la chaleur et l'humidité, ces deux grands facteurs de tout travail organique, portés au plus haut point, y favorisent les fermentations de tous genres L'assèchement absolu étant le désidératum généralement irréalisable, il faut bien l'avouer, nous devons y ajouter la présence d'un liquide renfermant des quantités considérables de particules organiques qui constituent, pour ainsi dire, un bouillon de culture[1]. »

Ou bien ne faut-il voir, dans ce foyer putride, qu'un infectieux, à dose insuffisante, n'agissant que lorsqu'il se trouve en présence d'un organisme préparé, c'est-à-dire d'un sang déjà malade?

Cette opinion à laquelle pour le moment je me rangerai plus volontiers se rattache à la théorie des fièvres proportionnées de Torti, de Félix Jacquot, etc. Corre, dans son remarquable article des *typho-malariennes*, l'admet aussi très bien, mais à côté d'autres combinaisons. Je ne puis que suivre les traces de mon érudit collègue. Il y a une infection qui en complique une autre, en ajoutant ses effets à celle-ci, en doublant son action, en la faisant naître là où parfois elle serait restée silencieuse.

Sur une frégate se rendant à Bourbon, avec un encombrement considérable d'hommes, un grand nombre de fièvres intermittentes est constaté à la suite du mauvais temps rencontré dans les parages du cap de Bonne-Espérance. Le médecin-major[2], en parlant de cette fièvre, écrit cette phrase caractéristique : « Ainsi, trois accès pernicieux chaque fois que le bâtiment avait été le plus agité et lorsque le limon de la cale avait été le plus remué. » N'est-ce pas plutôt chaque fois que le miasme d'encombrement était venu ajouter son action à celle du produit de la cale?

---

[1] Je vais, à ce propos, donner ici l'opinion que j'ai entendu formuler à l'un de mes collègues. Les matières putrides de la cale, surtout celles provenant des eaux grasses de la machine, ne seraient point favorables à une culture quelconque, à cause de l'énorme proportion de gaz toxique, acide sulfhydrique, qu'elles contiennent. Les phénomènes d'intoxication observés seraient simplement dus aux gaz HC, HS, etc., et seraient comparables à ceux constatés chez les mineurs.

[2] Delioux de Savignac, médecin de 1re classe, médecin-major de la *Belle-Poule*. Rapp. manusc., *loc. cit.*

Sur la *Constitution*, les mêmes faits se sont reproduits ; je les donne ici d'après le rapport du médecin-major F. Laure[1] :

« Armée en transport, à la fin de novembre dernier pour porter des troupes au Sénégal et à Cayenne, la *Constitution* a reçu en outre un chargement considérable de matériel pour l'expédition de Podor. Ce matériel était arrimé, partie sur le pont, partie dans la batterie de l'entrepont. C'est dans ces conditions d'encombrement que la frégate a mis à la voile, le 25 décembre 1855, ayant à bord 570 passagers militaires (équipage 155 hommes) » ; j'ajouterai suivant Bonnot, second médecin du bord, que le *nettoyage de la cale avait été insuffisant avant le départ*.

« Pendant notre traversée de la Méditerranée, qui a duré 19 jours, le mauvais temps n'a pas cessé de régner (vents d'ouest et de nord-ouest, grand frais, grosse mer, pluies fréquentes). Il en est résulté que durant cette période, nos passagers se sont trouvés entassés dans la batterie et l'entrepont, en proie tout à la fois, au mal de mer, au froid et à l'humidité. Sous l'influence de ces causes et des exhalaisons délétères que n'ont pas tardé à répandre les déjections de toute nature au milieu desquelles les hommes croupissaient, nous avons vu bientôt se développer une constitution médicale toute particulière, qui ne pouvait être engendrée que par un foyer d'infection. Inutile de dire que les sabords étaient condamnés et que le défaut d'aération du bâtiment jouait le plus grand rôle dans la production de ces miasmes. Et il était momentanément impossible d'obvier à ces inconvénients ; on était même souvent obligé, à cause des grains de pluie, de fermer les panneaux du pont, qui servaient seuls à renouveler l'air des parties basses.

« Les maladies régnantes, qui avaient quelques analogies avec les fièvres des marais (c'était bien réellement, d'après Bonnot, des accès de fièvre), étaient si évidemment liées aux différentes causes que j'ai énumérées, qu'ayant débuté huit jours environ après notre départ, elles ont cessé pour ainsi dire, tout à coup, dès que, après avoir passé le détroit, nous avons pu, grâce au temps et à l'état de la mer, substituer à ces causes d'insalubrité, les conditions d'une bonne hygiène, c'est-à-dire

[1] *In* Thèse du docteur Bonnot, médecin de 2ᵉ classe. — *Des fièvres périodiques, compliquées d'état typhique, etc.* Paris, 1858.

faire monter les passagers sur le pont, entretenir la propreté
la plus sévère dans l'intérieur du navire et rétablir la circulation de l'air en dégageant quelques sabords de la batterie...

« La constitution médicale dont j'ai parlé, qui n'a régné
qu'un instant pour ainsi dire, par les raisons que j'ai fait connaître, a pourtant fait quelques victimes, ce qui autorise à
penser qu'elle aurait pris des proportions alarmantes, si elle
avait duré plus longtemps. Elle était caractérisée par la prédominance des *fièvres d'accès* ayant une physionomie et une nature particulière et d'une ténacité telle que le *sulfate de quinine, impuissant quelquefois, ne triomphait que difficilement même des plus légères*. Ce qu'il y a de remarquable,
c'est que l'équipage, à de rares exceptions près, a échappé pour
ainsi dire, à cet empoisonnement miasmatique, qui n'a guère
porté par conséquent que sur les passagers. Cette espèce d'immunité dont ont joui nos matelots s'explique aisément, si l'on
considère qu'ils étaient presque toujours sur le pont, à l'air
libre, occupés à la manœuvre, exempts de mal de mer et en
lutte contre le froid et l'humidité par un exercice musculaire
continuel. Ils ne passaient guère dans les parties basses du
navire, que quelques heures de la nuit et encore les faisait-on
souvent monter tous ensemble, à cause de la faiblesse numé-
rique de l'effectif accordé par l'armement.

« Sur vingt-quatre hommes atteints pendant le règne de
cette petite épidémie, deux ont succombé, et ce qu'il y a de
singulier, c'est que l'état pernicieux qui a causé la mort dans
ces deux cas a revêtu une forme tout à fait insolite. Ainsi,
chez le premier de ces malheureux, qui est mort dix jours seulement après notre départ, la fièvre a été d'abord cataleptique
(j'ajouterai : et algide), puis délirante et comateuse, et n'a
duré que trois jours, tandis que le second, atteint un peu plus
tard et chez lequel aucun symptôme alarmant ne pouvait faire
prévoir une issue funeste, s'est éteint presque subitement, le
cinquième jour de la maladie dans un état algide que rien n'a
pu conjurer.

« Dans le premier cas, on n'avait pas administré le sulfate
de quinine, parce que l'affection n'avait pas été reconnue
assez tôt....

« Dans le deuxième cas, au contraire, bien qu'on n'ait eu
affaire qu'à une fièvre rémittente simple, le sulfate de quinine

avait été donné à haute dose dès le début de la maladie, et non seulement il ne servit pas à prévenir l'état pernicieux, mais la mort n'en fut pas moins d'une promptitude désespérante. Quant à ceux qui ont guéri, il importe de noter qu'ils se sont rétablis très lentement et que dans les cas les plus légers, pour la fièvre la plus simple, ils ont passé un mois au poste des malades, tant à cause de l'opportunité de la maladie que de leur état de faiblesse. »

Cette *faiblesse*, cette *prostration des forces*, que nous trouverons plus tard dans les fièvres typhoïdes ayant évolué dans un pareil milieu, sont, pour F. Laure, l'indice certain d'un génie typhique « qui doit rendre le pronostic plus grave et faire moins présumer des bienfaits du sulfate de quinine. Il est digne de remarque, en effet, que ce sel fébrifuge ne nous a rendu que de médiocres services dans cette circonstance, soit parce qu'il agissait lentement dans la généralité des cas, soit à cause de son impuissance même dans quelques cas malheureux ; et pourtant le type de la fièvre était périodique, jamais continu, toujours marqué, au contraire, par des intermittences bien prononcées ou des rémissions non moins évidentes et accompagnées de sueurs. Aucun médicament ne semblait mieux indiqué que l'antipériodique contre cette forme de pyrexie, malheureusement l'expérience n'a pas toujours justifié nos prévisions. »

Le 15 janvier, la *Constitution* relâcha à Ceuta où l'on procéda au nettoyage et à la désinfection du navire et surtout de la cale ; les sabords furent ouverts. L'épidémie disparut aussitôt. Ajoutons, et ceci a son importance pour éviter une confusion avec des *coups de chaleur*, que le soleil qui avait été invisible jusque-là, se montra et contribua à l'assèchement et à la vivification de l'air qu'il renfermait.

Les cas observés à bord de la *Constitution* n'ont offert, de l'aveu des médecins du bord, ni *éruption à la peau*, ni *épistaxis*, ni *gargouillement*, ni *embarras gastrique*, ni *diarrhée*, pouvant faire croire à des fièvres typhoïdes ; l'*absence de l'hypertrophie de la rate*, signalée aussi, semble montrer le peu d'intensité d'action du poison paludéen. Reste donc par exclusion le miasme putride ou typhique à incriminer. L'observation donnée dans la thèse de Bonnot est un exemple remarquable de ce mélange d'infectieux putride, typhique et pa-

Indéen. Les accès pernicieux, purs de toute altération étrangère, se présentent rarement, en l'absence de toute insolation, avec ce cortège de symptômes cérébraux (particulièrement les vociférations) de la part du malade, tandis que ces faits-là se retrouvent dans la plupart des cas de typhus.

OBSERV. II. — *Résumé*[1]. B. F..., 22 ans, soldat d'infanterie de marine, constitution robuste, est malade à partir du 3 janvier, *une heure du matin*, 9 jours après le départ de Toulon. Mort le 5 à 1 *heure et demie du matin* (11 jours après le départ).

Au début, accès de catalepsie (suspension de la sensibilité, de l'intelligence, contraction tétanique générale du système musculaire... la position donnée aux membres persiste 10 minutes... face pâle, décolorée, pupilles dilatées insensibles à la lumière; pouls petit, concentré, rapide. Battements du cœur à peine perceptibles. Muqueuse olfactive insensible à l'ammoniaque, extrémités froides, etc.).

Retour à lui-même après trois quarts d'heure de traitement. Le malade semble se réveiller d'un sommeil profond; aucun souvenir de ce qui s'est passé; céphalalgie; brisement des membres; regard incertain; facies avec un peu de stupeur. Le malade se lève et va se coucher avec l'aide d'un camarade dans son hamac, sommeil calme et tranquille.

Dans la journée, le nommé B. F... ne se présente pas à la visite.

Le 4 janvier, *à 1 heure du matin*, délire violent; B. F... monte sur le pont, où il se livre à des actes violents, avec vociférations, etc.

A 9 heures, coma profond; pouls fort, plein à 84; face vultueuse, pupilles dilatées, insensibles à la lumière; peau chaude, insensible. Résolution musculaire complète; sueur ruisselant sur le tronc et les membres. Aucun moyen n'agit. Cet état persiste dans la journée et pendant la nuit.

5 janvier. — Mort à 1 *heure et demie du matin*.

Dans le chapitre précédent, j'ai fait voir que dans la mousson de sud-ouest, les cas de fièvre typhoïde apparaissent 4 à 6 jours après le départ d'Aden, et les décès ont lieu du dixième au quatorzième jour après avoir quitté cette ville; les faits se sont donc passés ici dans des conditions identiques de typhisme.

Si le miasme typhique favorise ainsi l'apparition des accès de fièvres simples ou pernicieux, le vrai paludisme latent chez l'individu peut à son tour aider chez lui le développement du typhisme. Des cas légers prendront alors l'apparence des cas de typhus, dont ils auront toutefois en moins la propriété contagieuse.

[1] Observation classée par l'auteur dans la catégorie des fièvres intermittentes pernicieuses, cataleptiques, délirantes et comateuses.

J'ai trouvé dans les rapports de mes collègues des exemples de fièvre intermittente quotidienne qui, au troisième accès, prenaient une marche continue avec symptômes typhiques et constipation. Leur guérison était assez fréquente, le danger ne venant pas, en ce cas, du paludisme, qui pouvait être écarté par la quinine, ni du typhisme qui était à faible dose.

Sur le *Trident*, rapatriant des troupes de Crimée (1450 hommes à bord) il se présenta, pendant la traversée, dix-sept cas de fièvre continue ou rémittente au début, qui furent accompagnés de quelques symptômes propres au typhus nosocomial. Un cas fut même caractérisé « typhus »; le malade mourut le septième jour de sa maladie. C'était un soldat venant du foyer paludéen du camp de la Tchernaïa ; la fièvre fut d'abord continue avec symptômes graves, puis survinrent une stupeur profonde, du tremblement de la langue, de l'enduit fuligineux, un coma prolongé de 36 heures et une *éruption pétéchiale* assez distincte qui arriva 48 heures avant la mort.

A ce sujet l'historien[1] de cette petite épidémie ajoute judicieusement : « Quant à l'influence fâcheuse que l'encombrement à bord du vaisseau a pu surajouter aux autres causes morbides, s'il est rationnel d'en admettre les effets *a priori*, il devient très difficile d'en poursuivre les traces. Tout ce que l'on peut avancer avec quelques chances de certitude, c'est que nos militaires passagers ayant été antérieurement soumis aux miasmes paludéens de la Tchernaïa, les accès de fièvre intermittente ont récidivé à bord du *Trident*. Dès lors, l'intervention de l'encombrement jointe aux alternatives de froid et de chaleur qui ont régné pendant la traversée, a pu contribuer à rendre ces accès de forme rémittente, pour les faire passer ensuite au type continu avec complication de symptômes typhiques. »

La *troisième condition*, je ne dirai pas nécessaire, mais facilitant l'apparition des accès de fièvre simple ou pernicieux, sur des hommes n'étant pas impaludés antérieurement à leur embarquement, est la *chaleur*. C'est que chaleur et humidité sont les facteurs principaux de l'évolution des infectieux !

A bord du *Surger*, parti de Pondichéry avec 400 coolies, des cas de fièvre intermittente se présentèrent deux mois et demi après le départ du navire, entre le cap de Bonne-Espérance et

---

[1] Mauce, médecin de 1re classe. Rapp. manusc., *loc. cit.*

Sainte-Hélène. « Après un passage pénible du premier de ces points (trois coups de cape essuyés en 15 jours), nous fûmes surpris, dit le médecin-major[1], par une véritable épidémie de fièvre intermittente. Le commémoratif nous mit à même d'assigner à cette infection sa véritable cause. En effet, la totalité des malades atteints se trouvait placée dans la partie avant du faux-pont, communiquant avec la cale, par un grand panneau. » Or, dans cette cale, des débris de légumes secs croupissaient dans l'eau salée. « Si l'influence pernicieuse ne s'est pas fait sentir plus tôt, il faut l'attribuer à l'abaissement de la température dans les latitudes que nous venons de parcourir ; aussi, *dès que nous fûmes par des latitudes plus élevées, dans le voisinage de l'équateur*, l'infection phyto-hémique se manifesta-t-elle sur une grande échelle, en nous présentant les caractères de la cachexie paludéenne. Tous les malades que nous traitâmes alors se trouvaient, avons-nous dit, à portée de ce panneau. » Ici, comme sur les autres navires, les hommes qui sont en communication directe avec le foyer putride, caliers, cambusiers, mécaniciens, etc., sont ceux atteints de préférence.

Si le médecin-major du *Surger* constata l'efficacité du sulfate de quinine dans le traitement de ses malades, c'est que probablement leur paludisme était ancien (ils avaient dû le rapporter de l'Inde) ; l'infection putride aidée de la chaleur n'avait contribué qu'à le faire éclore ; car dans les accès de fièvre d'origine putride ou typhique, l'alcaloïde de quinquina est inactif (voir Corre, p. 284).

Cette règle souffre pourtant quelques exceptions ; ainsi, il peut y avoir, en cas de vrai paludisme, dans ces différences d'action de la quinine, une question de doses dans le mélange des éléments infectieux. Si le miasme typhique ou putride n'est pas très intense, le paludisme sera facile à combattre, celui-ci n'ayant agi qu'avec l'aide de l'autre. Si, au contraire, le miasme typhique ou putride est à dose considérable, soit par le fait de la durée du mauvais temps, ou de l'exagération de l'agglomération humaine, je crois que le sulfate de quinine aura bien peu d'action, car il ne s'adressera pas au principal facteur. C'est ce qui est arrivé, par exemple, sur les navires *l'Adour*, *la Jeanne*

---

[1] D\u02b3 Carles, médecin de 1\u02b3\u1d49 classe. Thèse.

d'Arc (M. Fonssagrives, p. 216, 1re édit.), *la Forte* (voir plus haut) et *la Constitution* dont je viens de donner l'histoire.

La *forme pernicieuse* que j'ai relevée comme la plus fréquente dans tous ces cas, est l'*algide* (cholérique comprise) : après viennent les formes *tétanique, convulsive, comateuse*, suivant leur ordre de fréquence, etc. Lorsque les phénomènes d'algidité (avec ou sans coïncidence de diarrhée cholérique) ont été observés, j'ai cru voir dans leur présence l'action prépondérante du miasme putride sur le miasme typhique.

Après l'étude qu'on vient de lire sur l'influence réciproque et synergique de ces deux infectieux d'origine putride, avec ou sans l'aide de la chaleur, il me paraît inutile de m'arrêter sur les effets du *désarrimage,* où l'on retrouvera les mêmes faits. L'infectieux putride y agit, soit seul, soit concurremment avec le miasme d'encombrement, suivant que le navire est au mouillage, en mer calme ou agitée. Sur l'*Adour* et la *Jeanne d'Arc*, cités plus haut, comme du reste dans les autres cas donnés dans les rapports de mes collègues, la *dysenterie* accompagnait quelquefois les accès de fièvre.

Je n'insisterai pas non plus sur les faits de l'*Argos* qui, grâce à la notoriété de l'auteur qui les a publiés [1], sont connus de tous. Ils rentrent dans la même loi, seulement l'infection putride au lieu de s'y faire par la muqueuse pulmonaire, s'y est faite par la voie stomacale, par ingestion *d'eau marécageuse.* Les accès pernicieux et l'intoxication paludéenne se sont déclarés ensuite par l'effet de l'encombrement sur des militaires en santé, venant d'Algérie, c'est-à-dire déjà atteints par le paludisme.

Les effets de l'eau corrompue de la cale, avec addition presque constante de l'infectieux typhique, ceux du désarrimage et de l'ingestion de l'eau putride, me paraissant suffisamment indiqués, je vais étudier l'action des *matières putrides animales venant du chargement* (excréments des animaux ou matières putrides mortes en voie de décomposition) ; car l'on verra très souvent à bord des transports les fièvres typhoïdes évoluer dans un milieu infesté par elles. Il importe par suite de faire la part de ce qui revient à chacun des infectieux typhoïde ou putride.

A ce propos, je ne crois pouvoir mieux faire que de prendre

<hr>

[1] Boudin. *Essai de géographie médicale.*

l'exemple donné par le célèbre professeur de Paris, Jaccoud[1], car il est typique, étant dégagé de toute complication du miasme d'encombrement, et de plus il s'est présenté sous la zone torride.

Les faits qui font le sujet du travail de M. Jaccoud ont été pris, deux jours après le départ de Rio (Brésil) et en plein mois de juillet, sur le paquebot *la Gironde*, allant en France, avec un chargement de peaux en voie de décomposition putride.

De leur histoire, M. Jaccoud en a conclu que les matières animales dégageant des miasmes putrides étaient susceptibles de créer le typhus exanthématique, absolument comme les miasmes produits par l'agglomération humaine vivante.

Telle ne serait pas la manière de voir de Laveran[2], qui me paraît avoir sainement interprété la situation. Après avoir fait remarquer que *l'aménagement de la* Gironde, *sa propreté, sa ventilation ne laissaient rien à désirer, qu'il n'y avait pas d'encombrement à bord*, c'est-à-dire toutes les conditions opposées à celles du développement du typhus, Laveran ajoute: « Les accidents débutèrent sur des hommes de l'équipage et sur des garçons de salle, peu après le passage de la ligne au mois de juillet, par une *température très certainement excessive* que M. Jaccoud a eu le tort de ne pas noter; la fièvre avait le *caractère rémittent ou intermittent; le début était très brusque*, et, chez la plupart des malades, on observait *du délire avec tendance au suicide par submersion*; deux malades sur quatorze présentèrent une *éruption érythémateuse* qui n'avait pas les caractères de l'éruption exanthématique pétéchiale du typhus, plusieurs furent couverts de *sudamina*, les symptômes abdominaux et thoraciques faisaient complètement défaut. Le nombre total de malades s'éleva à vingt et un, sur lesquels il y eut cinq décès, deux par suicide (submersion), trois par les progrès naturels de la maladie. » *Aucun cas de contagion* ne fut observé sur les passagers. Les accidents cessèrent avec la désinfection des peaux par l'acide phénique.

Laveran voit dans cette épidémie des cas de *calenture* (j'aime mieux dire de *coups de chaleur*) et de fièvre rémittente climatique ou paludéenne; il y a du vrai dans cette opinion, ainsi qu'on le verra quelques lignes plus loin, mais je crois qu'il faut

[1] Jaccoud. *Traité de pathologie interne. Typhus.*
[2] L. Laveran. *Traité des maladies des armées*, p. 270.

surtout considérer les effets de l'infection putride existante dont Laveran ne parle pas et qui a préparé le terrain.

D'ailleurs pour bien fixer nos idées, je ne crois pouvoir mieux faire que de donner des extraits du tableau de cette épidémie, tracé par l'auteur.

La maladie débuta d'une façon régulière ou irrégulière.

Dans le cas à invasion *irrégulière*, « le premier symptôme était une céphalalgie forte, avec une fièvre intense ; le malade était obligé de se coucher, mais quelques heures après ou le lendemain au plus tard, il se trouvait assez bien pour se lever, il se croyait guéri et de fait, il pouvait reprendre son travail, mais au bout de 24 heures, un peu plus tôt, un peu plus tard, ces mêmes phénomènes se reproduisaient ; si le *premier accès de fièvre* n'avait pas été accompagné du délire, il l'était alors ; bientôt une rémission moins complète de la fièvre et des symptômes céphaliques permettait de nouveau au malade de se lever pour quelques jours ; il était alors sombre, taciturne, et cette modification psychique suffisait pour démontrer la persistance d'un état morbide sérieux, malgré l'atténuation momentanée des autres phénomènes. Après une série de ces alternatives embrassant une période de 4 à 7 jours, la maladie arrivait à l'état continu.... »

Dans les cas, au contraire, où *l'invasion fut régulière*, elle fut « caractérisée par les mêmes symptômes céphaliques et par une fièvre dont la continuité n'était rompue que par la rémission du matin... l'état allait en s'aggravant et le délire se présentait de plus en plus prononcé... »

Dans les deux formes, le délire prit par la suite, chez quelques-uns des malades, « un caractère plus sombre encore ; les paroles incohérentes qu'ils font entendre expriment des craintes de mort ou des idées de suicide. »

Deux hommes atteints se jettent à la mer, puis la tendance au suicide est générale.

Dans l'observation donnée par Jaccoud (p. 259), je relève, en outre, les caractères suivants : face pâle, muscles incessamment parcourus par des contractions fibrillaires, soubresauts des tendons, fièvre très forte, délire décrit, symptômes négatifs au poumon, au cœur, au foie, à la *rate* ; constipation dominante... abdomen légèrement météorisé sans gargouillement. Durée de la maladie : 14 jours ; mort dans le coma.

Dans l'autre observation (p. 240), les caractères diffèrent un peu : face vultueuse ; diarrhée très peu abondante ; depuis le début, deux évacuations, trois au maximum dans les 24 heures, langue légèrement fuligineuse, même fièvre que dans le cas précédent, mais sans contractions fibrillaires et avec délire moins troublé... légère épistaxis... sudamina et exanthème très discret, constitué par des taches circulaires, d'une rougeur foncée, qui s'effacent lentement et avec une certaine difficulté sous la pression du doigt, peu saillantes, ayant le caractère papuleux. Mort au seizième jour dans l'adynamie.

Il y a eu aussi des débuts brusques : « une après-midi, par exemple, un cuisinier en parfaite santé jusqu'à ce moment, est pris, en *travaillant*, de douleurs de tête de délire et de fièvre, le tout au même instant ; ses premières divagations portent déjà l'empreinte des idées de mort ; il faut le descendre dans son dortoir et l'y enfermer sous la garde d'un surveillant. »

Chez ceux qui ont guéri, « *l'affinité pathologique* était clairement établie par la prostration d'emblée et la prédominance des troubles nerveux... » ; en fait, considérés ensemble, ils « offraient l'empreinte d'un même état morbide et ils présentaient tous les degrés possibles depuis le danger prochain jusqu'aux simples désordres céphaliques et gastriques d'une durée presque éphémère. Il était évident que tous ces hommes avaient subi l'action d'une même cause morbigène, dont les effets identiques quant à la nature variaient quant au degré, selon l'individualité organique et aussi sans doute sous la puissance de l'impression nocive. »

On ne peut nier que l'infection putride n'ait été grandement aidée dans son action par l'influence de la chaleur atmosphérique. L'observation du cuisinier, tombant malade l'après-midi devant ses fourneaux, est un exemple de coup de chaleur aussi net que possible. On n'a qu'à lire les faits de la *Forte* (voir chapitre précédent), on verra combien la ressemblance est frappante. C'est à son action, sur un terrain *où régnait l'infection putride*, qu'il faut attribuer les accès intermittents du début, la forme du délire et la tendance au suicide.

Je citerai, à l'appui de cette opinion, l'histoire médicale du *Masséna*[1], où l'on verra des faits du même ordre se présenter,

[1] Rapp. manusc., *loc. cit.*

après *infection typhique et putride par des selles dysentériques*.

Le *Masséna*, qui venait de séjourner à la Vera-Cruz, pendant
une année, avait perdu les 2/5 de son effectif (595 hommes)
de la fièvre jaune. Le 15 décembre, il part de Sacrificios
avec 605 hommes et 186 malades, dont la plupart étaient
dysentériques; quelques heures après, coup de vent du Nord,
très violent. *Le mauvais temps dure trois jours*; les malades
sont très fatigués: le nombre des selles des dysentériques augmente; plusieurs rechutes ont lieu. Le temps se remet ensuite
au beau; dans la nuit du 25 décembre, rien d'étrange; pluie.

Le 26 décembre, temps à grains. Le vent souffle du sud-est.
Le thermomètre et le baromètre n'offrent rien d'extraordinaire.

Le 27 décembre, beau temps, même vent. C'est ce jour-là
qu'une affection curieuse se déclare : « 4 ou 5 hommes viennent
me trouver prétendant qu'ils étaient empoisonnés. Je m'aper-
çois qu'il se passait, écrit le médecin-major, quelque chose
d'insolite. Les yeux étaient hagards, la démarche peu assurée;
les idées les plus étranges apparaissaient un instant et étaient
remplacées pas d'autres non moins extraordinaires. Trois ou
quatre, pendant ce temps, parcouraient les batteries sans but
déterminé; l'un refusant de se coucher, voyant dans son lit un
fantôme menaçant; d'autres étaient complètement immobiles
dans une prostration complète; beaucoup se plaignaient d'un
sentiment d'ardeur à l'épigastre (nausées); chez tous, il y avait
de la fièvre et une énorme dilatation des pupilles. Trois ont eu
un délire furieux. J'ai dû les faire attacher dans leurs lits...
deux hommes ont été empêchés de se jeter à la mer. » Hallu-
cinations chez tous. Dix-sept hommes furent ainsi atteints le 27,
dont plusieurs n'étaient pas allés sur le pont, ce qui éloigna
l'idée d'une insolation (mais non l'influence de la chaleur)
aux yeux du médecin-major. On se crut en présence d'accès
pernicieux (forme ataxique chez la plupart, comateuse chez
tous), la grande majorité des malades ayant eu antérieurement
des accès de fièvre, et l'on institua le traitement en ce sens. Le
lendemain « sous l'influence du fébrifuge, les symptômes
avaient beaucoup diminué d'intensité; cinq malades seulement
présentaient encore du délire. »

Le 28 décembre, survinrent trois cas nouveaux, également
traités et guéris.

Le 29 décembre, tout symptôme alarmant disparaissait et l'on n'avait à regretter la mort de personne. Un sergent d'infanterie de marine resta deux jours dans un état comateux inquiétant, mais le troisième jour, il reprit connaissance et se *rétablit promptement.* Il y eut aussi, ce jour-là, deux récidives qui cédèrent facilement.

Du 15 au 29 décembre, sept dysentériques étaient morts.

Dans les faits de la *Forte*, le coup de chaleur frappe les convalescents et les hommes en pleine évolution fébrile rhumatismale ; dans ceux de la *Gironde* et du *Masséna*, il s'adresse aux hommes que l'infection typhique (encombrement) ou putride (peaux putréfiées, selles dysentériques) a atteints, avec complication malarienne (dans les cas du *Masséna*, puisque le sulfate de quinine a réussi).

A la Guyane, j'ai soigné des malades atteints d'infection putride d'une grande intensité, qui avait été produite par des cadavres de bœufs échoués sur la plage, au vent des bâtiments, mais sans complication de coups de chaleur ; ils sont loin de ressembler à ceux de la *Gironde* et du *Masséna*.

Étourdissements, simple exaltation cérébrale, coliques, diarrhée, dysenterie, adynamie profonde, accès de fièvre ou fièvre continue. Tels sont les principaux symptômes constatés, mais il n'y a pas eu délire comparable à celui que je viens de relater.

On voit par cette étude combien il est difficile de porter un jugement sain sur les faits observés dans les zones chaudes. Comment arrivera-t-on à faire la part de chaque cause, en cas de fièvre typhoïde évoluant dans un pareil milieu, lorsqu'il est si difficile de découvrir la vérité dans les situations relativement simples ? Je vais essayer pourtant, mais je demande toute l'indulgence du lecteur, en raison surtout de la pénurie de documents suffisamment précis.

Je crois cependant nécessaire, avant d'entreprendre ces recherches, de résumer cette longue excursion dans les infections putrides végétales et animales sous les zones chaudes par quelques propositions qui puissent servir de point de départ à l'étude qui va suivre :

1° *L'infection putride, animale ou végétale,* fait apparaître des accès de fièvre intermittente justifiable de la quinine ;

2° Elle leur donne souvent le cachet pernicieux ;

3° Préférablement la forme algide ; l'ataxique vient ensuite :

4° Elle est facilitée dans son évolution par le miasme d'encombrement, qui ajoute ses propres effets aux siens ;

5° Elle se présente souvent alors sous la forme intermittente ou pernicieuse, mais elle *n'est pas justifiable du sulfate de quinine*, ce qui la sépare de celle d'origine paludéenne ;

6° Elle peut arriver à donner à des doses légères de miasme typhique, des effets analogues à ceux du vrai typhus, mais *sans son degré de contagiosité ;*

7° Lorsqu'elle agit en combinant son action à celle de la chaleur, elle se présente sous un appareil symptomatique des plus graves, où l'on retrouve facilement l'influence du typhus et du coup de chaleur ;

8° Le délire prend alors une forme sombre, avec tendance au suicide : l'adynamie est profonde, la dépression consécutive des forces considérable et exigeant une convalescence fort longue ;

9° Quand l'infection putride cesse d'agir, l'état sanitaire change subitement du tout au tout.

Ces considérations posées, je vais aborder l'étude des fièvres typhoïdes qui évoluent dans un pareil milieu de putridité et de chaleur.

2° *Fièvres typhoïdes à bord des navires, dans les latitudes chaudes, avec complication d'infection putride.*

J'examinerai d'abord les fièvres typhoïdes avec complication d'infectieux putride, qui auront évolué dans les *latitudes tempérées.* commençant par l'exemple d'un vaisseau chargé de transporter des troupes en Crimée pendant la guerre. L'intertermittence du début, l'inefficacité du sulfate de quinine et la gravité de ces fièvres montreront bien l'influence de l'infectieux putride.

Le vaisseau *le Donawerth*, du 14 mars au 14 juin, fait un voyage de Toulon à Constantinople, avec 300 tonneaux de chargement, 1000 hommes d'équipage, suivi quelque temps après de deux voyages, l'un de Beicos en Crimée, avec 2000 hommes de troupe et du chargement, l'autre de Crimée en Turquie, avec 400 hommes et des chevaux.

A Kamiesh, *le Donawerth* se trouve au voisinage du camp

français, où « *des milliers d'hommes et de chevaux étaient
enterrés à fleur de terre, répandant des miasmes putrides
intenses dans l'air environnant.* » 38 fièvres typhoïdes sont
observées à bord pendant ce temps (1 en mars, 4 en avril,
33 en mai); 7 sont évacuées sur les hôpitaux de terre, où
4 se terminent par la mort.

Voici les particularités signalées sur leur compte par le médecin-major[1]. « La maladie a toujours débuté d'une manière
insidieuse, tantôt sous forme d'accès intermittents d'abord,
puis rémittents, qui simulaient parfaitement des accès pernicieux, tantôt sous les apparences d'une pleurésie ou d'une
pleuro-pneumonie. Après deux ou trois jours, elles prenaient
le type continu et la forme inflammatoire, puis apparaissaient les symptômes abdominaux et les éruptions chez
ceux que j'ai pu suivre assez longtemps. Enfin, venait la période adynamique, qui durait jusqu'à la fin de la maladie.
Dans le principe, il eût été facile de confondre ces fièvres avec
des accès intermittents ; nous étions à Beicos, localité très
marécageuse ; nous avions en même temps des fièvres à quinquina. L'état du sang ne permettait pas d'établir une différence
avec les fièvres pernicieuses à forme typhoïde qui se montrent
parfois dans ces contrées, mais l'apparition des symptômes
abdominaux et des éruptions caractéristiques et l'*inefficacité
absolue du sulfate de quinine* (1 gramme en quatre doses)
sont bientôt venues lever nos doutes. »

Les apprentis-canonniers du *Montebello désarriment* la cale
du *Suffren* au mois de juin 1860. Or, en 1859, le *Suffren*
n'avait eu que 5 cas de fièvre typhoïde (1 en janvier, 2 en
juin, 1 en octobre, 1 en novembre)[2], et en 1860 il n'en
avait présenté que 9 cas dans les six premiers mois de l'année
(1 en janvier, 1 en mars, 1 en avril, 2 en mai, 4 en juin). Au
mois de juin le désarrimage se fait ; immédiatement une épidémie de fièvre typhoïde éclate sur les apprentis-canonniers du
Montebello. Les six derniers mois de l'année présentent 50 cas
de fièvre typhoïde ayant donné 6 décès. Voici leur répartition :

30 en juillet, 3 en août, 4 en septembre, 8 en octobre (changement d'instruction), 3 en novembre, 2 en décembre.

---

[1] D' Barat, médecin de 1re classe. Rapp. manusc., *loc. cit.*

[2] Voir, page 86, la statistique du vaisseau-école des canonniers, suivant les
saisons.

Les fièvres intermittentes se montrent après les fièvres typhoïdes.

Le désarrimage a donc favorisé la naissance de 57 fièvres typhoïdes en deux mois et demi, ayant donné 5 décès (13 pour 100).

La description que l'auteur[1] en a faite dans son rapport prouve bien la double origine qu'elles avaient; je ne la donnerai pas toutefois ici, parce qu'il est difficile de faire chez elles la part du surmenage. Je n'ai tenu qu'à montrer l'influence bien évidente de l'infectieux putride sur la genèse de ces fièvres typhoïdes.

Dans les épidémies du *Tage* et de la *Loire*, revenant de la Nouvelle-Calédonie, on retrouvera la même gravité, avec certains accidents typhiques bien caractérisés en plus, mais l'intermittence ne sera pas signalée. L'infection putride aura pour origine les miasmes provenant de selles dysentériques (voir aussi, plus loin, l'épidémie du *Tarn*).

Le 1ᵉʳ novembre 1879, le *Tage* part de Brest, avec un effectif de 1029 personnes. Au début de la traversée, du 5 au 17 novembre, se présentent, coup sur coup, sur les hommes de l'équipage, 7 cas de fièvre typhoïde, dont 4 se terminent par la mort.

Dans le reste de la traversée, jusqu'à Nouméa, et pendant le séjour du navire sur cette rade, aucun nouveau cas n'est constaté.

Le 6 avril 1880, le *Tage* appareille pour France avec un effectif de 1095 personnes, et immédiatement après (quelques jours) un homme succombe à l'infection purulente, suite de phlébite. « Or, l'homme (un matelot) qui passait la plus grande partie du temps près de lui pour lui donner des soins, et qui, en outre, était son voisin de lit avant la blessure, est atteint, quelques jours après, de fièvre typhoïde… Faut-il voir un cas de contagion, le malade atteint d'infection purulente donnant la fièvre typhoïde au second? » (Extrait du rapport du médecin-major[2].) Évidemment non, pour moi, car la fièvre typhoïde ne dérive point de l'infectieux purulent, mais par synergie, chez un homme ayant dans le sang le principe infectieux typhoïde

---

[1] Dʳ Mège, médecin de 1ʳᵉ classe. Rapp. manusc., *loc. cit.*, Toulon.

[2] Dʳ Barre, médecin de 1ʳᵉ classe. Rapp. manusc., *loc. cit.*, Brest.

à l'état latent importé de terre[1], l'agent de la diathèse purulente a aidé celui-ci dans son évolution. Ce qui le prouve bien, c'est qu'à partir de ce cas (17 avril), la fièvre typhoïde se montre sur le *Tage*, pendant toute la traversée de retour, à Brest et même dans le port, malgré « la chaleur et l'ouverture des sabords », frappant 35 personnes (avec 7 décès), particulièrement les hommes de l'équipage (27 cas) (voir page 121).

Le médecin-major incrimine surtout les émanations des bouteilles, contaminées dans les premiers temps de la traversée par les *déjections de 60 dysentériques*, puis l'encombrement et le manque d'air de la batterie basse et du faux pont, car les malades venaient exclusivement de ces deux points.

Les caractères de la maladie furent graves, la durée fort longue et l'ataxie fut la forme dominante.

En avril, avec latitudes chaudes.	2 cas	1 décès
En mai, avec latitudes froides et humides[2]. .	9 —	5 —
En juin, avec latitudes tempérées.	10 —	2 —
En juillet, avec latitudes tempérées..	14 —	1 —

Ici encore, on voit la gravité diminuer au fur et à mesure de l'éloignement du lieu d'infection. Mais, vers la fin de la traversée, avec ces nombreux cas de dysenterie et de fièvre typhoïde mélangée d'infectieux putride, le navire devient malsain. Il y a un retentissement de cet état sur tout le personnel. De nombreuses angines pultacées sont observées et deux cas d'angine diphtéritique sont constatés chez des enfants (1 trachéotomie), dont un convalescent de fièvre typhoïde.

Sur la *Loire* (1876, effectif 1087 hommes), allant aussi en Nouvelle-Calédonie, il en a été de même. Un mois avant d'arriver à Nouméa (21 juin), se montrent deux cas de fièvre typhoïde (6 et 12 mai) terminés par la guérison. A Nouméa, on désinfecte le navire et on débarque la plupart des passagers ; 8 cas de fièvre typhoïde se déclarent néanmoins, avec 1 décès (suicide à la mer par délire), dont 7 parmi l'équipage.

Le 15 juillet, le navire reprend la mer pour se rendre à Taïti, où il arrive le 11 août. Pendant cette traversée, nombreux cas de *diarrhée et de dysenterie*, dont la présence

---

[1] Ce cas étant survenu cinq mois après ceux du départ de France, je le considère plutôt comme appartenant au foyer secondaire typhoïde de Nouméa.

[2] Ce sont les cas les plus graves.

coïncide avec des vents frais (le thermomètre est assez brusquement descendu de 25 à 20, 15 et 12 degrés), un ciel couvert,
à grains, obligeant de tenir la cape et de fermer les sabords,
même ceux de la batterie haute, c'est-à-dire avec les meilleures
conditions de l'encombrement et du défaut d'aération.

9 cas de fièvre typhoïde, que le médecin-major[1] n'hésite pas
à considérer comme nés à la suite du séjour à Nouméa, sont
traités pendant ce temps. De ces 9 fièvres typhoïdes, deux,
terminées par la mort, sont caractérisées typhus (influence du
milieu putride et typhique). Chez l'une, l'exanthème n'a pas
été bien caractéristique (partie *postérieure* du corps couverte
d'une éruption entourée d'une auréole rouge ; *plaques d'urti-
caire* disséminées sur toutes les parties du corps ; petits abcès
et noyaux d'induration sur les membres inférieurs) et la mort
a eu lieu au quinzième jour (mois de juillet et d'août) avec des
symptômes d'asphyxie et une température de 43 degrés. Mais
chez l'autre l'exanthème est pathognomonique : « Éruption,
disséminée sur le corps, de petites taches rosées, qui augmentent en nombre et se foncent davantage ; leur coloration s'affaiblit à la pression du doigt. A ces taches succèdent des pétéchies de grandeur variable, qui couvrent le thorax, le ventre,
le haut des cuisses et les bras ; elles sont clair-semées sur les
autres parties du corps ; température, 41 degrés. » Ce furent
les seuls cas, car à ce moment le navire arrivait dans les
parages de Taïti ; le temps était beau ; la température plus élevée
(24 degrés) ; bien que l'amélioration sanitaire se fît instan-
tanément, on n'en constata pas moins encore à Taïti, pendant
le séjour de la *Loire*, 6 cas de fièvre typhoïde (avec 1 décès).

Enfin, de Taïti en France, 5 nouveaux cas se présentèrent
(avec 1 décès) au moment des froids de la descente vers le cap
Horn.

En tout, 25 cas, 4 décès et un certain nombre d'évacués
que je n'ai pu déterminer.

L'équipage (non acclimaté au foyer typhique de Nouméa)
fut plutôt frappé que les autres personnes à bord, ainsi que
cela se voit sur cette ligne de transports.

Si la chaleur complique ces fièvres typhoïdes à fond putride,
leur gravité devient de suite considérable, même sous nos

---

[1] Dʳ F. Maurin, médecin de 1ʳᵉ classe. Rapp. manusc., *loc. cit.*, Brest.

climats tempérés d'Europe, ainsi qu'on va le voir par l'exemple suivant :

L'*Asmodée* (effectif-équipage, 276), partie de Toulon le 26 juin, arrivée à Brest, le 9 juillet, pour de là aller à Calais embarquer (15 juillet) 175 hommes et 80 chevaux qu'elle doit transporter à Bomarsund. Dans la traversée de Calais à Bomarsund, elle relâche à Kiel, où la température est très élevée (comme, du reste, dans toute la mer Baltique), et l'eau embarquée « excessivement désagréable au goût ; on eût dit qu'elle contenait des matières en putréfaction. » (Rapport du médecin-major[1].)

Aussitôt se montre une série de cas de fièvre typhoïde d'une gravité exceptionnelle. L'équipage, qui n'avait eu aucun cas depuis son départ de Toulon, est atteint, un mois environ après le départ de la frégate de Toulon, et plus fortement que les passagers. Tous les décès lui appartiennent, toutes circonstances qui militent en faveur de l'opinion qui veut que ce soient les matelots qui aient porté de Toulon le germe typhoïde que l'encombrement, l'infection putride (chevaux) et la température ont fait éclore (environ un mois d'incubation).

Le 20 juillet.	1er cas avec décès.
— 31 —	2e —
— 1er août	3e —
— 2 —	4e —
— 5 —	5e —
— 9 —	6e —
— 23 —	7e cas avec guérison.
— 31 —	8e —
— 8 septembre..	9e —
— 12 —	10e —

Morbidité à 1000 d'effectif moyen, 24,58 ; mortalité, 15,30 ; gravité, 54,5 pour 100.

Il est probable que sans le passage du navire dans une mer fermée, où la température est très élevée à ce moment de l'année, sans l'addition des infectieux putride (eau vaseuse et excréments des chevaux) et typhique (miasmes d'encombrement), on n'aurait pas constaté cette poussée de fièvres typhoïdes ; elles seraient restées à l'état latent. Quant à leur gravité, elle résulte surtout des éléments surajoutés à l'infectieux typhoïde.

[1] Dr Casal, médecin de 1re classe. Rapp. manusc., *loc. cit.*, Toulon.

Dans la description des autopsies que notre confrère a eu exceptionnellement la bonne fortune de pouvoir faire, je relève certaines particularités intéressantes : la muqueuse stomacale et intestinale était ramollie, de couleur rouge clair; les ganglions engorgés avec altérations classiques des glandes de Peyer et des follicules de Brunner; les poumons présentaient, soit les lésions de la pneumonie franche, soit de la pneumonie hypostatique. Or, l'on sait que dans les injections des matières putrides sur les animaux, l'intestin offre des lésions qui se rapprochent de celles de la fièvre typhoïde et sont caractérisées surtout par un catarrhe intestinal intense, et que dans les coups de chaleur les lésions pulmonaires sont des plus fréquentes.

Ce sont donc bien des fièvres typhoïdes compliquées.

Toutes furent *ataxiques;* dans un cas, des *phénomènes convulsifs avec complication bilieuse* ont été notés; dans un autre cas, qui a guéri, il y a eu un *coma de vingt jours de durée.* La *complication pulmonaire* a été constatée cinq fois (avec 4 décès) sur 11 cas ; la *péritonite mortelle* par perforation, une fois; l'*ascite consécutive dans la convalescence,* une fois.

Le nombre de jours qui a précédé le moment de la mort, comptés à partir du moment où les malades sont entrés à l'infirmerie est, dans cinq de ces cas, sept, dix, quinze, quinze et vingt jours.

Dans le cas de la complication bilieuse avec phénomènes convulsifs, l'estomac et l'intestin contenaient un *liquide noirâtre* « comparable à celui du vomito de la fièvre jaune », mais l'intestin était sain. Le foie, de couleur jaune paille, présentait des *taches ardoisées* avec vésicule biliaire énormément distendue. Ce cas, où la mort a lieu le septième jour, a donc été caractérisé par la *forme hémorrhagique* que j'ai signalée (p. 275) dans les fièvres typhoïdes influencées par la chaleur. Toutefois, à cause des taches ardoisées du foie, de la forme pernicieuse de la maladie; je ne serai pas éloigné de voir dans la forme hémorrhagique l'influence d'un paludisme antérieur ou contracté à bord et compliqué par la chaleur.

Il en serait de même des accidents pulmonaires et cérébraux, tandis que les autres complications dépendraient plutôt de l'infection putride.

Sur les *transports-écuries,* ainsi appelés à cause de leur affectation au transport d'un certain nombre de chevaux ou de mulets (infection putride par les excréments), en même temps que des troupes passagères, la gravité des fièvres typhoïdes est considérable.

Sur 11 navires où j'ai pu réunir les éléments d'une statistique suffisante, 2, avec un effectif moyen de 671 hommes et de 45 chevaux (ligne des Antilles), n'ont pas eu de cas de fièvre typhoïde. Les 9 autres ont offert, au contraire, une situation typhoïde des plus graves.

<pre>
Morbidité à 1000 d'effectif. 11.3
Mortalité 1.75
Évacués. 2.56
Gravité (1/2 évacués comptés) . . . . 35.1 %
</pre>

Le médecin-major[1] de l'un de ces navires, l'*Entreprenante*, « n'hésite pas à attribuer à l'encombrement, et surtout à la présence des chevaux, l'état sanitaire peu satisfaisant en ce moment (état muqueux et fièvre typhoïde) qui régnait à bord. On ne saurait imaginer l'infection que répandaient, haut et bas, ces animaux, malgré des soins incessants de propreté, tant de jour comme de nuit. »

Dans un autre rapport de ces transports, l'infection putride est donnée comme ayant fait sentir son influence sur les chevaux eux-mêmes, dont quelques-uns moururent (la mer était pourtant belle !) ; c'est en arrivant dans les *zones tropicales* que cette infection avait acquis toute son intensité.

Sur l'*Entreprenante*, dont je viens de parler, c'est également en approchant des pays tropicaux que la situation sanitaire devint mauvaise ; mais elle se modifia complètement, sitôt que les chevaux furent débarqués. Il n'y eut plus un cas de fièvre typhoïde, ni d'état muqueux sérieux à bord.

Effectif, 955 hommes, 13 chevaux pour Cayenne (voyage de septembre).

10 cas de fièvre typhoïde, 1 décès, 7 évacués ; gravité, 17 pour 100.

« Toutes les fièvres typhoïdes furent très graves, et celui qui mourut à bord fut promptement enlevé avec des symptômes ataxiques très accusés. » Le typhisme, quoi qu'en ait dit le médecin-major, est absolument hors de cause, car les sabords furent constamment ouverts.

[1] Dr B. de Lespinois, médecin de 1re classe. Rapp. manusc., *loc. cit.*, Toulon.

Sur la *Corrèze*, allant au Sénégal, les faits se sont passés avec la même gravité. Elle part de Toulon, le 25 septembre, avec 726 personnes à bord (équipage, 253 hommes) et touche successivement à Alger et à .Philipeville, où elle prend 150 mulets ou chevaux. Dès que ces animaux sont à bord, l'encombrement et l'infection putride existent et la fièvre typhoïde fait son apparition entre Philipeville et Alger.

« Le premier homme atteint, dit le médecin-major[1], était déjà peut-être sous l'influence de cette maladie au moment de son embarquement, et la fièvre n'a fait explosion qu'après le départ. » En même temps, nombreux embarras gastriques fébriles de quatre jours de durée.

Les fièvres typhoïdes observées ont été classées, par le médecin-major, en *fièvres typhoïdes abortives* (3 cas, 2 équipage, 1 passager), avec une températuie oscillant autour de 59 degrés dans la première semaine, de l'agitation, l'abdomen douloureux, mais non ballonné. Elles s'amendent vers le douzième ou quatorzième jour, mais la *convalescence est longue et pénible. En fièvres typhoïdes confirmées* (4 cas, 2 équipage, 2 passagers). Les fièvres des passagers sont *ataxiques ;* celles des marins (arrivant au service) *adynamiques.*

Des *deux fièvres ataxiques*, l'une a lieu chez un artilleur et se transforme en fièvre « lente, traînassante, existant telle quelle encore après trente jours de durée, le jour du retour en France. » Le malade était dans un état de faiblesse si grand qu'il ne pouvait faire un seul pas. Il était alité, et la plus légère alimentation déterminait une recrudescence fébrile. L'autre fièvre ataxique (ataxie modérée) se termine par la mort le jour de l'arrivée à Saint-Louis (dix heures du soir), après treize jours de maladie ; « la maladie était allée progressivement en gravité. Dans les derniers jours (latitudes chaudes), la température est restée au-dessus de 40 degrés, délire, selles involontaires. »

Des *deux fièvres adynamiques*, l'une était survenue le lendemain du départ de Toulon, mais son état était mal défini ; ce n'est qu'avec l'infection putride (et la chaleur !) que la maladie s'est caractérisée par des *sueurs profuses*, amenant un état d'adynamie profonde avec *convalescence très longue*

---

[1] Dr Morani, médecin de 1re classe. Rapp. manusc., *loc. cit.*, Toulon.

et alimentation difficile au trente-cinquième jour. — L'autre s'est déclarée le lendemain de l'arrivée au Sénégal ; elle s'est amendée au treizième jour, après avoir présenté une hyperthermie et un état de stupeur marquée.

Sitôt que les premiers cas se furent montrés à bord, on procéda au nettoyage complet du navire et à la désinfection usitée en pareil cas, que l'on renouvela tous les jours. C'est grâce à ces soins que la fièvre typhoïde ne fut pas plus terrible (1 décès sur 7 cas, dont 4 avec amendement du douzième au quatorzième jour).

L'*infection putride* n'en a pas moins laissé sa trace profonde sur les fièvres typhoïdes observées par cette *longueur dans la durée de la fièvre, cette difficulté de l'alimentation et cette débilitation profonde rendant la convalescence si longue et si pénible.*

Dans les faits suivants de l'*Albatros* et de l'*Amazone*, avec infection putride, la gravité de la fièvre typhoïde va augmenter par la complication du coup de chaleur, au point de la voir confondue avec des cas de typhus.

L'*Albatros*, avec 450 personnes à bord (équipage, 165 hommes) et 85 chevaux, part, le 7 septembre, de Cherbourg, où existait la fièvre typhoïde, pour la Vera-Cruz. — Le temps est beau jusqu'au 5 octobre. Néanmoins les sabords sont le plus souvent fermés, à cause de l'état de la mer. L'encombrement existe à bord, surtout avec la gène apportée à l'aération du navire par le foin destiné aux chevaux et placé sur le pont, près des panneaux. — Sous les tropiques, la chaleur est excessive, et ce n'est seulement que quelques jours après leur passage que se montre une série de cas de fièvre typhoïde grave revêtant, aux yeux du médecin-major [1], les caractères du véritable typhus.

Plusieurs hommes sont frappés à la fois; *l'infirmier est contaminé en soignant les malades.* Ce fut « un coup de fouet épidémique. »

Le 5 octobre, violent coup de vent et voie d'eau considérable mettant dans l'obligation de rallier, le 6 du même mois, le mouillage de Fort-de-France.

Le 25 septembre, dix-sept jours après le départ de France,

---

[1] Dr Aiguier, médecin de 1re classe. Rapp. manusc., *loc. cit.*, Toulon,

premier cas de fièvre typhoïde ; la mort a lieu cinq jours après, 28 septembre.

Les décès se succèdent ainsi : 2 octobre, 10 octobre, 13 octobre, 4 novembre (la veille de l'arrivée à la Vera-Cruz) ; 5 décès sur 11 cas, sans parler des nombreux embarras gastriques simples ou fébriles, des diarrhées ou des dysenteries qui se présentent en même temps, traduisant tous l'influence épidémique.

« L'intermittence ne commença à se montrer que vers les derniers jours de la traversée, mais le sulfate de quinine coupa facilement les accès. » — Dans les fièvres typhoïdes, au contraire, le médecin-major, se méfiant du génie pernicieux, prescrivit le sulfate de quinine à haute dose, d'après la méthode de Fallier, « mais il n'en a retiré aucun succès. » La plupart de ces hommes venaient cependant de Rochefort, pays essentiellement marécageux. « Mais alors pourquoi n'y a-t-il pas eu quelques accès simples antérieurs ? Il fallait que l'infection fut bien profonde pour donner lieu, presque d'emblée, à un accès pernicieux. Pour moi, dit-il, je trouve dans les circonstances où était l'*Albatros* des raisons suffisantes pour engendrer non un accès pernicieux, mais la *fièvre typhiforme*, c'est-à-dire une véritable affection, ayant son cachet à part et tenant le milieu entre le typhus et la fièvre typhoïde. » En un mot, l'auteur de ces réflexions ne peut s'empêcher de reconnaître la complication ; il la considère comme typhique, lorsqu'elle était surtout putride, comme dans les faits de la *Gironde*, du *Masséna*, etc.

Avec la théorie de notre collègue Corre, on s'explique bien ces faits ; il suffit de voir dans l'infection typhique de ce cas une forme d'infection de la gamme de la série chimique des infectieux putrides.

Voici, du reste, une observation complète de ces fièvres typhoïdes typhiformes.

Obserav. III. — « Le 23 septembre 18.., à la visite du matin, entre à l'hôpital le nommé Duffay, ouvrier chauffeur ; *quelques jours auparavant*, il a eu successivement une amygdalite, de la diarrhée, mais il a repris son service. Le 23, il entre de nouveau à l'hôpital, accusant un brisement général des forces, avec langue blanche, saburrale ; anorexie, peau chaude, pouls fréquent, agitation, insomnie, céphalalgie intense (ipéca 1,20).

« Le soir, il y a redoublement de la fièvre avec tendance au délire, mais pas de frisson caractéristique. Bientôt, cependant, la réaction s'établissant, une sueur abondante se déclare (sulfate de quinine 2 grammes en 4 prises).

« Le 24 *septembre*, la nuit a été calme. Au matin, encore un peu de céphalalgie, léger mouvement fébrile, pas de gargouillement (sulfate sodique
20 grammes ; dans la journée, sulfate de quinine 2 grammes en 4 prises).

« Vers le soir, *les accidents graves se montrent subitement : perte de
connaissance, pouls faible, petit ; peau froide ; difficulté dans les réponses ;
un peu de délire. Le malade dit qu'il se sent mourir* (boules d'eau chaude,
sinapismes, etc., lavement avec 2 grammes de sulfate de quinine et on continue la potion quininée). La réaction se fait ; le pouls se relève ; la connaissance revient.

Le 25 *septembre*. Nuit mauvaise, un peu de délire, céphalalgie, agitation,
peau chaude, pouls fréquent, pupilles dilatées, pas de gargouillement ni de
sudamina ; pas de fuliginosités ; langue assez belle ; soif modérée (8 sangsues
aux apophyses mastoïdes, sulfate de quinine 1ᵉʳ,50 en potion, 1ᵉʳ,50, en
lavement, un demi-lavement avec infusion de camomille, sinapismes).
L'aggravation continue avec exacerbations marquées.

« Le soir : carphologie, quelques soubresauts des tendons, *délire nocturne
mais tranquille portant exclusivement sur sa fin prochaine, dont cet homme
se croit menacé.*

« Le 26 *septembre*. Même état général, fièvre peu intense, carphologie,
soubresauts des tendons, frémissement des lèvres ; la langue est sortie
avec peine ; réponses embarrassées, *selles diarrhéiques*, miction facile (sulfate de quinine 2 grammes. Tisane de musc 1 gramme, et vésicatoires aux
mollets).

« Le 27 *septembre*. Insomnie, délire constant, carphologie ; le malade
s'enfonce dans son lit et ramène à lui les couvertures ; cependant il répond
aux questions. Pouls faible, petit, à 110 pulsations, mêmes prescriptions et en
plus 8ᵉʳ,5 d'acétate d'ammoniaque.

« Le 28 *septembre*. Facies hippocratique ; peau froide, pouls petit, misérable. Mort à midi. »

En même temps, ou peu de jours après, tombaient malades : les nommés G..., et M..., distributeurs ; M..., père,
calfat ; C..., infirmier.

« Chez tous, ce qui prédomine, ce sont les accidents nerveux.

« Chez le nommé G..., distributeur, le délire survient dès le
troisième jour. Des affusions froides sur la tête, pendant que
le malade est dans un bain, paraissent amener un peu de
calme, qui ne dure pas. Malgré l'emploi du sulfate de quinine
à hautes doses, combiné avec des purgatifs, des antispasmodiques, des sangsues, des vésicatoires, G... succombe, le 2 octobre, sans que nous ayons constaté ni taches, ni sudamina,
ni fuliginosités ; aucun, en un mot, des caractères constants
de l'adynamie. C'est la forme ataxique pure que nous observons, si ce n'est pas une maladie particulière. »

A la Martinique, l'autopsie de l'infirmier C... montra *des ulcérations dans l'intestin grêle, « commençantes et peu nombreuses. »*

Le médecin-major de l'*Albatros* voulant voir, à tout prix, dans les fièvres typhoïdes observées à bord de ce navire, des cas de typhus, va chercher dans les souvenirs médicaux de sa carrière des points de comparaison que je crois devoir citer.

« En janvier 1866, dit-il, je fus envoyé au lazaret de Toulon pour donner des soins aux typhiques du vaisseau le *Marengo*, revenant de Crimée. Une chose me frappa surtout, ce fut la forme particulière du délire chez la plupart des malades : calme, tranquille et roulant presque exclusivement sur les sujets ordinaires de la vie du typhique ; un rêve éveillé ; des rêvasseries et non le délire bruyant ou taciturne de la fièvre typhoïde ; moins de stupeur, moins d'adynamie. La langue généralement assez belle et jamais de ces langues rôties, sèches, noirâtres de la fièvre typhoïde. Tout se passait, on le voyait, du côté des centres nerveux ; en un mot, il y avait là un cachet à part, cachet que j'ai cru retrouver sur mes malades de l'*Albatros*. Je ne parle pas de la distinction profonde, caractéristique, qui sépare le typhus de la fièvre typhoïde, distinction que donne seule la nécropsie. Je vois bien dans le typhus absence d'ulcérations intestinales, absence que, dans un cas, j'ai parfaitement constatée au lazaret et dont je rendis compte à M. l'inspecteur général Raynaud, alors directeur du service de santé à Toulon. Je sais bien que, chez l'infirmier C..., on a constaté quelques ulcérations, peu nombreuses d'abord, et chez lui précisément la fièvre avait ressemblé plus à la fièvre typhoïde de nos climats. » Il faut ajouter que celle-ci avait évolué dans les hôpitaux de la Martinique du 6 au 13 octobre, jour du décès, où les conditions d'aération, de chaleur, n'étaient plus les mêmes.

L'*Amazone*, ayant un effectif de 1170 personnes (équipage, 242), part de Toulon, le 11 décembre, subissant, aussitôt après son départ, une série de coups de vent de plusieurs jours de durée. La cale dégage pendant ce temps une odeur putride des plus prononcées. Les effets de l'encombrement s'ajoutent à l'infection putride.

Le 22 décembre, après le mouillage de Ténériffe, deux cas de *fièvre muqueuse* se déclarent chez des passagers ; les jours suivants surviennent de nouveaux cas. Le 30 décembre, avec les chaleurs tropicales, un cas de fièvre typhoïde bien caractérisée se présente chez un passager civil, ainsi qu'un cas de *typhus* suivi de mort après quatre jours de maladie.

« L'ordre d'apparition et de succession de ces maladies, que j'ai toujours vues, dit le médecin-major[1], se produire dans les mêmes circonstances, qui existent si souvent conjointement et qui se transforment si facilement l'une dans l'autre, me semble indiquer admirablement les effets progressifs de l'encombrement », et j'ajoute, de l'infectieux putride.

A l'arrivée aux îles du Salut, 8 janvier, 7 cas de typhus (marins et soldats) sont évacués sur les hôpitaux. Un se termine par la mort le lendemain, un autre le surlendemain, enfin deux de ces cas sont dans un état désespéré le jour du départ des îles (12 janvier), et peuvent être comptés parmi les morts.

Le lendemain du départ, 13 janvier, un dernier cas de typhus, le seul parmi les hommes de l'équipage, se déclare ; il se termine, le quatrième jour, par la mort.

L'*Amazone* est désarrimée et désinfectée le jour de son arrivée à la Martinique ; une partie des passagers est débarquée ; l'épidémie cesse aussitôt.

Au total :

Fièvres muqueuses. . Équipage.	9 Passagers.	11 Total.	20
Fièvres typhoïdes. . . —	2 —	3 —	5
Typhus (?). . . . . . —	1 —	8 —	9

(Soit 34, dont 6 décès de typhus.)

Toutes les fièvres muqueuses et typhoïdes ont guéri, on le voit, et les cas de fièvre typhoïde caractérisés typhus ont donné 6 décès sur 9 cas. Les fièvres muqueuses ont présenté un très grand état de prostration[2] et une prédominance marquée des *phénomènes céphaliques*. Les cas appelés typhus ont offert exclusivement des accidents cérébraux.

« Pouls plutôt ralenti qu'accéléré, peau *naturelle ou froide*, face *pâle*, langue molle, humide, blanchâtre, rarement saburrale, souvent nette. Ventre indolent, souple. *Selles naturelles.* Des divagations paisibles, un délire calme et *apyrétique*, une

[1] Dr Couffon, médecin principal. Rapp. manusc., *loc. cit.*, Toulon.
[2] Dans un cas, le pouls est descendu à 50.

voix saccadée, tremblotante; des mouvements irréguliers et comme involontaires des membres, de la carphologie, indiquaient seuls au *début* la gravité de la maladie. C'est principalement le soir que les troubles s'observaient et, fréquemment, ils avaient complètemet disparu le matin ; le malade paraissait jouir d'une santé parfaite. Aussi ai-je eu naturellement recours au sulfate de quinine, donné surtout à hautes doses, mais hélas! *sans succès*, puisque la terminaison de la plupart de ces maladies a été malheureuse. Ce n'est guère que vers la fin de l'affection et aux approches de la mort que des symptômes appréciables se montraient du côté du tube digestif : alors la langue se séchait, devenait dure et fuligineuse, le ventre se météorisait, les *selles étaient rares, liquides et fétides*. Toute trace d'*intermittence* ou même de *rémittence disparaissait* (état continu) ; un *coma profond* s'emparait du malade, dont le pouls, toujours faiblissant, finissait par disparaître, et la mort survenait. Circonstance assez remarquable, la carphologie, qui se montrait *dès le début*, allait toujours progressant et n'abandonnait jamais le malade, même alors que, comme on l'a dit, tout autre symptôme avait disparu. Chez aucun de ces malades je n'ai observé d'éruption marquée ; à peine chez un très petit nombre ai-je noté quelques *taches lenticulaires*, à peine perceptibles, sur la poitrine. » (De 100 à 140 malades divers à la visite, pendant toute la durée de l'épidémie, 9 cas de fièvre intermittente seulement, ce qui met bien le paludisme hors de cause.)

Ainsi, dans les *fièvres typhoïdes compliquées d'infection putride*, l'intermittence se montre dans la plupart des cas au début de la maladie (à bord de l'*Amazone*, ou l'a constatée dans le cours de la fièvre) et rebelle à l'action de la quinine.

Cette résistance de cette sorte d'accès de fièvre à l'alcaloïde de quinquina, constitue un signe caractéristique de l'infection putride concomitante. Le miasme typhique joue dans leur apparition la même influence que celle notée dans les infections simplement putrides. La perniciosité y revêt la forme algide ou la forme cérébro-spinale.

Les phénomènes adynamiques sont plus fréquents, dans ces fièvres typhoïdes avec complication d'infectieux putride, que les phénomènes ataxiques ; le délire est plus souvent tranquille que furieux ; la tendance au suicide n'est signalée qu'à bord d'un navire. Les convalescences sont longues, traînassantes.

L'influence de la chaleur se traduit plutôt par la dépression que par l'exaltation du système nerveux ; coma profond, au lieu de l'ataxie violente, algidité à la place de l'hyperthermie, constipation préférablement à la diarrhée. — En dehors de cette action spéciale, cette influence se manifeste, comme dans toutes les dothiénentéries ordinaires, par les mêmes phénomènes congestifs, hémorrhagiques ou inflammatoires du poumon et de l'intestin.

En résumé, l'infection putride donne aux fièvres typhoïdes qu'elle complique un fond adynamique facilement reconnaissable, et l'on peut dire de ces fièvres que malgré la dénomination typhique qui a été donnée à quelques-unes d'entre elles, à cause de certains accidents d'ordre typhique (éruption roséolique et pétéchies sur un seul navire), l'influence typhique s'y est très peu montrée et y a été fort peu caractérisée, bien que, dans certains cas, son rôle ait été des plus évidents.

La statistique qui a été donnée montre toute la gravité de ces fièvres typhoïdes putrides. — Au médecin à supprimer sur le navire, dont il est responsable de la santé, ces causes d'aggravation des états pathologiques qu'il sera appelé à soigner ! En tout cas, dans toute statistique, il conviendra de séparer les fièvres typhoïdes associées avec l'infectieux putride des autres fièvres typhoïdes.

IV. INFLUENCE DU PALUDISME SUR LA FIÈVRE TYPHOÏDE.

Boudin, dans son traité de *Géographie médicale*, a formulé une loi d'antagonisme entre le paludisme et la fièvre typhoïde, à laquelle certains faits relevés dans la marine semblent donner raison ; ainsi, nous sommes appelés tous les jours à constater, aussi bien à Rochefort (voir statistique de Maher) que dans les colonies, que les pays à malaria, ne sont pas favorables, en tant que milieux, à l'évolution de l'infectieux typhoïde. Généralement encore, nous n'observons pas la fièvre typhoïde sur les paludéens.

Dans certains cas, cependant, cette loi d'antagonisme ne s'applique pas (lire à ce sujet les considérations très judicieuses exposées dans le livre de Laveran[1]); on donne même comme

---

[1] *Traité des fièvres palustres.*

nombreux les exemples authentiques de fièvre typhoïde sur des paludéens ; j'en citerai moi-même quelques-uns pris sur différents navires.

A ce propos, plusieurs questions se posent.

La présence du paludisme augmente-t-elle la gravité de la fièvre typhoïde ? En raison de cet antagonisme dont il vient d'être parlé, celle-ci est-elle moins profonde et par suite plus légère, ou bien, semblable à ce qu'elle serait ailleurs ; est-elle au contraire compliquée d'un certain état pernicieux que lui vaudrait l'addition du poison paludéen ?

Les documents existant dans la science ne me permettent pas de répondre exactement à cette série de questions. Je vais donner néanmoins ceux que j'ai recueillis pour les pays chauds, malgré les éléments disparates qui les composent ; on remarquera qu'une part a été faite à *l'altitude*, qui joue, selon moi, un très grand rôle dans le degré de gravité des fièvres typhoïdes.

Les morbidités et les mortalités sont données dans le tableau suivant à 1000 d'effectif.

	MORBIDITÉ	MORTALITÉ	GRAVITÉ DES CAS
A. — Colonies à fièvres paludéennes.	Une compagnie d'infanterie de marine à *Poulo-Condore* (*Cochinchine*) (*Brémaud*) . . . . . . 20.00 Morbidité à *Rio*, d'après *Bourel-Roncière* (*Arch. méd. nav.*) . . . . . . 16.6 Morbidité au *Bengale*, d'après la moyenne des chiffres donnés dans *Corre* (*Traité des maladies typhiques*, ... 13.0	*Cochinchine*, 18 années, d'après les chiffres de *Gandé* . . . . 5.50 *Algérie* (*in Laveran*). de . . . . 1 67 à 4.65 *Corps expéditionnaire de Chine* (*Didiot*) . . . 4.07 *Bengale* (*in Corre*) . . 5.56 *Madras* (*Arch. méd. nav.*) . . . . 8.20 *Bombay* (*Arch. méd. nav.*) . . . . 8.77 *Poulo-Condore* (*Brémaud*) . . . . . . 10.00 *Corps expéditionnaire du Pirée* (*Vilette*) . . . 14.20	*a. Chaleur et paludisme intense.* 581 cas, 106 décès (*Cayenne, Sénégal, Mayotte, Gabon, Cochinchine*) . . . . . 27.8 °/. *b. Chaleur et paludisme moins intense.* 862 cas, 52z décès (*Guadeloupe, Maurice, Bourbon, Rio, Chine*) . . . . 57.5 °/. Moyenne des deux . . 55.2 °/.
B. — Colonies sans paludisme.	*a. Chaleur modérée. Corps expéditionnaire de Montevideo* (*Marroin*) . . 51.02 *b. Chaleur intense.* Une compagnie d'infanterie de marine. *Ile des Pins* (*Guyot*) 20.10	*a. Chaleur modérée. Sainte-Catherine* . . . . 1.1 *Corps expéditionnaire de Montevideo* . . . . . 2 51 *b. Chaleur intense.* Une compagnie d'infanterie de marine (*Ile des Pins*) . . 50.00	*a. Chaleur modérée.* 106 cas, 14 décès (*expédition de Montevideo. Sainte-Croix-de-Ténériffe*) . . . . 13.2 °/. *b. Chaleur intense.* 210 cas, 62 décès (*Nouvelle-Calédonie, Taïti*). 29.5 °/. Moyenne des deux . . 24.5 °/. 669 cas, 47 décès (*Martinique, Guadeloupe, Algérie, Mexique*) . . . . 70.2 °/.
C. — Altitude.	*c. Camp Jacob* 4.1	*c. Camp Jacob* 0.20	

La *morbidité* est donc moins considérable dans les colonies où le paludisme règne que dans celles qui en sont privées ; elle est insignifiante dans les pays à altitudes.

La *mortalité*, au contraire, est plus grande dans les pays à fièvres que dans les régions qui n'en ont pas, et presque nulle sur les hauteurs.

On peut donc dire que le miasme paludéen semble s'opposer, suivant la loi de Boudin, à la naissance de l'infectieux typhoïde ; mais que si celle-ci se produit, il devient une cause de mortalité plus grande, en y ajoutant un élément de complication des plus sérieux.

La *gravité des cas* est en rapport avec cette mortalité plus grande ; seulement, fait assez difficile à expliquer, elle serait moins considérable dans les colonies à paludisme intense que dans les autres où il est moins accusé [1]. Enfin, dans les altitudes, cette gravité est insignifiante malgré un certain paludisme.

J'ai relevé dans les auteurs (Maurel, Bérenger-Féraud, Laveran, etc.,) une série d'observations où le moment de la mort est noté ; voici les résultats auxquels je suis arrivé.

Sur 25 cas, 9 étaient morts du   1er au   8e jour de leur maladie, soit   39.1 °[.
   —   9   —   10e au 14e   —   39.1 °/.
   —   5   —   18e au 35e   —   21.7 °/.

Que l'on compare ces résultats avec ceux des fièvres typhoïdes observées dans les conditions de transition brusque de chaleur (*transports allant aux pays chauds*, voir p. 270) et où le paludisme n'est pas en jeu, l'on ne pourra s'empêcher de reconnaître que la marche de la fièvre typhoïde n'a été nullement modifiée par le paludisme ; les décès ont eu lieu exactement dans les mêmes conditions et aux mêmes moments que dans les fièvres typhoïdes influencées par la chaleur. Cela ne prouverait-il pas qu'ici encore c'est l'élément chaleur qui fait toute la gravité des fièvres typhoïdes palustres dans les pays chauds ?

Ces notions acquises, j'étudierai les signes qui servent à reconnaître et à caractériser le paludisme dans les pyrexies

---

[1] Probablement parce qu'il s'oppose plus que le paludisme modéré à l'évolution de l'infectieux typhoïde. La gravité moins grande des fièvres typhoïdes des colonies à paludisme et à chaleur intense, comparée à celle des fièvres des colonies à chaleur intense sans paludisme, apporterait un appui sérieux à cette manière de voir

typhoïdes des pays chauds ; j'examinerai ensuite sa situation dans les fièvres typhoïdes qui se sont montrées sur les navires de la marine française.

A. Fièvre typhoïde et paludisme en général. — Les auteurs sont loin d'être d'accord sur la façon dont se comportent les deux infectieux, paludéen et typhoïde, en présence l'un de l'autre. Tandis que les uns, se plaçant à un point de vue très simple, n'y voient qu'une association (*typho-malariennes par association ou dupliquées de Corre*) produisant des formes différentes suivant les doses de chaque infectieux (*fièvre typhoïde légitime avec paludisme et fièvre rémittente pernicieuse typhoïde de Torres Homen*), les autres, au contraire (Colin et Corre), trouvant que l'association ne peut expliquer tous les faits, ont cru devoir créer deux nouveaux types de typho-malariennes : 1° les *typho-malariennes proprement dites ou unifiées, ou fièvres malariennes typhoïdiformes* (Corre) ; 2° *les typho-malariennes transformées ou fièvres malariennes typhoïdes, par transformation*, de Colin, admises par Corre.

Les premières sont des « pyrexies où les modalités de l'infection paludéenne et de l'infection typhique en ce qu'elle a de plus général, se fusionnent pour ainsi dire, en un type défini, sous l'influence d'un agent composé, typho-malarien. » Cet agent composé serait « formé par la combinaison intime d'un produit septique extérieur avec le principe malarien et donnant lieu à des effets complexes, mais cependant indivisibles, en raison de sa constitution » (p. 267, Corre). Les seconds seraient le résultat de la transformation d'une fièvre primitivement paludéenne « en fièvre typhique, par l'élaboration d'un poison septique au sein des tissus de l'organisme malade. »

Loin de moi la pensée de faire une étude complète de ces différentes formes de typho-malariennes ; mon intention, pour me conformer au but de ce travail, est de n'en parler que tout autant qu'il le faudra pour diriger mes pas dans la voie que je poursuis ou que les faits relevés sur les navires m'y amèneront.

Tout d'abord, je dirai qu'à terre aussi bien que sur les navires de l'État, où toutes les fièvres typhoïdes sont importées (voir p. 191), il est bien rare de voir les hommes soumis à l'infection maremmatique secondairement à l'infection typhoïde.

ou si le fait a eu lieu, c'est qu'alors l'infectieux typhoïde était à bien faible dose. Je considérerai, comme tout aussi difficile qu'ils aient été infectés en même temps par les deux poisons, surtout à bord d'un navire.

D'ailleurs, lorsque les deux intoxications marchent parallèlement, il est facile de voir, avec un peu d'attention, l'identité des conditions, que l'infection typhoïde soit consécutive ou simultanée à l'infection malarienne.

Hors la phase de cachexie avec lésions viscérales, je n'y vois pas d'autres différences possibles qu'une rapidité plus grande dans l'explosion des accidents toxiques, par suite de l'action simultanée et additionelle des deux infectieux, l'un poussant l'autre dans ses effets, et une intensité plus forte de l'empoisonnement paludéen sur l'empoisonnement typhoïde, de telle sorte que celui-ci domine la situation.

Me voici conduit, en définitive, au cas le plus fréquent où l'infection typhoïde frappe un paludéen. Qu'advient-il alors? Si j'en crois certains auteurs : « l'hybridité de la maladie serait traduite par la dualité des lésions et des symptômes. Les lésions seraient celles de la dothiénentérie et de l'impaludisme: ulcération des plaques de Peyer et des follicules solitaires, rate plus ou moins volumineuse et ramollie, infiltrée de granulations pigmentaires » ; on reconnaitrait à l'intermittence, l'intervention du principe malarien et celle du principe typhoïgène, aux épistaxis du début, à la diarrhée, à la sensibilité, au gargouillement à la fosse iliaque droite, aux taches lenticulaires, à la stupeur, au dicrotisme du pouls, etc. (Corre).

En est-il réellement ainsi? Je crois qu'avant de répondre à cette question, il pourrait y avoir avantage à rechercher dans le champ voisin des autres infections, s'il n'y aurait pas une méthode bonne à suivre dans ces recherches.

Depuis les travaux des chirurgiens français de nos jours, en tête desquels il faut placer Verneuil, le paludisme a été parfaitement étudié vis-à-vis du traumatisme[1] et de l'infection septique qui l'accompagne; ces études ayant eu toute la netteté de certaines expériences de laboratoire, il y a tout intérêt à voir par quelles manifestations le paludisme s'est caractérisé

---

[1] *Revue mensuelle de médec.* 1881. *Du Paludisme considéré au point de vue chirurgical.*

dans ces cas; je rechercherai, après, si je ne les retrouve pas dans les fièvres typhoïdes compliquées de paludisme.

Verneuil commence par établir que « le paludisme se range dans le cadre nosologique à côté des autres intoxications : alcoolisme, saturnisme, syphilis, etc., c'est une maladie générale constitutionnelle, une véritable *panpathie* (p. 551). »

Il dit ensuite qu'il « est loin d'être toujours semblable à lui-même. Il peut d'abord être récent ou ancien, latent ou patent, simple ou compliqué, etc. Puis, comme toutes les maladies constitutionnelles, il présente plusieurs périodes : période de dyscrasie, période de lésions passagères ou peu profondes, période de cachexie ou de désordres viscéraux graves (p. 554). »

Il faudra, donc, dans l'étude que je poursuis, séparer la *période de cachexie ou des désordres viscéraux graves* de celles qui la précèdent; car, dans le traumatisme, l'altération organique de la rate, du foie ou du rein, est suivie d'accidents le plus souvent mortels; *le liquide septique absorbé à la surface de la plaie* détermine toujours, par sa présence, une intoxication d'autant plus sérieuse que la fonction excrémentielle ou d'élimination des poisons de ces organes, est plus entravée.

Comme exemple de ce fait, je citerai la gravité exceptionnelle de *certains accidents des plaies*, de *l'érysipèle*, de la *pourriture d'hôpital*, de *l'infection purulente*, etc., chez les impaludés qui ont le foie gras ou cirrhotique ou les reins atteints de dégénérescences diverses.

Il faudra rechercher ensuite, conformément à ce qui a été fait dans le traumatisme, quelles sont les diverses complications appartenant aux autres périodes indiquées par Verneuil, qui pourraient être attribuées à ces fièvres typhoïdes. Je rappellerai que le paludisme favorise d'abord tous les accidents des plaies, *douleur, hémorrhagie, érysipèle, tétanos, pourriture d'hôpital, infection purulente*, etc., en leur imprimant, en certains cas, ce caractère particulier de céder à l'administration du quinquina; qu'il ajoute ensuite, grâce à l'appoint synergique que lui apporte le poison septique des plaies, *sa manifestation propre* à celle du traumatisme, de telle sorte que la série des accidents suivants a été observée: *accès de fièvre intermittente simple, larvé (névralgie ou douleurs intermittentes*), *rémittent* ou *pernicieux* (et alors il est quelquefois *d'emblée*), une *série d'attaques de tétanos*, des *phénomènes intermittents de congestion, d'hémorrhagie, d'inflammation, d'érysipèle* ou de *gangrène*, aux lieux de moindre résistance (*parties blessées*, organes internes : *cerveau, moelle, poumons, foie, reins, rate*, etc.)

Dans les cas simples, ce sont les phénomènes de congestions et mêmes d'hémorrhagies qui se sont montrés; mais dans les cas graves, la localisation paludéenne a pu aller jusqu'au processus inflammatoire, érysipélateux ou gangréneux.

Les hémorrhagies se sont faites par la peau (*pétéchies*), par la muqueuse nasale (*épistaxis*) ou buccale, par les reins (*hématurie*), par les muqueuses pulmonaires (*hémoptysie*), stomacale, intestinale, vésicale, par l'utérus, par les organes blessés, etc.

Il est évident maintenant, que si le paludisme doit compliquer la pyrexie typhoïde, comme il vient de le faire pour le traumatisme ou la fièvre septique, ce sera dans les points de l'économie plus particulièrement lésés par le poison typhoïde que se produisent en général les accidents si redoutés des médecins, toujours en vertu de la théorie de la moindre résistance.

Pourquoi le cerveau, le poumon, l'intestin, la rate, pour ne citer que les principaux des appareils touchés, ne seraient-ils pas malades à un double titre, paludéen et typhoïde ? Pourquoi ne présenteraient-ils pas dans leurs manifestations symptomatiques, délire, coma, épistaxis, congestion pulmonaire, processus nécrobiotique, entérorrhagie, hypertrophie de la rate, pétéchies, escarrhes diverses, etc., l'expression de cette double origine, soit par leur intensité, leur étendue ou leur fréquence plus grandes que dans les fièvres typhoïdes ordinaires, soit par une périodicité qui ne s'y rencontre pas d'habitude?

Croit-on que le paludisme ne puisse pas s'y caractériser autrement que par les accès de fièvre que tous les auteurs se sont crus obligés de signaler à son actif?

Enfin, pourquoi n'a-t-on pas tenu compte chez elle de la période des lésions paludéennes ? Il semble difficile d'admettre que le processus typhoïde puisse avoir la même marche chez un paludéen à sa première période, avec des lésions passagères, qu'à la période de cachexie, avec des lésions viscérales persistantes.

Je pense que c'est pour n'avoir pas procédé ainsi que l'on n'est point arrivé à débrouiller le chaos des fièvres des pays chauds. Je n'ai pas la prétention d'y parvenir à moi tout seul, mais il m'est bien permis de chercher à me rendre compte des faits par une méthode qui a si bien réussi pour d'autres infections.

Je commencerai par l'étude des *accès de fièvre* dont les fièvres typhoïdes survenues chez les paludéens simples, c'est-à-dire n'étant pas arrivés à la phase des lésions organiques.

Au dire des auteurs, cette manifestation clinique du paludisme se ferait soit avant celle de l'infection typhoïde (*accès de fièvre intermittente précédant l'explosion de la fièvre typhoïde, accès quotidiens ou tierces, 3 à 4 ou 5 jours avant, ou accès unique ouvrant la scène* (B. de Lespinois) soit pendant le cours de cette maladie infectieuse (*rémission dans la continuité, ou même accès intermittents se surajoutant à la fièvre au septième ou au huitième jour, ou accès irréguliers au nombre de deux ou de trois dans le cours de la maladie* (B. de Lespinois), soit enfin après la chute de la fièvre (*accès de fièvre de la convalescence, si fréquents* [1]).

Les circonstances qui décident de l'explosion des accidents paludéens à un moment donné de la dothiénenterie plutôt qu'à un autre, sont multiples :

1° Le degré de l'intoxication paludéenne, qui en dehors de la cachexie, est relativement toujours inférieur à celui de l'autre poison ;

2° La plus ou moins grande dose de l'infectieux typhoïde compliquant le paludisme ;

3° La marche fatalement cyclique de la fièvre créée par l'infectieux typhoïde, au point que les perturbations thérapeutiques les plus grandes ne modifient presque en rien la marche de cette fièvre ;

4° La résistance propre de l'individu.

Je vais essayer d'expliquer quelques-unes de ces conditions :

Lorsque des accès de fièvre, signes tangibles pour ainsi dire du paludisme dans l'état actuel de la science, se manifestent immédiatement avant ou après le début d'une fièvre infectieuse chez un individu impaludé, à l'état latent ou autrement, quel-

---

[1] Thèse de Paris, 1881. *Quelques observations sur la fièvre typhoïde dans les pays intertropicaux, etc.*

ques auteurs pensent que le miasme infectieux a joué vis-à-vis de la malaria, le rôle d'une simple cause occasionnelle, comme l'insolation, le froid, etc. Je suis loin d'avoir la même croyance qu'eux. Pourquoi ne dirait-on pas, ainsi que je l'ai écrit à propos du traumatisme :

Le poison paludéen, à l'état latent chez l'individu ou à dose insuffisante pour déclarer son existence par des signes cliniques, est venu tout à coup manifester son action sous l'influence d'une dose de poison infectieux typhoïde ou autre, en compliquant gravement la situation par l'effet de ce qu'on appelle en thérapeutique *synergie*.

Pourquoi ne raisonnerait-on pas avec les poisons infectieux comme avec les poisons chimiques? Ne peut-on admettre que les microbes (si microbes il y a) intoxiquent par leurs produits, sortes de corps définis de l'ordre de ces agents chimiques? Et si la cause de ces intoxications n'est plus un corps animé, un virus, mais une ptomaïne, n'est-on pas fondé à comparer ses effets à ceux des poisons ordinaires de nos laboratoires de physiologie?

Lors donc que les *accès de fièvre* se présenteront avant le début de la fièvre typhoïde, c'est que l'infection paludéenne aura été à dose suffisante pour traduire aussitôt l'impression de l'économie par un autre infectieux ; c'est la goutte d'eau qui fait déborder le vase.

Lorsque, au contraire, le paludisme sera moins profond, les accès de fièvre apparaîtront concurremment avec la fièvre ou après elle (sans que la marche ni la terminaison de la maladie ait été influencée) (Torres-Homen) [1]!

Si c'est l'infectieux typhoïde qui varie, au contraire, d'intensité, le paludisme restant le même, les mêmes phénomènes se produiront, amenés seulement par des causes inverses.

Ces accès de fièvre dans le cours d'une fièvre intermittente, ont été constatés par de très bons observateurs ; ils seraient de tous les types, quotidiens, tierces ou irréguliers (plutôt quotidiens, d'après Torres-Homen), et ils débuteraient malgré la température élevée des malades, par des frissons suivis d'une élévation de température et de sueurs profuses consécutives.

[1] Torres-Homen, *loc. Étude comparative des caractères cliniques de la dothiénentérie et de la fièvre rémittente palustre typhoïde à Rio-Janeiro. Analyse le Bourel-Roncière. In Arch. méd. nav.*, pages 52 et 53. 1879.

A ce sujet, je demande à faire quelques réflexions; ainsi, je dois l'avouer, j'ai toujours été étonné de voir des malades alités depuis plusieurs jours avec des températures de 39 à 40 degrés en moyenne, percevoir, au dire des auteurs, la sensation de frissons et l'indiquer à leurs médecins.

Dans les observations de B. de Lespinois (obs. II, par exemple), l'on voit à deux heures du soir, « la température étant à 39 degrés, le malade subitement pris de frissons et la température s'élever bientôt à 40°,5, où elle demeure stationnaire jusqu'à neuf heures du soir, et après une transpiration abondante, retomber à 39 degrés », autrement dit, maximum à deux heures du soir, coïncidant exactement avec celui de la chaleur du jour, minimum à neuf heures du soir, c'est-à-dire légèrement en avance avec celui de la nuit[1].

Dans les fièvres rémittentes pernicieuses typhoïdes de Torres-Homen, que je cite malgré l'obscurité qui les enveloppe, « la température monte de cinq à huit dixièmes de degré de trois heures du matin à dix heures ou onze heures, et le maximum de l'exacerbation apparaît de cinq heures du soir au milieu de la nuit. »

Dans des recherches sur la température locale des fièvres typhoïdes sans paludisme (voir *Mémoire sur les températures locales*[2]); j'ai noté la température de deux heures en deux heures dans plusieurs séries de cas et j'ai toujours vu la température monter de cinq à huit heures du matin jusqu'à une et trois heures du soir, se tenir dans les limites de ce maximum pendant trois ou quatre heures, pour redescendre ensuite en sens inverse; la différence entre la température extrême étant de 0°,6 à 1°,2. Dans les chiffres que donne Jousset[3] d'après Rattray, Davy et ses propres recherches, l'on voit aussi dans les pays chauds, la température monter sensiblement de neuf heures du matin à trois heures du soir, rester stationnaire jusqu'à six heures du soir, heure à partir de laquelle elle descend jusqu'à onze heures du soir où elle atteint son maximum; le plus grand écart entre les températures étant moindre de 1 degré (de 0°,8 à 0°,9).

---

[1] Un autre jour, le minimum eut lieu un peu plus tard, à dix heures du soir.

[2] J. Mourson. *Recherches sur les températures locales dans la fièvre typhoïde, etc. Journal des thérapeut.* 1882.

[3] *De l'acclimatement. In Arch. de méd. nav.* 1883.

La température du corps suit donc celle de la chaleur du jour ; les accès de fièvre constatés par certains auteurs pourraient bien, par suite, n'être qu'un phénomène naturel. Quand des médecins assurent avoir entendu des malades en proie au délire de la fièvre typhoïde accuser des frissons, je me permets de demander si réellement on doit se fier à ce qu'ont cru exprimer ces malades. La chaleur, la sueur représentent des faits que chacun reconnaîtra facilement ; mais les frissons ne peuvent qu'être indiqués par le malade, et celui-ci n'a plus son jugement et a toutes ses sensations perverties.

Arnould et Kelsch[1] n'ont constaté dans ces accès ni le frisson ni la sueur des accès palustres, ni surtout leur docilité vis-à-vis du sulfate de quinine[2] ; d'ailleurs la transpiration est un fait normal dans beaucoup de fièvres typhoïdes, ayant lieu le jour comme la nuit.

Sorel[3] est du même avis : « Ce qu'on prend, dit-il, pour des accès de fièvre, sont des rémissions naturelles de la fièvre du troisième au cinquième jour (voir tracés de Wunderlich) » ; dans une fièvre typhoïde normale, il a observé au vingt et unième jour, un état de collapsus durant trente-six heures ; dans une autre fièvre typhoïde où la défervescence était achevée au vingtième jour, une élévation de deux jours de durée, puis une chute à 56 degrés. Or, dans les observations de B. de Lespinois, beaucoup d'accès de fièvre sont signalés aux septième, quatorzième, vingt et unième, vingt-huitième jour, c'est-à-dire aux jours de changement dans les diverses périodes constituant le cycle entier de la fièvre.

Cette coïncidence m'autorise donc à douter un peu de la réalité des accès de fièvre dans le cours d'une fièvre typhoïde ; il faut, du reste, bien se garder de les confondre avec des accès de fièvre qui seraient symptomatiques, soit d'une inflammation légère du foie, soit d'un processus congestif inflammatoire des poumons, ainsi que le fait paraît avoir existé dans les observations II et III de B. de Lespinois.

Quant aux accès de fièvre de la convalescence, je les admet-

---

[1] *Mém. de méd. et de chir. milit.* 3e série, XX, 17.

[2] On pourrait expliquer l'inefficacité du sulfate de quinine, dans ce cas, par existence d'un empoisonnement putride ou typhique, lequel est caractérisé (voir chapitre premier) aussi par l'intermittence, rebelle à l'action de la quinine.

[3] *De l'intoxication palustre dans ses rapports avec l'infectieux typhoïde. Rev. mens. de méd. et de chir.* 1880, p ge 875.

trai plus facilement, surtout si le paludisme a été antérieurement constaté chez le malade, mais on n'oubliera pas qu'il est certaines fièvres typhoïdes pures de toute infection qui les présentent [1].

En tous cas, ces accès de fièvre de la convalescence ne reconnaissent pas pour cause, ainsi que quelques auteurs le pensent, l'état d'anémie consécutive à la fièvre infectieuse qui exposerait le sujet à l'action de la maladie, à l'exemple des personnes ayant subi une perte de sang, devenues plus sensibles aux poisons chimiques ; on la trouverait plutôt, sans toutefois nier l'influence anémique (accès pernicieux après saignée) dans la faiblesse de la dose de l'impaludisme latent. Celui-ci n'a pu faire sentir son action, n'a pu manifester symptomatiquement son existence que lorsque l'intoxication typhoïde a parcouru son cycle et que l'anémie qui en est la suite, a réduit le corps à ne plus opposer de résistance organique capable d'empêcher l'explosion des accès de fièvre. Voilà pourquoi, en général, les accès de fièvre de la convalescence sont peu graves et guérissent facilement.

J'arrive maintenant aux *accès pernicieux* que l'on dit avoir constatés dans les fièvres typhoïdes palustres.

Théoriquement, par le fait même de la présence du paludisme dans une fièvre infectieuse, la situation doit être aggravée ; au lieu d'avoir à lutter contre un seul adversaire, il faut en combattre deux ligués dans le même but de destruction organique ; seulement chacun d'eux, pris en particulier, doit être à dose moindre que s'il avait produit ses effets séparément, sans cela tout au moins le paludisme aurait déjà manifesté sa puissance, sans attendre l'arrivée de l'infection typhoïde. Je ne puis mieux comparer ces faits qu'à ceux signalés après l'absorption préalable d'une dose de morphine, lorsqu'on

---

[1] J'ai trouvé un écho de cette opinion dans le travail des deux médecins si distingués de l'armée (Arnould et Kelsch) dont j'ai cité le travail : « Parfois ils (les tracés) accusent nettement l'intermittence, mais cette intermittence survient dans des conditions telles qu'on ne sait vraiment où trouver l'influence palustre dont elle serait la révélation. En effet, la modalité intermittente apparaissait surtout à la fin de la maladie, alors que les sujets avaient passé trois semaines au plus à l'hôpital, *l'endroit le moins palustre de la contrée, si même il est accessible à quelques vents d'effluves maremmatiques.* Elle suivait, aussi bien de près que de loin, l'administration du sulfate de quinine, aux doses qui ont l'habitude de faire cesser brusquement, pour un temps toujours appréciable, les signes de l'empoisonnement marécageux. »

donne du chloroforme ou du chloral à un malade. L'anesthésie est plus profonde avec des doses moindres de chloroforme ou de chloral.

C'est absolument ce qu'ont observé Netter en Algérie et Barthez à Montpellier, ainsi que les citations suivantes vont permettre d'en juger.

« Un brasseur de Batna fait venir auprès de lui, de Bavière, deux de ses parents, un frère et une sœur. Ces deux jeunes gens, âgés d'environ vingt ans, ne font que traverser Philippeville et Constantine. Arrivés à leur destination, ils tombent malades au bout de trois jours ; la jeune fille est atteinte de fièvre intermittente et guérit facilement ; son frère au bout de quatre jours de maladie, est dans un état typhoïde très grave ; de fortes doses de quinine (2 grammes par jour) font disparaître rapidement le délire, la stupeur, etc... Contrairement à ce qui arrive d'ordinaire dans les fièvres graves d'Afrique, ce malade ne guérit pas immédiatement, il traîna pendant un mois à peu près, ayant la fièvre, la diarrhée, de la douleur et du gargouillement dans la fosse iliaque droite, ainsi qu'une forte bronchite. Je n'ai pu m'expliquer la prolongation de la maladie qu'en supposant que le jeune homme avait emporté d'Europe le germe d'une fièvre typhoïde (*dothiénentérie*) qui s'est compliquée, à son arrivée en Algérie, d'intoxication paludéenne. Le sulfate de quinine a fait disparaître les accidents dus à celle-ci ; puis la fièvre typhoïde a suivi une de ses marches ordinaires revêtant la forme broncho-abdominale (Netter[1]). »

Les faits observés par Barthez à l'hôpital de Saint-Éloi de Montpellier, que Lemaire a rapportés, dans la traduction de Griesinger[2], sont aussi instructifs.

Des soldats du génie, jeunes, bien portants, non cachectiques, sont soumis à l'exhalaison des miasmes du Lez (rivière de Montpellier) et à l'infection typhoïde. « Chez eux, les deux maladies (fièvre typhoïde et fièvre intermittente) se développent indistinctement ; ils sont atteints par toutes les formes de la fièvre

---

[1] *Rec. de Mém. de méd. et de chir. milit.* — *Note sur la fièvre typhoïde en Algérie.*

[2] Griesinger. *Traité des maladies infectieuses*, page 14 ; voir aussi *De l'antagonisme en pathologie et en thérapeutique*, par Constantin Paul. Thèse d'agrégation. Paris, 1866.

intermittente. Bien plus, les deux maladies peuvent se réunir sur le même individu. On voit alors la fièvre continue avec tous les caractères de la fièvre typhoïde qui, en outre, est coupée par des accès réguliers, donnant à l'infection une apparence effrayante de gravité.

« Quelques doses de sulfate de quinine font disparaître les accès ; et l'affection typhoïde, devenue très bénigne, suit son cours ordinaire. »

Les soldats de la ligne, au contraire, n'étant pas influencés par la malaria, n'ont que des fièvres typhoïdes à marche ordinaire, autrement dit mortelles dans une proportion connue.

La fièvre typhoïde acquiert donc, par le fait de la présence du poison dont elle dérive, avec celui de la fièvre intermittente, un caractère de gravité qu'elle n'aurait pas eu, pure de toute complication.

Seulement, comme elle est à dose moindre, le sulfate de quinine, en supprimant le paludisme, laisse la fièvre typhoïde à l'état de très grande simplicité.

Dans tous ces exemples, il y a eu, on vient de le voir, uniquement aggravation de la fièvre typhoïde, par le fait de la complication, mais nullement perniciosité. Il existerait cependant selon les auteurs de vrais accès pernicieux.

On se souvient que dans le traumatisme, c'était tout à fait au début des accidents que ces accès se montraient. Cherchons donc, si nous arriverons, conformément à la règle, à les constater dès le début.

Comme accès pernicieux débutant avec la fièvre typhoïde, je n'ai trouvé signalée que la *rémittente pernicieuse, typhoïde* de Torres-Homen[1] observée à Rio (p. 211 et 212) (c'est, qu'on ne l'oublie pas, un type de la deuxième forme des typho-malariennes de Corre).

J'avoue qu'au début de ces études, j'avais admis la légitimité de son existence, mais plus tard, après réflexions, j'ai été amené à ne voir dans cette association qu'une forme de l'intoxication paludéenne, pure de tout mélange d'infectieux *typhoïde* proprement dit. — Je vais donner les raisons qui ont provoqué ce changement dans ma manière de voir.

Selon Torres-Homen, la perniciosité existerait lorsque la dose du poison paludéen l'emporterait sur celle du poison typhoïde, ce qui est une erreur d'interprétation, car chez les paludéens de vieille date, chez quelques cachectiques, la fièvre typhoïde n'est pas toujours plus grave que chez les paludéens à infection récente, et lorsqu'elle l'est, c'est pour des raisons qui tiennent à des altérations organiques du foie ou des reins (voir p. 66).

Je dois dire ensuite que j'ai été fortement prévenu contre la nature typhoïde de ces fièvres, lorsque j'ai lu, dans la traduction qu'en a faite M. Bourel-Roncière dans les *Archives de médecine navale*, que sur 58 cas, il y avait eu seulement 5 décès dont 3 s'expliqueraient par la présence de cette fièvre palustre sur des hommes *alcooliques ou tuberculeux!* c'est-à-dire sur un terrain où il est bien rare de voir évoluer l'infectieux typhoïde.

Enfin, j'ai été plus qu'étonné de la brièveté assez extraordinaire de cette fièvre, en dehors des cas où la terminaison a été funeste; il est dit que la convalescence s'établit du septième au quatorzième jour, en moyenne au dixième jour. Or dans les exemples de fièvre typhoïde parfaitement reconnue sur des sujets paludéens, cette courte durée a été l'exception. Dans le cas de Netter, donné tantôt, la maladie a duré un mois; dans les faits de Barthez, la fièvre typhoïde a eu sa marche ordinaire; dans les observations de Laveran (*in Traité des f. palustres*), je relève comme durée les chiffres suivants: 13, 15, 17, 21, 22, 34; dans les cas que j'ai recueillis sur des navires (celui de la *Sèvre* qui sera donné plus loin, un mois, celui de l'*Iris*, 60 jours, ceux des deux autres observations que l'on trouvera aussi dans les pages suivantes, 14 et 26 jours), c'est-à-dire qu'on voit la maladie typhoïde avoir sa durée ordinaire; les durées de deux septénaires sont, peut-être, plus fréquentes que dans les autres circonstances d'existence de l'infectieux typhoïde, mais c'est qu'alors on a affaire à des formes bénignes, à des fièvres atténuées. Les fièvres de Torres-Homen, au contraire « se développent rapidement, ont une marche très courte et *excessivement grave* ».

J'ai noté d'ailleurs dans ces fièvres bien des faits étranges; ainsi elles ne présentent « jamais *les lésions intestinales* propres aux fièvres typhoïdes », ce qui semble assez extraordinaire, car dans plusieurs des observations connues de fièvre typhoïde palustre, elles ont été parfaitement constatées. Elles ne sont pas suivies non plus des « *complications thoraciques* des véritables dothiénenteries » ; dans l'observation de Netter, celle-ci existait ; dans l'observation IV de fièvre typhoïde observée chez un cachectique paludéen, donnée par Laveran, le catarrhe bronchique est signalé : « à l'autopsie, les poumons présentent à un degré marqué les lésions de la congestion hypostatique ; » je l'ai également trouvée dans les observations de fièvre typhoïde palustre recueillies à bord des navires. D'ailleurs Torres-Homen reconnaît ce que peut avoir d'exagéré sa manière de voir, puisque dans une autre partie de son travail il n'hésite pas à dire « qu'exceptionnellement, les poumons peuvent être atteints de bronchite capillaire et de pneumonie. »

Ces fièvres de Torres-Homen « s'accompagnent de *fortes congestions de la rate* », ce qui ne constitue pas un caractère suffisant, puisque la rate est fortement congestionnée aussi bien dans la fièvre pure typhoïde de tout mélange de paludisme, que dans les cas de paludisme sans infectieux typhoïde concomitant.

Elles n'ont pas de météorisme abdominal, puisque l'intestin n'est pas malade et la *sensibilité abdominale* est localisée « à l'épigastre et à l'hypochondre droit », c'est-à-dire dans les points où la lésion de l'organe hépatique a, plus particulièrement l'habitude de traduire sa souffrance. Mais que de contradictions encore ici ! ainsi, après avoir donné ces signes caractéristiques d'une poussée congestive ou inflammatoire vers le foie, Torres-Homen dira dans un autre passage de son travail que « le foie dans cette association reste silencieux » et quelques pages plus loin, que dans quelques cas le foie est augmenté de volume avec ictère léger ou que la diarrhée bilieuse se présente quelquefois.

On trouve les mêmes contradictions à propos de *l'action de la quinine*; tantôt il écrira que « comme les pernicieuses franchement palustres, ces fièvres guérissent en peu de jours par le sulfate de quinine et seulement par lui » ou encore que l'efficacité du sulfate de quinine devient « la pierre de touche » qui les distinguera des fièvres simplement palustres du pays et enfin que suivant l'emploi plus ou moins rapide du sulfate de quinine, les forces et l'appétit renaîtront promptement, tant la vitalité semble avoir été peu atteinte dans ses profondeurs, par le poison typhoïde après la neutralisation du poison paludéen par son spécifique! D'autrefois, après avoir lu toutes ces affirmations, on sera étonné de voir que ces fièvres « sont parfois rebelles à ce sel (*sulfate de quinine*) et s'accompagnent d'un extrême danger ». Je ne puis m'expliquer cette différence de manière d'être vis-à-vis de la quinine, qu'en admettant que plusieurs maladies ont été décrites dans les fièvres de Torres-Homen (*Infection putride ou typhique ou malarienne, ou fièvre de chaleur,* voir chapitre précédent, les *Considérations sur l'inefficacité du sulfate de quinine dans les infections putrides*), mais je n'y vois pas beaucoup les preuves de l'infection typhoïde proprement dite.

« Ces fièvres, dit-il, débutent plus ordinairement par des accès franchement rémittents, mais souvent par le type contraire ; les accès précèdent l'apparition des symptômes typhoïdes, et lorsque ceux-ci sont établis, on *peut observer de véritables paroxysmes quotidiens* accompagnant les phénomènes ataxo-adynamiques de la maladie et diversement caractérisés par du coma, du délire, de l'algidité et une diaphorèse abondante. » Dès les premières vingt-quatre heures, la température s'élève à 39°,5 et même 40 degrés, ce qui n'a pas lieu pour la fièvre typhoïde ordinaire où ce maximum n'est atteint qu'au troisième jour de la maladie.

La maladie se caractérise « par la rapidité de sa marche, la précipitation avec laquelle on voit apparaître le coma ou l'ataxie ». La constipation, quand il n'y a pas de diarrhée bilieuse, est la règle ; les taches rosées n'existent pas ; dans quelques cas, on aurait constaté des épistaxis, des taches petéchiales. « Si l'action du paludisme n'est pas supprimée par la quinine, la situation devient terrible ; la mort survient du quatrième au sixième jour au milieu d'un cortège de symptômes effrayants ; cela suffit pour rendre la mortalité très faible[1]. »

---

[1] Je devrais examiner ici les fièvres que M. P. Dupont a fait connaître dans son ravail *Sur la fièvre typhoïde et la fièvre rémittente dans la zone torride* (*Arch. méd. nav.,* t. XXX, p. 90). A mon grand regret, je ne le puis , car la *fièvre jaune* était, selon moi, passée à la Guyane à l'état endémique, au moment où notre distingué confrère s'est trouvé en présence de l'épidémie de fièvres qu'il a relatées. L'infectieux amaril a dû, dès lors, probablement les influencer, leur communiquer cette allure épidémique, cette marche et ces signes que l'on n'est habitué à retrouver que dans la maladie qu'il fait naître ou chez la *fièvre à calore* de Corre, la *fièvre bilieuse inflammatoire* de Bérenger-Féraud et de

En somme, dans cette fièvre qui ressemble plutôt à une rémittente paludéenne avec complication de coup de chaleur, qu'à une fièvre typhoïde, la perniciosité ne consisterait que dans l'exagération des symptômes propres de la maladie. Or, rien ne prouve (en admettant que l'on croit dans ces fièvres

Burot, qui s'en rapproche de si près dans les cas légers. Cette supposition semblerait plus conforme à la vérité, si l'on étudie les diverses *circonstances locales ou atmosphériques* qui ont présidé à la naissance de ces fièvres et surtout si l'on se rapporte à leur *faible mortalité des cas* (2.56 p. 100)[1], que M. Dupont a bien voulu me communiquer. — Quant à l'*infectieux typhoïde*, je ne crois pas qu'il ait joué un rôle quelconque dans leur évolution : d'abord, parce que les lésions intestinales révélées à l'*autopsie* (la seule qui ait pu être pratiquée), ont été peu probantes (*infection seulement de la tunique intestinale autour des glandes*); ensuite, parce que dans les pays paludéens jamais la fièvre typhoïde n'a fait ainsi explosion (70 *cas en 26 jours sur un effectif de 95 hommes*) sur des hommes ayant quitté depuis plus de huit mois la France (d'où nous avons vu, en général, l'infectieux typhoïde importé) et n'ayant eu aucun cas de cette pyrexie depuis au moins quatre mois. Je puis certifier l'exactitude de ce dernier fait, puisque, pendant le séjour de ces hommes (27ᵉ compagnie) aux îles du Salut avant leur envoi au Maroni, où ils ont présenté les fièvres en question, j'ai été chargé des soins à leur donner. Je ne crois pas, non plus, que l'on ait eu affaire à cet infectieux typhoïde, résultat d'une *auto-infection consécutive à la fièvre rémittente palustre*, suivant la théorie de *L. Colin*, toujours par la raison qu'il aurait été produit sur une trop large échelle au Maroni pour avoir pu rester jusque-là méconnu ailleurs dans des conditions de paludisme tout aussi intense. Il n'y a eu, pour moi, dans les fièvres décrites par M. Dupont, que des *phénomènes d'ordre typhoïde* n'ayant rien de commun avec l'infectieux de ce nom. Je ne serais pas éloigné de penser également que le rôle du *paludisme* a été moins considérable que ne l'a admis l'auteur de l'étude de ces fièvres. Dans les exemples authentiques de fièvres typhoïdes compliquées de paludisme, épars dans les auteurs, la maladie est plus rapide, la convalescence plus prompte, la dothiénentérie restant dans son état de simplicité le plus grand, dès que le sulfate de quinine a agi pour supprimer la complication palustre. Or, ces conditions ne paraissent point s'être présentées dans les fièvres observées au Maroni. Les faits avancés par notre collègue ne peuvent donc servir à démontrer que l'infectieux typhoïde a pu prendre naissance dans une intoxication malarienne intense et qu'il a pu y exister une transformation de celle-ci en celle-là, dans le sens de la théorie formulée par L. Colin.

[1] Pour la compagnie dont il est ici question (27ᵉ) et pour la suivante (28ᵉ), qui aurait subi, après elle, les atteintes de la même fièvre, voici quelle a été la mortalité à l'effectif et la gravité des cas pour toutes causes et pendant les six mois passés au Maroni (suivant les documents que M. Dupont m'a fait parvenir).

Effectif total, 206 : cas, 169; décès, 4 (1 par *fièvre rémittente typhoïde*, 2 par *fièvre pernicieuse [algide et comateux]* et 1 par *fièvre jaune*).

Mortalité à 1000 d'effectif :

Pour tous les cas.	19.6	Gravité	2.56	pour 100
— rémittente typhoïde. .	4.8	—	0.59	—
— fièvre jaune.	4.8	—	0.59	—
— fièvre pernicieuse . . .	9.6	—	1.18	—

à la réalité de l'infectieux typhoïde) que cette exagération de certains symptômes nerveux de la maladie, soit véritablement l'expression d'une action pernicieuse paludéenne. Il faut pour que je puisse croire à son existence dans une fièvee typhoïde, que celle-ci disparaisse après l'emploi du sulfate de quinine comme dans les faits de Netter et de Barthez, laissant la fièvre typhoïde évoluer simplement. Or, ce n'est pas ce qui a eu lieu ici. Puis-je admettre l'existence d'une fièvre typhoïde lorsque sa durée varie *dans tous les cas*, de sept à quatorze jours, après l'administration de l'alcaloïde du quinquina ?

Voyons, maintenant, si dans le cours de la fièvre typhoïde, nous serons plus heureux dans nos recherches sur les accès pernicieux si facilement acceptés par les auteurs.

F. Laure[1], dans son livre sur les maladies de la Guyane, a écrit que *l'algidité* pouvait parfois survenir dans les fièvres typhoïdes qu'on rencontre exceptionnellement dans cette colonie.

Je ne discuterai pas son affirmation, car aucune observation n'appuie le fait que cet auteur avance.

Après lui, Frison dans une étude sur la fièvre d'Algérie signale « un trouble profond du système nerveux[2] se manifestant par *le délire, les convulsions* ou le coma » (localisation sur le système nerveux), une « *épouvantable congestion pulmonaire* accompagnée de tous les symptômes d'une asphyxie croissante » (*localisation sur le poumon*), enfin l'accès pernicieux abdominal *diarrhéique ou dysentérique* (localisation abdominale).

Je ne sais si réellement il faut voir dans les cas de Frison uniquement les effets du paludisme, car ses fièvres typhoïdes ont été observées en Algérie, à Ténès, *au mois de juillet et d'août*. L'action de la chaleur a dû évidemment favoriser ces localisations, si elle n'en est pas la cause absolue.

La congestion pulmonaire, ainsi qu'on l'a vu dans le chapitre I, 2ᵉ partie, peut avoir été le résultat d'un coup de chaleur. D'ailleurs, Frison écrit ces lignes caractéristiques : « L'inefficacité du sulfate de quinine commençait à éclaircir le diagnostic (entre une fièvre rémittente palustre et une fièvre

---

[1] *Considérations pratiques sur les maladies de la Guyane, etc.*

[2] *Contribution à l'histoire de la fièvre typhoïde en Algérie. Rec. mém. méd. mil.*, 1867.

typhoïde); en effet, le précieux spécifique faisait bien taire les exacerbations fébriles, dominait l'intensité de la fièvre, mais ne la supprimait point ; le pouls faiblissait, mais restait toujours fréquent et dicrote. La diarrhée et le gargouillement iléo-cœcal persistait également. Les *symptômes nerveux s'accusaient davantage*, d'autres symptômes significatifs, taches rosées, *râles sibilants*, sudamina, paraissaient, et alors il n'était plus permis de douter de l'affection que l'on avait sous les yeux ; il était évident que la rémittente fébrile n'était ici que cette rémittente commune à toutes les affections pyrétiques aiguës, qu'elle ne *dépendait point d'une complication paludéenne*. Cependant, il y eut des cas (et ils furent relativement nombreux) où cette complication exista réellement et dans lesquelles la maladie fut traversée dans tout son cours par des accès de fièvre intermittente. *Bien caractérisés au début* de l'affection, ces accès finissaient par passer inaperçus ou par être *confondus* avec les exacerbations naturelles de la fièvre typhoïde. Mais, un beau jour, des accidents terribles, survenant tout à coup, venaient révéler la persistance de l'élément palustre : *véritables accès pernicieux*, qui mettaient en péril la vie du malade quand ils ne le précipitaient pas dans la tombe. »

J'avoue ne pas m'expliquer comment la quinine n'a pas laissé la fièvre typhoïde, débarrassée de la complication paludéenne, à l'état simple, ainsi que la plupart des médecins l'ont constaté ; comment aussi, puisque l'accès pernicieux a toujours été précédé d'accès « bien caractérisés au début, finissant par passer inaperçus et se confondant avec les exacerbations naturelles de la fièvre typhoïde », le sulfate de quinine, suivant la pratique constante des pays chauds, ne l'a pas prévenu. Enfin, Frison a noté chez plusieurs malades des symptômes nerveux caractérisés par un délire furieux, une *excitation maniaque*, des convulsions toniques et cloniques, et. chez ceux qui sont morts d'accès pernicieux pneumoniques, l'*absence de toute lésion inflammatoire à l'autopsie*.

Or l'excitation maniaque, le délire furieux, les convulsions toniques et cloniques, l'apoplexie pulmonaire, se retrouvent fréquemment dans les fièvres typhoïdes compliquées de coups de chaleur (voir plus haut). Il ne faut pas oublier, non plus, que ces fièvres typhoïdes avaient été contractées par des sol-

dats qui étaient allés en expédition contre les sauterelles, c'est-
à-dire en plein soleil, couchant sous la tente-abri, buvant
de l'eau trouble, respirant probablement les miasmes putrides des sauterelles qui n'avaient pas été enfouies. Ces fièvres représentent donc des fièvres typhoïdes compliquées
d'infection putride, de coups de chaleur et peut-être de paludisme. L'inefficacité du sulfate de quinine se comprend alors,
malgré les accès intermittents qui reconnaissent, on s'en souvient, souvent pour cause l'infection putride.

Il en est de même de la complication pernicieuse sur
l'intestin : des hommes seraient morts avec des selles inces-
santes et lésions dans le gros intestin analogues à celles de
la dysenterie. Dans les autopsies que Frison donne, c'est tantôt
un jeune soldat (observation IV) qui présente, avec les lésions
dysentériques du gros intestin, la muqueuse de l'estomac ramollie. C'est d'autrefois un autre jeune soldat (observation VI) qui a la muqueuse stomacale imbibée de sang. Ces
lésions sont celles des hommes de l'*Asmodée* : chez eux, les
fièvres typhoïdes étaient manifestement compliquées de phénomènes putrides et de coups de chaleur. Bourel-Roncière
cite (page 560), d'après Lallemant (de Rio), une forme insola-
toire où se montrait quelquefois une « dysenterie très dou-
loureuse. »

En résumé, je ne nierai pas, comme Arnould et Kelsh l'ont
fait, que Frison n'ait constaté des accès pernicieux, délirants,
pneumoniques ou diarrhéiques, je dirai seulement que les
symptômes que ces accès pernicieux représentaient n'étaient
pas le fait du paludisme.

Dans sa thèse, B. de Lespinois signale, dans le cours de la
fièvre typhoïde palustre de la Martinique, qu'il a décrite, des
accès pernicieux de la forme algide, congestive, ou comateuse,
avec observations à l'appui. Je prendrai l'une d'elles, évidemment donnée comme type de fièvre typhoïde avec accès pernicieux algide, pour sujet de discussion.

Un matelot du *Prigent* (à Fort-de-France) se présente à son
médecin-major au deuxième septénaire de sa fièvre typhoïde,
sans avoir reçu jusque-là aucun soin. Températures hyperpyrétiques pendant quatre jours, qui ne sont nullement influencées
par la quinine. On l'envoie alors (cinquième jour) à l'hôpital,
où il meurt quelques heures après son arrivée dans l'état algide

et de sueur froide qu'ont beaucoup d'individus atteints de fièvre typhoïde dans la période agonique.

Je cherche en vain dans tout cela l'accès pernicieux. Le peu de volume de la rate (250 grammes) plaide en faveur de ma manière de voir, aussi bien que l'insuccès des doses massives de quinine pendant cinq jours, ce qui est, on l'avouera facilement, en dehors des faits constatés dans la pratique des pays chauds pour les fièvres paludéennes. L'étude attentive de cette observation me permet donc de douter avec autant de titres des accidents pernicieux observés par B. de Lespinois que de ceux donnés par Frison.

Dans les faits de *fièvres subcontinues estivales* (typho-malariennes de Corre) que cite Colin, j'ai recherché, sans plus de succès, la perniciosité, ainsi qu'on va le constater dans l'examen qui va suivre des observations de l'auteur.

La première observation (observation XX de Colin) se rapporte à un paludéen qui est pris, à Rome, de frissons intenses, le 4 juillet, c'est-à-dire à l'époque des fortes chaleurs. C'est le début d'une fièvre typhoïde. La quinine est donnée, le 6 juillet, à la dose de 1 gramme ; le 8, à la dose de 2 grammes ; le 9, à celle de 1 gramme. Les jours suivants ne portent pas l'indication du traitement suivi. Malgré l'emploi de la quinine, les accidents nerveux, qui sont absolument ceux de toute fièvre typhoïde grave augmentent progressivement; et le malade meurt le 16 dans le coma, au douzième jour de sa maladie. A l'autopsie, le cerveau et ses enveloppes montrent un certain état de congestion, mais les poumons présentent une congestion hypostatique bien marquée; foie pesant 1800 grammes, rate 600 grammes. Je laisse de côté les autres altérations établissant la nature typhoïde de la maladie, qui n'est nullement en cause.

Où voit-on alors, dans cette observation, surtout au point de vue symptomatique, les preuves de l'influence pernicieuse du paludisme? Beaucoup de fièvres infectieuses ne débutent-elles pas par des frissons, sans être d'origine malarienne? La gravité de la maladie n'a, du reste, point été arrêtée par la quinine, ce qui, on l'avouera, semble assez contraire à l'observation des faits: seul, le poids de la rate (600 grammes) pourrait signifier quelque chose, si l'on ne savait que, dans la fièvre typhoïde ordinaire, il atteint un chiffre élevé.

La congestion du cerveau et de ses enveloppes, celle des
deux poumons, l'époque de l'année, me feraient plutôt penser
à une influence de la chaleur, telle que celle entrevue jusqu'ici.

La deuxième observation (observation XXI de Colin) a encore trait à un paludéen, pris « *subitement, le* 29 *août, de
violentes douleurs dans la tête, la nuque, les lombes*. Le
lendemain, *la face est rouge, les pommettes sont violacées,
le pouls est à* 110, *large et dur, la céphalalgie arrache
encore des cris au malade, constipation*. » C'est absolument
le début d'une insolation. Le 31 août, 1 gramme 50 de sulfate
de quinine. Le 1ᵉʳ septembre, même dose. Le 2 septembre,
1 gramme seulement, épistaxis. Le 5, le délire n'en apparait
pas moins ; état typhoïde ordinaire, qui persévère, sans s'aggraver, jusqu'au 9. On croit le malade en voie d'amélioration,
« lorsque, le 9, à notre contre-visite, nous trouvons un abaissement considérable de température, avec petitesse du pouls,
affaiblissement de la voix, et, malgré l'emploi de stimulants
les plus énergiques, l'algidité augmente et le sujet succombe
le même soir à dix heures, » au douzième jour encore de la
maladie.

Les lésions trouvées à l'autopsie sont ici celles du paludisme
le plus évident et de la fièvre typhoïde la plus vraie. Les poumons sont sains, mais le foie est hypertrophié (2000 grammes)
ainsi que la rate (1040 grammes), et le cerveau « présente une
congestion *du lacis vasculaire sous-arachnoïdien* » nullement caractéristique de l'insolation, je le sais ; cependant, on
ne peut nier qu'elle ne puisse, avec les symptômes du début
et de l'insuccès du sulfate de quinine, contribuer à établir
son existence. L'algidité indiquée ici ne s'y oppose pas : d'a-
bord, elle peut être un phénomène agonique naturel, n'ayant
duré que quelques heures ; ensuite, elle se présente parfaitement dans la forme cardialgique du coup de chaleur (voir Laveran, p. 85 [1]) avec ou sans paludisme. Dans le cas actuel, je
suis porté à croire que le paludisme et le coup de chaleur ont
agi dans le même sens, car je ne vois pas comment l'on expliquerait l'apparition du délire après trois jours de sulfate de
quinine, si celui-ci avait été le fait du paludisme seul, sans
action additionnelle de l'insolation. J'avoue du reste, que c'est

---

[1] *Traité des maladies et des épidémies des armées, etc.*

la seule des observations de Colin, qui m'ait laissé dans l'embarras, car théoriquement je ne repousse pas les accidents pernicieux dans la fièvre typhoïde.

La troisième observation (observation XXII de Colin) est, au contraire, des plus négatives. Le sujet n'avait pas encore eu la fièvre intermittente. Il est apporté à l'hôpital le 3 août où on lui donne aussitôt un gramme de sulfate de quinine. Le 4 août, le délire se déclare; 0,60 de sulfate de quinine, état typhoïde grave. Le 9 août, râles sibilants disséminés des deux côtés de la poitrine. Le 14 août « dans la nuit, mouvements convulsifs et le lendemain 15 août, au moment de notre visite, nous le trouvons la tête renversée en arrière, les lèvres et la figure violacées, le thorax saillant, immobile, presque asphyxié déjà par la contraction tétanique des muscles de la poitrine (véritable accès tétanique). Malgré l'emploi immédiat d'inhalations chloroformées, de révulsifs aux extrémités et sur le thorax, mort le 15 à dix heures du matin, » encore au douzième jour de sa maladie.

A l'autopsie, congestion des vaisseaux sous-arachnoïdiens. Le cœur présente une *ecchymose violette* sous le péricarde, longue de trois centimètres, large de dix à douze millimètres, cavités droites distendues. Coloration rouge violacée de l'estomac, rate triplée de volume « extrêmement molle ». Mais les poumons, le foie *sont normaux* et « l'intestin grêle est d'une pâleur qui tranche avec la coloration rouge violacée de l'estomac : *aucune altération de couleur, de volume*, ni de consistance des plaques de Peyer, pas le moindre gonflement des ganglions mésentériques. »

Évidemment, ce cas n'est pas plus une fièvre typhoïde franche que paludéenne.

Connaît-on, en effet, une fièvre typhoïde qui à la fin du deuxième septénaire présente des lésions intestinales si peu accusées? Mais si j'admets, pour un moment, la nature typhoïde, je ne puis ne pas reconnaître dans les accidents observés ceux dus à la complication par le coup de chaleur (15 août). Chez un paludéen, je les ai notés tels quels dans la mer Rouge à la suite d'une insolation (voir chap. I, 2ᵉ partie et description classique du coup de chaleur, in Laveran, page 85). Donc dans cette observation, il n'y a pas plus que dans les autres, d'accès pernicieux typhoïde.

Quant à la *dernière observation* (observation XXIII de Colin), celle dont cet auteur a fait si grand cas (troisième forme de typho-malarienne de Corre), elle se rapporte encore pour moi à une insolation compliquant une fièvre typhoïde.

On y voit un homme, d'une nature athlétique, résidant en Italie depuis trois ans, moniteur aux bains de mer, *restant sur la plage insalubre de Civita jusqu'au coucher du soleil*, éprouver, le 8 juillet, étant sur la plage, une violente céphalalgie, des vomissements avec perte de connaissance.

La fièvre persiste les jours suivants. Le 11 juillet, dans la nuit, violent délire. Le 12, stupeur profonde, face turgescente, l'état s'aggrave de plus en plus. Mort le 16 après un coma de deux jours, au huitième jour de son entrée à l'infirmerie, car, à l'autopsie, lésions évidentes de la fièvre typhoïde, c'est-à-dire lésions indiquant une fièvre typhoïde âgée de plus d'un septénaire, rate doublée de volume, ramollie ; « rien de notable dans les autres cavités [1] ».

Or, dans la même semaine, on recevait à l'hôpital, outre un grand nombre de *fièvres rémittentes bénignes*, (pour moi légères insolations), d'abord le sujet de la première observation qui est mort le même jour, après avoir offert des phénomènes ressortissant au coup de chaleur, ensuite trois cas, dits pernicieux, dont les observations de deux d'entre eux sont données dans le livre de Colin. J'ai eu la curiosité de les comparer et voici quel a été le résultat de cet examen. La *comateuse* est un cas évident d'insolation, *car la mort* n'a eu lieu que deux mois et demi après le début de la maladie, avec tous les signes d'une affection généralisée des centres nerveux et des lésions typiques dans la cavité crânienne (voir observation VII, in Colin). L'algide m'a paru n'être aussi qu'une insolation. Ainsi,

---

[1] Au sujet de cette observation, M. Sorel fait les réflexions suivantes (*Revue mensuelle de médecine*, 1880, p. 875). « Mais pourquoi, dit-il, fièvre rémittente comateuse au début? Le malade reprend connaissance rapidement et est gardé à la caserne, où on lui administre un vomitif. Eût-on agi ainsi en face d'un accès pernicieux? D'autant plus que l'état du malade n'est jugé assez sérieux pour motiver l'entrée à l'hôpital que le 12 juillet, après quatre jours de maladie et une nuit de délire. Ne sont-ce pas là les caractères d'une fièvre typhoïde à début subit, à marche violente, comme il est donné d'en rencontrer des cas de temps à autre? (J'ajoute après coup de chaleur.) L'état de santé habituel du soldat, son ancienneté au service, ni le fait que l'origine de la maladie est restée inconnue, ne peuvent prévaloir contre les symptômes et les lésions observés. » L'hypertrophie de la rate avec ou sans ramollissement est signalée, du reste, dans la fièvre typhoïde.

le 17 juillet, je vois que « le malade est depuis deux jours atteint de fièvre intense continue sans frissons, de vomissements, et d'une céphalalgie qui lui arrache des cris continuels. Peau chaude, pouls à 110, face turgescente, langue saburrale jaunâtre. » Le 18, début de l'algidité qui augmente progressivement jusqu'au 21. A l'autopsie les mailles de la pie-mère sont distendues par un liquide transparent, comme gélatineux, s'écoulant difficilement à la pression. Augmentation de la consistance de la pulpe cérébrale. Congestion uniforme de tout le tube intestinal, rougeur extrèmement vive de l'estomac, surtout le long de la grande courbure. Cœur distendu par une quantité énorme de caillots mous et diffluents. Reins violacés. Splénisation des lobes pulmonaires inférieurs. Foie normal. Rate pesant 280 grammes, très ramollie à l'intérieur, etc.

Ces exemples prouvent combien il faut être prudent pour caractériser l'accès pernicieux dans le cours d'une fièvre typhoïde, surtout quand les phénomènes pernicieux sont d'ordre nerveux ! Après avoir fait la part de l'*insolation* ou *du coup de chaleur*, du *typhisme*, de l'*infection putride*, etc., je ne considérerai l'adynamie profonde ou l'algidité, le coma, le délire, quelque intenses qu'ils puissent être dans leur expression, comme pouvant traduire la présence de la perniciosité que lorsqu'ils auront été constatés, dès les premiers jours du début de la maladie, précédés d'accès de fièvres plus ou moins caractérisés et qu'ils céderont à l'administration du sulfate de quinine administré pendant un certain temps à haute dose (au moins quelques-uns, car je n'ignore pas que certains accès pernicieux résistent à la quinine et entraînent fatalement la mort malgré tous les soins).

Je me méfierai toujours d'un diagnostic d'accès pernicieux qui sera porté aux septième, quatorzième, vingt et unième, vingt-huitième jours d'une fièvre typhoïde en pleine évolution, car les accidents peuvent être le résultat de changements naturels observés à la suite du passage d'un cycle de la fièvre à l'autre.

Dans la convalescence, je serai moins exclusif : ainsi j'ai recueilli dans mes notes l'observation d'un soldat originaire des marécages des bords de la Loire, près d'Indret, qui présenta un accès algide au début de la convalescence.

Observ. IV. — *Fièvre typhoïde et paludisme, accès algide de la convalescence.*

Résumé: — Début, le 25 août par un accès de fièvre.

Le 27 août, deux accès de fièvre dans la journée, la fièvre devient continue, etc., c'est une fièvre typhoïde légère qui suit son cours

Le 4 ou 5 septembre, la convalescence s'établit.

6 septembre, 15 jours après, le premier accès de fièvre du début, la feuille de clinique porte l'indication d'un *accès algide* « depuis 7 heures à 9 heures du matin, le malade frissonne et ne se réchauffe pas. »

Le 8, 12 et 13 *septembre*, accès de fièvre dans la matinée.

Le 26 *septembre*, 14 jours après, accès de fièvre de 1 à 4 heures du soir.

Le 27 *septembre*, accès de fièvre de 1 à 4 heures du soir.

Le 29 *septembre*,   —   léger accès.

Quatre jours après le dernier accès, 2 octobre, début d'une bronchite[1].

La forme algide semblerait indiquer une action assez violente sur le système nerveux ; mais il faut ajouter que cet accès n'a, en somme, présenté aucun danger ; si la fièvre a reparu une deuxième fois quatorze jours après, cela tient à ce que le sulfate de quinine n'a pas été donné d'une façon suivie.

Je bornerai à cette observation ce que j'avais à dire sur les accès pernicieux de la convalescence dont l'importance est très secondaire.

Par analogie avec ce qui se passe dans le traumatisme, je considérai plutôt comme de vrais accès pernicieux, du moins comme accidents manifestement paludéens, les *épistaxis répétées et trop abondantes, les entérorrhagies, l'hématurie, la syncope cardiaque, l'albuminurie*, c'est-à-dire les diverses formes anormales du paludisme dans le traumatisme.

Ainsi, j'ai relevé, dans quelques observations de fièvre typhoïde palustre, prises soit dans les auteurs, soit dans les feuilles de clinique de l'hôpital de Saint-Mandrier, des *épistaxis* qui, par leur abondance et leur répétition, ne laissaient aucun doute sur leur nature, surtout quand les sujets qui les présentaient étaient dans un état voisin de la cachexie paludéenne ou étaient cachectiques. Dans quelques cas, ces épistaxis m'ont paru avoir été favorisés dans leur explosion par la

---

[1] Ici, on le remarquera, les accès de fièvre suivent encore la chaleur solaire. Dans les premiers jours de septembre, où il fait encore chaud, ils commencent dans la matinée. Vers la fin du mois, alors que le temps est déjà froid, ils se montrent dans le milieu du jour, au moment de la plus grande chaleur!

chaleur. Il en a été de même dans toutes les [autres localisations paludéennes de cet ordre, sur les muqueuses buccale, bronchique, intestinale et vésicale.

Il ne faut pas oublier non plus de dire, que sur les muqueuses nasale et intestinale, la fluxion hémorrhagique se fait de son propre mouvement avec ou sans l'ulcération des glandes lymphatiques qui existe dans toute fièvre typhoïde franche.

Voici une observation résumée de fièvre typhoïde palustre légère, avec répétition des épistaxis aux septième et dixième jours, qui sont remplacées au quatorzième jour par des accès de fièvre.

OBSERV. V. — *Fièvre typhoïde et paludisme (forme hémorrhagique).* — M. S. aspirant du Colbert, âgé de 20 ans, originaire de la Charente-Inférieure, présente le 20 novembre (soir) le début d'une fièvre typhoïde (frissons, céphalalgie, soif vive, épistaxis). Au troisième jour de son entrée à l'hôpital, constipation, ventre légèrement ballonné, douloureux à la pression avec quelques gargouillements *a la fosse iliaque droite.* Le lendemain quelques rares taches rosées.

1er jour, *frissons* ;
2e — soir 38°,0, *épistaxis,* soir ;
3e — 38°,6, 39°,8, *épistaxis,* soir ;
4e — 38°,8, 39°,7, eau de Sedlitz, sulfate de quinine 0,60 qui est continuée jusqu'au 9.
5e — 39°,1, 39°,4.
6e — 39°,0, 39°,6.
7e — 38°,6, 39°,5.
8e — 38°,6, 39°,4.
9e — 39°,3, 39°,7.
10e — 39°,0, 39°,4, *épistaxis légère.* Angine, taches rosées peu apparentes.
11e — 38°,2, 39°,0, *épistaxis très abondante.*
12e — 37°,7, 38°,0, *épistaxis peu abondante.*
13e — 36°,8, 38°,4.
14e — 36°,0, matin.
26e — *Légère fièvre le soir.*
27e — soir 39°, 0, *accès de fièvre* à 5 heures et demie du soir, ayant persisté jusqu'à 10 heures, sulfate de quinine 0,60.
28e — soir 38°,9, *accès de fièvre* de 4 à 10 heures, sulfate de quinine 0,50.
29e — Guérison.

Ainsi, le premier jour, accès de fièvre du début.

Deuxième et troisième jour, épistaxis.

Sept jours après, au dixième jour, épistaxis ; le onzième et douzième jour, nouvelle épistaxis.

Quatorze jours après, au vingt-sixième jour, accès de fièvre qui se répète les vingt-septième et vingt-huitième jours.

On trouvera dans la thèse du docteur L. Galiot[1] une observation (obs. VI, p. 36) de fièvre typhoïde palustre ou les hémorrhagies par la muqueuse nasale et intestinale se succèdent sans qu'on ait trouvé d'ulcérations des plaques de Peyer, capables d'expliquer leur présence.

Bérenger-Féraud, dans son livre sur les maladies du Sénégal, donne aussi une observation (obs. LVI, p. 596) de fièvre typhoïde palustre où les épistaxis, les hémorrhagies intestinales, les accès de fièvre, etc., alternent sur le malade à jours fixes (tous les jours, tous les trois jours ou tous les sept jours). Je dois ajouter que le diagnostic de ce cas, me paraît toutefois laisser prise au doute, malgré la présence de quelques taches lenticulaires.

Dans ce même livre, on trouve encore une autopsie de fièvre typhoïde hémorrhagique avec rate hypertrophiée et ramollie chez un européen ayant présenté, pendant deux ans de séjour au Sénégal, des atteintes de fièvre paludéenne et de diarrhée. La mort avait eu lieu au huitième jour.

Dans le résumé des fièvres typho-malariennes de l'Amérique du nord, de W. Jonhston, que Corre donne p. 262, on verra aussi que la deuxième et troisième forme, celle où la durée de la fièvre est de 28 à 18 jours ou de 21 et 18 jours, la mort a surtout lieu par perforation intestinale ou hémorrhagie accidentelle.

On trouvera également, plus loin, extraites des rapports des médecins-majors des navires une ou deux observations avec mort, à la suite de pareils accidents.

Dans les fièvres de Batna, étudiées par Regnier[2], j'ai relevé aussi un cas avec selles sanglantes, suivies de guérison.

Torres-Homen, dans les fièvres sur la nature typhoïde desquelles j'ai exprimé tantôt certains doutes, les a pareillement signalées trois fois ; il a de plus constaté un cas de

[1] L. Galiot. Thèse de Paris, 1882. *Essai sur la fièvre typhoïde observée pendant la guerre de Tunisie.*
[2] *Union médicale*, 1882.

stomarrhagie. Arnould et Kelsh citent enfin un cas d'hémorrhagie intestinale dans leurs fièvres d'Algérie.

Dans les expéditions de Tunisie (L. Galiot), de Grèce (Villette), où le paludisme a dû bien souvent compliquer la situation, la forme hémorrhagique s'est aussi manifestée (voir pages 174 et 177). Jules Laure donne de même aux fièvres typhoïdes de la Guyane sans spécifier leur nature paludéenne ou franche, une tendance *hémorrhagique* (pétéchies, ecchymoses, hémorrhagies diverses) une éruption intestinale moins constante, moins avancée qu'en Europe et un petit nombre de jours pour la terminaison fatale. La forme hémorrhagique est donc moins rare dans les pays où règne la malaria, qu'on ne le pense généralement; seulement, il ne faut pas oublier d'ajouter que la chaleur, ainsi qu'on l'a vu au début de ce travail, favorise particulièrement cette localisation du paludisme.

Bérenger-Féraud aurait vu à l'hôpital de Saint-Mandrier, dans plusieurs cas d'infection typhoïde authentique chez des paludéens, la localisation de l'infection malarienne se faire sur l'appareil urinaire. Voici les faits tels qu'ils sont racontés par Eyssautier[1] dans sa thèse, page 23. « En avril 1878, au moment où l'épidémie de fièvre typhoïde prenait une assez grande et subite extension, dans la caserne de l'infanterie de marine, un détachement de soldats arrivait de Cayenne. Ces hommes étaient, pour la plupart, assez profondément impaludés et n'avaient pas subi, avant leur départ pour cette colonie, l'influence de l'épidémie de fièvre typhoïde; de sorte qu'ils offrirent un aliment à la dothiénentérie. Or, ceux qui furent touchés par elle se présentèrent à l'hôpital avec un cortège symptomatique vraiment inquiétant. C'était le masque du paludisme qui faisait craindre l'apparition des phénomènes dits pernicieux. Deux d'entre eux présentèrent les symptômes d'un véritable accès bilieux avec les urines noirâtres ; on eût pu porter pour ces malades le diagnostic accès bilio-mélanurique; chez eux, l'abattement, l'ivresse typhique, la stupeur, étaient très accusés et annonçaient un état très grave. Quelques doses de sulfate de quinine administrées avec vigueur triomphèrent de ces atteintes et au moment où la fièvre paludéenne cessait, on voyait l'état typhoïde qui n'avait pas manqué de préoccuper, en

---

[1] *L'Hôpital maritime de Saint-Mandrier.* Thèse de Paris, 1880.

même temps s'amender de la façon la plus heureuse. Il y a là, on en conviendra, quelque chose de favorable à cette **théorie** des éléments morbides sur laquelle on a déjà tant discuté, etc. »

Ces faits de Bérenger-Féraud offrent la plus grande analogie avec ceux de Barthez et de Netter, etc. Même gravité, même succès du sulfate de quinine, qui réduit la maladie à son état le plus simple et détruit la *perniciosité*.

Certains auteurs auraient vu une autre forme moins sérieuse de localisation de l'infectieux paludéen sur l'appareil urinaire, c'est celle qui produirait l'albuminurie simple. On trouvera plus loin (observation LV de Laveran, page 592) une observation de fièvre typhoïde chez un cachectique, où l'albuminurie a apparu vers le sixième jour de la maladie. L'autopsie aurait fait voir les lésions de la néphrite catarrhale et de la fièvre typhoïde.

Je rangerai aussi parmi les accidents paludéens les phénomènes observés du côté de la rate (congestion, hémorrhagie, rupture, abcès).

On sait que, chez les paludéens, le cœur est altéré dans sa texture, de même qu'il l'est chez les typhoïdes. Dans le cas de coexistence des deux maladies chez le même sujet, il y a donc tout lieu de croire que l'altération cardiaque est à son maximum. Faut-il voir alors, dans les cas de *syncopes mortelles* constatées dans la convalescence de certaines fièvres typhoïdes, palustres, un accident pernicieux? Cela me paraît probable.

Je considérerai également au nombre des accidents pernicieux, l'*érysipèle* de la face, que Regnier aurait constaté chez un de ces malades atteint de fièvre adynamique des plus graves, au moment de la défervescence, car en même temps le corps se couvrit de *taches pétéchiales*. Le malade mourut.

Je ferai de même pour les *accidents gangréneux*. Ainsi, dans l'observation LV de fièvre typhoïde chez un cachectique paludéen donné par Laveran (*Traité des fièvres palustres*) au dixième jour de la maladie, « une ulcération profonde, noirâtre, d'odeur gangréneuse dans le sillon inférieur de la cavité buccale, » est observée concurremment avec des signes de perforation intestinale. Il faut ajouter que le malade présentait de l'albumine depuis cinq jours.

Peut-être le paludisme augmenterait-il les *tendances à l'ulcération de la plaie intestinale*; c'est ainsi que je m'expliquerai pourquoi Johnston et Bérenger-Féraud, en Amérique, font mourir la plupart de leurs malades de perforation intestinale ou d'hémorrhagie.

Les *rechutes* que Johnston signale comme fréquentes, tiendraient peut-être aussi à l'influence persistante du paludisme. En tout cas, Arnould et Kelsh auraient vu, dans un cas, une reprise complète de tous les symptômes typhoïdes, y compris une éruption de papules rosées, étendues jusqu'à la face.

En résumé, on voit, par cette étude, combien il faut être prudent avant de se prononcer sur la présence du paludisme. si l'on n'a constaté que des exagérations diurnes de la température du malade ou des accidents nerveux intenses : certains phénomènes hémorrhagiques, congestifs, inflammatoires ou gangréneux, feront plutôt croire à sa présence, surtout s'ils sont à répétition ou se présentent à des époques correspondant à l'arrivée des accès de fièvre (tous les deux, trois, sept, quatorze jours, etc.).

J'arrive maintenant à l'étude de la fièvre typhoïde chez les cachectiques, si toutefois ces deux choses peuvent exister ensemble.

Comme chez les cachectiques de cet ordre, le foie ou les reins sont profondément altérés du fait du paludisme, il en résulte que l'infectieux typhoïde, ne trouvant aucune voie d'élimination pour lui ou ses produits, provoquera certainement la mort.

Si l'on admet l'exactitude du diagnostic porté dans les deux premières observations de Colin que j'ai données ici, on remarquera : 1° que le foie pesait de 1800 à 2000 grammes dans deux cas; 2° que, dans la première observation, celle où le malade est mort de coma, le foie ne présentait aucune altération de ses cellules, n'offrant que de la congestion; 5° tandis que, dans la deuxième observation, celle où il y a eu un accès algide, la teinte de l'organe hépatique était acajou. avec altération de la fonction. Faut-il alors voir dans l'altération de l'organe excréteur de la bile une des conditions de la perniciosité par arrêt de la fonction évacuatrice de cet organe des infectieux, comme le fait se produit dans le traumatisme? L'analogie me porte à le croire.

Mais la perniciosité peut tenir tout aussi bien à la lésion des reins, en produisant l'urémie, ainsi que va le faire voir l'observation suivante. résumée. que j'ai prise dans le *Traité des fièvres palustres* de Laveran (observation LV, page 592).

OBSERV. VI. — *Fièvre typhoïde palustre, albuminerie, accidents gangréneux, mort.*

Un nommé C..., âgé de 25 ans, détenu au pénitencier militaire de Bône entre à l'hôpital, le 10 août, pour cachexie palustre avec anasarque sans albumine dans les urines ; à l'hôpital où il fait un séjour d'une certaine durée, son état s'améliore et l'anasarque disparaît ; le 11 septembre, de la toux, de la diarrhée, de la fièvre sont signalées.

Le 17, la fièvre typhoïde se dessine. Température entre 39° et 39°,5 le matin, 40 degrés le soir, diarrhée séreuse abondante, râles de bronchite disséminés, aucun symptôme extraordinairement exagéré.

Le 22, taches rosées sur la partie inférieure de l'abdomen.

Du 12 au 14 octobre. Mouvement de défervescence.

Le 15 octobre (environ 1 mois après le début), la température remonte (39°,6-40°,5). Prostration, somnolence, un peu de délire la nuit ; l'anasarque a reparu et l'examen des urines révèle cette fois une assez grande quantité d'albumine.

16 *octobre*. Le malade vomit à plusieurs reprises dans la journée. Le ventre est ballonné, très sensible à la pression (seulement à droite).

17 *octobre*. Légère détente.

21 *octobre*. *Ulcération profonde*, noirâtre, d'odeur gangréneuse dans le sillon inférieur de la cavité buccale.

22 *octobre*. Aggravation et le 23, mort à 3 heures du matin.

A l'autopsie, on constate les lésions de la péritonite ; l'intestin grêle présente environ 11 plaques de Peyer ulcérées, dont une *très grande* et une autre ordinaire qui est le siège de la perforation. La rate est triplée de volume, ayant la teinte brunâtre qu'on lui connaît d'ordinaire dans le paludisme ; il en est de même pour le foie, qui a cependant son volume normal, néphrite épithéliale dans le rein (substance corticale très pâle, d'un blanc jaunâtre), congestion hypostatique dans les poumons.

On remarquera que, dans ce cas, la tendance à la gangrène s'est manifestée à la fois dans la cavité buccale et dans l'intestin, absolument comme dans les exemples connus de traumatisme avec albuminurie ou paludisme.

J'ajouterai que toutes les observations de fièvre typhoïde chez les cachectiques paludéens ne sont pas suivies de tels accidents. Je renvoie, pour compléter ce que j'ai à en dire, à la fin de ce travail.

Il me resterait maintenant à parler des deux formes de *typho-malariennes* admises par Corre dans son livre. Mais, à propos de la *rémittente pernicieuse de Torres-Homen*, qui est donné dans Corre comme un exemple de typho-malarienne unifiée, j'ai montré combien peu je croyais à la présence de l'infectieux typhoïde dans sa formule infectieuse ; ce qui ne veut pas dire que je ne crois pas au groupe constitué par mon érudit confrère; je nie seulement dans sa constitution l'élément typhoïde pour n'y voir que l'élément putride, typhique ou autre uni au paludisme.

Quant aux fièvres étudiées par Manson à Amoy, elles sont également, pour moi, qui ai pu me faire sur leur compte une opinion exacte en parcourant les rues étroites de cette ville, avec leurs cloaques de boues putrides, une association d'infectieux putride ou typhique et de paludisme, sans addition d'infectieux typhoïde proprement dit.

A la fin de l'étude qu'on va lire sur la fièvre typhoïde palustre dans la marine, je donnerai mon appréciation sur la troisième forme de typho-malarienne créée par Colin.

B. *Fièvre typhoïde et paludisme à bord des navires.* — On a vu tantôt, première partie, chap. IV, § 1, que 21 navires ayant tenu station dans les latitudes chaudes, ont présenté, avec un effectif moyen de 248 hommes, une série de fièvres typhoïdes ainsi caractérisées :

Morbidité à 1000 d'effectif moyen.	24.9	pour 100
Mortalité — —	6.5	—
Gravité — —	25.7	—

Si l'on sépare ces navires en deux catégories : d'un côté, ceux qui ont été infestés par la malaria; de l'autre, ceux qui sont restés purs de tout paludisme, l'on obtiendra des caractères complètement différents, suivant la catégorie examinée.

1° *Navires faisant station dans les pays chauds non paludéens.* — Fièvres typhoïdes de 10 navires ayant un effectif moyen de 302 hommes :

Morbidité à 1000 d'effectif moyen.	28.8	pour 100
Mortalité — —	6.95	—
Gravité — —	26.1	—

2° *Navires stationnant dans les pays chauds paludéens.* — Fièvres typhoïdes de 12 navires ayant un effectif moyen de 204 hommes :

Morbidité à 1000 d'effectif moyen.	24.9	pour 100
Mortalité — —	5.7	—
Gravité — —	22.9	—

De ces deux tableaux, on peut conclure que le paludisme

diminue le nombre, la mortalité et la gravité des fièvres typhoïdes.

Ces résultats sont sensiblement différents de ceux trouvés aux colonies, au point de vue de la mortalité[1] et de la gravité, car la morbidité est également moindre avec le paludisme. Il est vrai d'ajouter que, sur les navires ayant séjourné dans les pays chauds avec paludisme, l'encombrement a été moins considérable. Cette condition pourrait alors avoir contribué à diminuer la gravité des fièvres typhoïdes. Quoi qu'il en soit, ces résultats permettent de considérer le paludisme comme constituant sur les navires un milieu peu favorable à l'infectieux typhoïde.

A bord des navires-transports (voir première partie, chap. IX), j'avais déjà trouvé que la fréquence de la fièvre typhoïde était bien moins grande aux voyages de retour qu'aux voyages d'aller, environ 10,7 fois moins ; que la proportion des cas de fièvre afférents aux transports revenant des colonies paludéennes était représentée seulement par les douzièmes de leur nombre, tandis que pour les colonies non paludéennes, elle l'était par le quart et demi ; que leur gravité, qui était réduite, pour les premières, de 25 à 13,20 pour 100, était, au contraire, augmentée de 29,8 à 53,1 pour 100 pour les secondes, et encore ai-je fait remarquer que beaucoup de cas des transports revenant des colonies paludéennes, étaient restés douteux comme diagnostic, et que, presque toujours, les fièvres typhoïdes du retour se sont montrées isolées.

Colonies paludéennes. — Fièvres typhoïdes sur les navires partis de Toulon :

Voyage d'aller.. . .   665 cas   130 décès   73 évacués   gravité   25   %
    — de retour. .   53 —   7 —   0 —   —   13.2 %

Colonies non paludéennes. — Fièvres typhoïdes sur les navires partis de Toulon :

Voyage d'aller. . . .   72 cas   19 décès   5 évacués   gravité   29.8 %
    — de retour.. .   16 —   7 —   3 —   —   53.1

Ici encore, le paludisme se trouve donc vis-à-vis de l'infec-

[1] Un navire d'émigrants à Rio (*Arch. méd. nav.*, 1882) aurait eu 84 cas de fièvre typhoïde ayant donné 9 morts, soit une gravité de 15.8 pour 100.

tieux typhoïde en un certain état d'antagonisme indiscutable. Le terrain créé pour l'un ne se prête pas facilement à l'évolution de l'autre, sans s'y opposer pourtant d'une façon absolue. Les fièvres typhoïdes observées sont d'une très grande bénignité.

Aux *voyages d'aller*, les cas qui se déclarent chez des hommes venant de Rochefort, où règne le paludisme, offrent également une bénignité remarquable. Ainsi, dans la traversée d'aller de la *Sarthe*, les quelques cas qui se sont montrés parmi des soldats de l'infanterie de marine venant de ce port ont été légers. Le paludisme existait bien chez eux, car un tiers a présenté pendant ce temps un certain nombre de ses manifestations (accès de fièvre, hépatite, dysenterie, cachexie) et, un mois après leur arrivée à Saïgon, 67 de ces hommes sur 198 étaient malades, ayant fourni 461 journées d'exemptions de service.

Sur la *Creuse*, la fièvre typhoïde fut également clémente chez des marins levés à Rochefort, qui avaient fourni en même temps un certain nombre de cas de fièvre intermittente.

Il en a été de même sur le *Finistère* pour des hommes originaires de ce pays.

Marroin n'avait pas manqué de remarquer sur les navires de l'expédition de Crimée (juillet) la bénignité de la fièvre typhoïde chez les hommes intoxiqués depuis peu par la malaria ; « les fièvres intermittentes sévissaient à Inkermann, poste infecté par les effluves des marais de la Tchernaïa. Le type pernicieux n'était pas rare ; malgré l'usage des éméto-cathartiques de la quinine, nous comptâmes de nombreuses victimes. Les mêmes accidents m'étaient signalés du Bosphore pour les bâtiments mouillés à Beïcos. Plusieurs décès consécutifs furent constatés à l'hôpital de Thérapia. Le voisinage de la vallée du Sultan expliquait ces accidents, qui frappaient des hommes épuisés par de longues fatigues, plus ou moins débilités par le scorbut. Les fièvres intermittentes à forme gastrique ou bilieuse se multipliaient depuis le mois précédent sur l'*Alger* et au *camp des marais*. Les flux intestinaux compliquaient le tableau pathologique. C'était la diarrhée simple, la dysenterie, le choléra. *Les fièvres typhoïdes, sans nous abandonner, présentaient une remarquable bénignité*[1]. »

[1] Dans les fièvres typhoïdes palustres de Batna (Algérie) (Reynier, *Union médicale*, 1882), la gravité a été de 12.9 pour 100, 8 décès sur 62 cas. Mais il faut

Sur l'*Alma*, à Hong-Kong, je trouve aussi une fièvre typhoïde palustre avec guérison au vingt-sixième jour.

Mais, dans certaines circonstances, la gravité de ces fièvres typhoïdes s'est montrée plus grande.

Ainsi, sur l'*Isis*, allant en Nouvelle-Calédonie, une fièvre typhoïde qui s'est présentée sur un paludéen a mis 60 jours avant d'arriver à la période de guérison. La maladie typhoïde a été fort bien caractérisée : épistaxis au début, puis catarrhe bronchique, taches rosées le onzième jour (éruption peu abondante).

Sur l'*Amazone*, le médecin-major cite le cas d'un novice embarqué sur la *Bellone* (Gabon) à la suite d'une permutation qui, au deuxième mois de son arrivée à bord, au moment de quitter la Basse-Terre, fut atteint de fièvre typhoïde : « La maladie, de forme ataxique, après être parvenue à un *très haut degré de gravité* et avoir donné de sérieuses inquiétudes pour l'existence du malade, s'est terminée par la convalescence la plus franche et la plus régulière. »

La gravité de ces fièvres a été, du reste, conformément aux règles indiquées dans la première partie de cette étude de l'association de l'infectieux typhoïde et de la malaria, plus grande sur les hommes profondément impaludés.

Sur le *Tourville*, transportant au Mexique des troupes intoxiquées par la malaria à la suite d'un séjour de trois ans à Rome, les fièvres typhoïdes présentèrent une extrême gravité, 58,9 pour 100. Il est vrai d'ajouter qu'elles furent compliquées d'un certain typhisme, car il y avait à bord 1578 personnes, et que le voyage se fit au mois de septembre, alors que les chaleurs étaient encore considérables.

Sur le *Finistère*, un ouvrier mécanicien un peu anémié par la fièvre intermittente meurt entre Dakar et Gorée de fièvre ataxo-adynamique.

tenir compte de l'altitude de cette ville, car ailleurs la fièvre typhoïde est plus sévère ; ainsi, à Ténès, Frison a eu 9 décès sur 59 cas (17.9 pour 100), dont 13 étaient survenus chez des hommes ayant 22 mois d'Algérie et 25 de 9 à 10 mois (14 au total sur les 59 avaient un paludisme avéré) (*Revue de médecine militaire*).

Laveran, dans son *Traité des fièvres palustres*, cite (p. 372, 392, 394, 396, 398) 11 cas de fièvre typhoïde chez des paludéens, dont 2 se sont terminés par la mort (soit 18.1 pour 100 de gravité) ; mais il convient d'ajouter que ces décès ont été observés sur des cachectiques paludéens qui figurent dans les 11 cas de cette statistique au nombre de 5.

Sur un autre transport revenant des colonies, un brigadier d'artillerie, passager ordinaire (c'est-à-dire rapatrié comme non malade après un séjour de deux ans en Cochinchine), meurt de fièvre typhoïde à forme adynamique après huit jours de maladie.

Sur la *Garonne*, concurremment avec une épidémie de rougeole (voir plus loin), un cas de fièvre typhoïde se déclare chez un quartier-maître mécanicien revenant du Gabon avec anémie paludéenne. « Les prodromes furent assez insidieux, en raison des commémoratifs, pour nous autoriser à croire, dit le médecin-major, que nous avions affaire dans le principe à des manifestations de l'empoisonnement maremmatique. La maladie, en se confirmant, revêtit la forme pectorale, mais, vers la fin du quatrième septénaire et après n'avoir présenté jusqu'alors rien d'anormal dans sa marche, un travail ulcératif se déclara brusquement du côté de l'intestin. Cette grave complication, à laquelle vinrent s'adjoindre des accidents ataxo-adynamiques, eut pour résultat de précipiter la marche de cette maladie infectieuse qui se termina par la mort. »

Ce cas est à rapprocher de celui donné par Laveran (*Traité des fièvres palustres*, obs. LV, page 392), où la fièvre typhoïde survenue chez un cachectique paludéen s'est compliquée d'albuminurie et de péritonite par perforation mortelle voir observ. VI de ce travail).

Généralement, dans les rapports de mes collègues, je n'ai pas vu, dans les observations de fièvre typhoïde prises sur des paludéens les diverses manifestations du paludisme que j'ai décrites (accès de fièvre, épistaxis répétées, etc.) d'après les auteurs.

J'en excepte toutefois la tuméfaction de la rate avec ascite et certains accidents que j'ai trouvés dans les rapports des médecins en chef des escadres de la mer de Chine ou de Cochinchine.

Ainsi de Comeiras, à Tourane, a constaté des névralgies et des accès de fièvre au début des fièvres typhoïdes. « Cette affection, typhus des camps[1], fait place à la fièvre typhoïde épidémique et fort meurtrière qui dura un mois et demi environ. *Elle s'était déjà montrée à bord de la plupart des*

---

[1] Voir plus loin : *Choléra et fièvre typhoïde.*

navires; la maladie parut dans tous les points occupés par
nous et généralement avec un cachet de gravité fort signi-
ficatif. Elle débutait quelquefois par la fièvre *bilieuse des au-*
teurs, c'est-à-dire par l'embarras gastrique et intestinal, ou
bien elle affectait *la forme muqueuse.* Les deux variétés ataxiques et adynamiques étaient communes, mais paraissaient rarement au début. *La fièvre typhoïde empruntait à la localité*
le type intermittent avec paroxysmes tous les soirs. Le ventre
était presque toujours ballonné, diarrhée ou congestion. Le
gargouillement iléo-cœcal manquait rarement. Les pétéchies
étaient rares, mais les sudamina fréquentes et très con-
fluentes. Parfois, la maladie débutait par des névralgies ou
des accès fébriles sans gravité. Jamais nous n'avons vu en
Chine de fièvres typhoïdes semblables à celles d'Europe, avec
ses périodes parfaitement établies et tranchées. »

Le médecin principal de l'*Alma*, en station à Hong-Kong,
aurait vu la localisation du paludisme se faire sur la peau
(sécrétion sudorale). Voici l'observation de ce cas de fièvre typhoïde palustre que je crois nécessaire de donner pour que le
lecteur soit à même de juger de sa valeur.

Observ. VII. — *Fièvre typhoïde et paludisme (forme sudorale).*
Le nommé L..., fusilier, âgé de 24 ans, présente le 12 *janvier* de la fièvre
et un peu de diarrhée ; *thé léger, sulfate de quinine 1 gramme.*
Le troisième jour, langue très chargée, anorexie, pouls fréquent, mou ;
Ipéca 1.20, sulfate de quinine 1 gramme.
Le quatrième jour, la diarrhée continue, les évacuations ressemblent à
celles de la fièvre typhoïde au début. *Frissons violents* suivis d'une fièvre
intense. La face perd toute expression, hébétude, insomnie, agitation pendant la nuit. *Limonade tartarisée 30 grammes, sulfate de quinine 1*
gramme.
Le cinquième jour et jours suivants, les symptômes s'accroissent, l'état
général s'aggrave. Le gargouillement cœcal est très prononcé. La bouche se
dessèche. La langue est rôtie, les dents couvertes de fuliginosités, les urines
rares. Les taches se sont montrées. Toujours de la *quinine,* etc.
Au douzième jour, amélioration, amendement des principaux symptômes ;
la convalescence paraît devoir s'établir bientôt.
Au quatorzième jour, *éruption de sudamina,* quelques *symptômes pec-*
toraux. La fièvre augmente, mais le pouls s'est relevé ; l'haleine est toujours fétide ; la langue moins sèche ; sueurs étendues.
Le dix-septième jour, l'éruption est générale, vésicules nombreuses sur
le tronc et les membres, aphthes et fausses membranes sur les gencives,
sueurs toujours très abondantes.
Le vingt-sixième jour, convalescence franche. Un mois après, le nommé
L... reprend son service.

« L'éruption miliaire accompagnée d'une sudation assez forte, pour tra-verser le matelas, me faisait craindre, dit le médecin-major, une épidémie toujours très redoutable, il n'en fut rien. Je n'eus à enregistrer que ce seul exemple de fièvre typhoïde compliquée de suette.

« *L'absence à peu près complète de symptômes pectoraux* distingue cette observation de celle d'un cas de suette épidémique. Les sueurs abon-dantes peuvent se rattacher à une fièvre intermittente dont le troisième *stade* aurait été prédominant. En un mot, pour moi, c'est une fièvre typhoïde compliquée d'intoxication paludéenne avec sueurs comme stade principal.

« Mes recherches sur ce point particulier ne m'ont fait découvrir aucune affection semblable dans la pathologie de Hong-Kong. »

J'ajouterai qu'en janvier la température à Hong-Kong os-cille entre 7 et 18 degrés. Ce n'est donc point à elle qu'il faut attribuer le phénomène observé ; à ce point de vue, cette obser-vation est des plus caractéristiques.

Quant aux accès pernicieux, je n'ai trouvé, en dehors des accidents ataxo-adynamiques signalés comme ayant été plus ou moins violents et de la perforation intestinale précédem-ment donnée, aucun autre phénomène qui puisse être ainsi appelé, surtout quand on a eu le soin de faire la part, dans la gravité de certaines fièvres typhoïdes, de ce qui appartient au paludisme et de ce qui est le fait d'autres causes.

Ainsi, sur le *Mytho*, à l'un de ses voyages de retour de Cochinchine, le médecin-major cite un cas de fièvre typhoïde qui s'aggrava dans la mer Rouge, par complication de coup de chaleur, et dont la mort était imminente à l'arrivée à Toulon[1].

Il en fut de même sur le *Calvados*, revenant de Nouméa, où un certain degré de typhisme et la chaleur furent la cause principale de la mort dans deux fièvres typhoïdes plutôt que le paludisme, contracté à Batavia pendant une relâche de six jours. Ces fièvres typhoïdes se seraient présentées dans la traversée de Batavia à Aden, du 16 août au 15 septembre, pendant la mousson contraire de sud-ouest. « Cette traversée d'un mois, dit le médecin-major[2], a été pénible. Dans la deuxième quin-zaine d'août et dans la première de septembre, en effet, le nombre des malades a été considérable. » Il y a eu de fré-quents embarras gastriques avec ou sans fièvre, avec diarrhée ou constipation et cinq fièvres continues devenues typhoïdes, dont deux terminées par la mort. Or, des deux malades qui

---

[1] Lucas, médecin principal. Rapp. manusc., *loc. cit.* Toulon.
[2] D' Brindejone-Treglodé, médecin de 1re classe. Rapp. manusc., *loc. cit.*

sont décédés, l'un, convalescent de l'*Allier*, impaludé à Tji-ladjup, serait mort plutôt de tuberculisation concomitante ayant marché rapidement, avec symptômes typhoïdes sur la fin ; l'autre aurait présenté de la stupeur, une *constipation opiniâtre* et serait mort après peu de jours dans la première quinzaine de septembre.

La température de l'air était en ce moment de 28 à 32 degrés, et dans les expériences qu'il a faites sur les hommes de l'équipage, le médecin-major aurait trouvé la température de de 1 degré supérieure à celle admise en France (voir plus haut *Recherches de Jousset*). Rien ne montre mieux combien l'influence du paludisme est douteuse dans ce cas et rien ne justifie mieux les réserves que j'ai posées au début de la relation de ces fièvres du *Calvados*.

J'ai lu dans le rapport du médecin-major de l'*Alger* (Le Bozec, campagne de Crimée)[1] la description d'une fièvre analogue à la rémittente pernicieuse de Torres-Homen ; à ce propos, je me permettrai une réflexion : ne croit-on pas que nos prédécesseurs voyaient un peu trop, je ne dirai pas avec les yeux de la foi, mais avec ceux des théories du moment, car dans les rapports antérieurs ou postérieurs à cette génération de médecins, je n'ai plus retrouvé la description des mêmes fièvres ? Ces fièvres ont, d'ailleurs, été classées à côté des fièvres typhoïdes normales sous le nom de *pseudo-continues abdominales à forme typhoïde*.

Le tableau suivant des maladies observées sur l'*Alger* montrera du reste fort bien le byzantisme de l'époque.

Relevé des maladies de l'Alger dans l'année 1855, à partir du mois de mars (effectif 715 hommes).

1° Pleuro-pneumonies.	7
2° Fièvres pneumoniques.	7
3° Fièvres pseudo-continues avec pneumonie	14
4° Fièvres pseudo-continues à forme abdominale typhoïde.	65
5° Fièvres typhoïdes.	18
6° Dysenteries (forme rémittente).	10
7° Fièvres rémittentes simples.	36
8° Fièvres pseudo-continues à quinquina.	29
9° Fièvres intermittentes simples.	17

Le Bozec, médecin de 1re classe. Rapp. manusc., *loc. cit.* Toulon.

Le tableau clinique que Le Bozec donne de ces fièvres se rapproche beaucoup de celui de Torres-Homen, tant au point de vue des symptômes que de la durée de la maladie et du traitement.

« Jamais de frissons, *épistaxis fréquentes*, hébétude des traits et somnolence manifeste ; face modérément rouge ; dilatation des pupilles plus ou moins marquée. Céphalalgie très modérée. Lassitude dans les membres et grande prostration des forces. Peau brûlante et sèche. Pouls développé, redoublé et peu résistant dans la pluralité des cas, ne dépassant presque jamais 90 à 95 pulsations. Constamment langue sale et large, humide quelquefois, mais collante au doigt presque toujours, avec tendance à devenir promptement sèche, même croûteuse. Soif très vive. Inappétence. Rarement des envies de vomir ou des éructations. Constamment ventre très peu *ballonné* et indolent, si ce n'est à la *région épigastrique parfois*. Borborygmes. Constamment crépitation sensible au niveau de la fosse iliaque droite. *Selles fréquentes, liquides et bilieuses* ayant l'aspect d'une purée légère de petits pois verts et déposant par le repos. *Très rarement présence de râles dans la poitrine, un seul cas d'engorgement de la rate.* Trois fois, au septième et au douzième jour de la maladie, *éruption confluente de papules rouges* (tronc et partie supérieure des membres). » « Enfin, sueurs qui, dans les premiers jours, apparaissaient en général à intervalles irréguliers et éloignés, mais qui, vers la fin de la maladie, se sont quelquefois manifestées d'une manière permanente et profuse. » Durée de la maladie de sept à quatorze jours, quelquefois rechute au vingt et unième jour. « Plusieurs fois, après l'établissement bien marqué de la convalescence, nous avons observé une, deux et jusqu'à trois rechutes successives, sans que jamais des signes de perforation se soient montrés. Ces rechutes, comme dans les véritables fièvres paludéennes, la plupart du temps, m'ont paru coïncider avec la fin du premier, du deuxième et du troisième septénaire, à compter de la cessation de la fièvre ; et souvent alors, nous avons vu réussir le sulfate de quinine qui, dans les dix ou douze premiers jours de la maladie, avait échoué complètement.

« Lorsque ces fièvres apparurent pour la première fois à bord, nous les traitâmes au début, comme de vraies fièvres typhoïdes, par le sulfate de soude. Sous l'influence de ce traitement, les accidents typhoïques adynamiques ont été presque toujours exaspérés; les malades tombaient dans un état de débilité extrême, les fuliginosités des lèvres et des dents augmentaient, la langue se séchait, quelquefois elle devenait noire, raccornie, comme rôtie. Les selles devenaient *démesurément* nombreuses et involontaires. Contre ces accidents, nous donnâmes les stimulants, l'acétate d'ammoniaque entre autres. *Vers le sixième ou le septième jour*, une détente arrivait, des sueurs de bonne nature apparaissaient, la langue s'humectait, la somnolence diminuait. Nous risquâmes alors le sulfate de quinine à haute dose. Dès le lendemain, tous les accidents graves avaient disparu. La faiblesse seule persistait avec un peu de diarrhée, mais nos malades ne pouvaient se rétablir; après un traitement infructueux de quatorze ou quinze jours, presque constamment, nous avons été obligé de les évacuer sur les hôpitaux du Bosphore.

« Plus tard, lorsque nous eûmes mieux reconnu la véritable nature de ces fièvres, nous les avons combattues tout d'abord par de hautes doses de sulfate de quinine et ultérieurement par de l'extrait de quinquina. Le plus généralement, ce traitement a bien réussi. *En deux ou trois jours, la fièvre était coupée*. La plupart des convalescents, à bord, revenaient promptement à la santé; nous avons été obligé de n'évacuer que très rarement sur les hôpitaux du Bosphore. Encore ces quelques évacuations n'ont-elles été motivées que par des rechutes, etc. »

Cette dernière partie de la citation montre que ces fièvres n'avaient, ainsi que celles de Torres-Homen, rien de l'infectieux typhoïde, puisque la fièvre disparaissait après deux ou trois jours d'administration de sulfate de quinine à haute dose et qu'alors la convalescence s'établissait. Ce n'est pas de cette manière que nous avons vu la dothiénentérie se présenter chez les paludéens dans les observations qui ont été données précédemment. Enfin, les rechutes successives montrent bien leur nature exclusivement paludéenne.

J'ajouterai, toutefois, que j'ai trouvé un exemple bien authentique de rechute mortelle chez un paludéen dans le rapport du médecin en chef de l'escadre de la Méditerranée, M. Beau. Malheureusement, ce médecin a oublié d'indiquer de quelle façon la mort est arrivée.

« M. L. de la Ch..., capitaine d'infanterie de marine, embarqué à Toulon (escadre allant de Toulon à Brest), jeune encore, notablement affaibli par un long séjour dans les régions intertropicales, présenta une fièvre typhoïde dès la première semaine de la traversée de Toulon à Brest, sur le *Montebello* (voir plus haut). La convalescence, qui fut achetée au prix de soins infinis, paraissait cependant assurée lorsque nous mouillâmes sur la rade de Brest. M. L. de la Ch... fut dirigé sur l'hôpital de Brest. L'amélioration se fit de jour en jour. Au moment où M. de la Ch... obtint un congé de convalescence, une rechute eut lieu, qui fut rapidement mortelle. »

Les accès de fièvres dans la convalescence sont signalés une fois; ils ont résisté au sulfate de quinine, ce qui permet de douter de leur nature paludéenne.

« Sur la *Sèvre* (Blanchon)[1], revenant du Gabon, au passage de la ligne, se montrent, à peu près en même temps, deux cas de dysenterie aiguë, un cas d'hépatite aiguë et un autre de fièvre typhoïde. Ces deux derniers cas débutèrent par des accidents respiratoires (pneumonie bien accusée) qui eurent une durée de trois jours. L'homme de la fièvre typhoïde eut peu de délire, bien que son affection fût bien caractérisée. Il n'entra en convalescence qu'un mois après. A sa sortie de l'hôpital, il fut pris d'accès intermittents tierces qui, malgré le sulfate de quinine, persistèrent pendant trois semaines. »

Sur les transports, *l'Amazone*, *la Cérès*, *l'Intrépide*, la fièvre typhoïde s'est terminée, chez quatre cachectiques paludéens, par la mort. Les accidents observés sont tout à fait ceux de l'urémie; malgré le doute qui enveloppe la nature de ces observations, puisque aucune autopsie n'est venue confirmer le diagnostic porté, je vais donner l'observation suivante, qui permettra de porter sur leur compte un jugement en pleine connaissance de cause.

OBSERV. — VIII. *Cachexie paludéenne et fièvre typhoïde, accès algide mort.*

« Le 4 *septembre* 1867, l'*Amazone* quittait la Guadeloupe, venant de faire la tournée du Sénégal, de Cayenne et des Antilles. Le 17 *septembre* le nommé Chartier, maréchal de logis de gendarmerie, provenant de la Martinique, où il a été renvoyé en congé de convalescence, comme atteint de fièvre intermittente rebelle et d'anémie, entre à l'infirmerie du bord,

---

[1] Dr Blanchon, médecin de 2e classe. Rapp. manusc., *loc. cit.* Toulon.

où l'on constate chez lui les prodromes d'une fièvre typhoïde. Ce sous-offi-
cier, quoique peu avancé en âge, paraissait déjà vieux et présentait toutes
les apparences d'une constitution usée.

Le 20 et le 21, la fièvre est assez forte, la langue fortement saburrale,
le ventre météorisé et un *délire violent* dure toute la nuit. Le *musc* et le
sulfate de quinine ont été sans résultats. *Le 22 à 3 heures du matin, des
vomissements bilieux* surviennent et la période d'excitation disparaît pour
faire place à une prostration stertoreuse; le visage et les mains sont
cyanosés; l'œil se vitrifie peu à peu. Les stimulants sous toutes formes,
potions, frictions, les révulsifs, sinapismes, vésicatoires, les bouteilles d'eau
chaude sont sans résultat. La vie se retire progressivement et la mort arrive
à 1 heure et demie de l'après-midi. »

Sur l'*Albatros*, à son voyage de retour, le médecin-major[1]
a observé également, chez des cachectiques paludéens, deux
cas qu'il a caractérisés « fièvres typhoïdes ». Le délire n'a pas
revêtu cette forme violente du délire d'un accès urémique, il
a été modéré et les malades semblent surtout avoir succombé à
un défaut de vitalité, à l'usure profonde qui leur a enlevé
tout moyen de lutter contre leur maladie.

OBSERV. IX. — *Cachexie paludéenne et fièvre typhoïde à forme typhique.*
Le nommé Leffloch, matelot à bord de la *Lance*, contracte peu de temps
après l'entrée de la canonnière dans la rivière de Tampico, des accès de
fièvre, que le sulfate de quinine ne peut enrayer et qui résistent également
aux diverses indications employées dans les hôpitaux de Tampico et de la
Vera-Cruz.

A son arrivée à bord, véritable cachexie paludéenne, face pâle et terreuse,
paupières décolorées, un peu d'infiltration, accès fébriles tous les deux jours,
administration à bord *des toniques, vin de quinquina, sulfate de quinine,
liqueur de Fowler, régime réparateur.* La cachexie persiste, mais le malade reste levé la plus grande partie de la journée.

Le 6 février, Leffloch me demande un lit, il est plus fatigué qu'à l'ordinaire, les accès empiètent les uns sur les autres. La fièvre a de la tendance
à prendre le type continu, céphalalgie, langue blanche, saburrale, nausées
(*Diète infusion de camomille, ipéca 1 gramme, sulfate de quinine 2,50
en quatre prises*).

Le 7 février. Un peu de délire dans la nuit, le matin, l'intelligence est
nette, la fièvre est modérée, langue belle, soif peu vive. *Infusion de camomille, sulfate de quinine 2 grammes.* Vers le soir exacerbation. Le malade
est très inquiet et a le pressentiment de sa fin prochaine. Fièvre modérée,
pas de gargouillement ni de sudamina (*on administre le sulfate de quinine
avec soin, potion calmante, sinapisme...*)

Le 8 février. Le délire persiste, mais calme, tranquille, portant exclusivement sur un seul objet, le youyou dont cet homme est patron. Cependant

---

[1] Dr Aiguier, médecin de 1re classe. Rapp. manusc., *loc. cit.*

Leffloch répond parfaitement aux questions qu'on lui adresse, boit avec plaisir, reconnaît son commandant qui vient le voir. Il ne se préoccupe plus de sa mort et demande au contraire à l'arrivée en France un congé de convalescence, qui lui est promis et pourtant les accidents nerveux vont se dessinant de plus en plus : quelques fuliginosités aux lèvres et au bord des gencives. Tremblement des lèvres, de la langue, carphologie, soubresauts des tendons, amaigrissement, soif modérée. Le malade suce volontiers quelques tranches d'orange, un peu d'appétit.

Bouillon, sulfate de quinine 2 grammes, teint. de musc, lavement de camomille, sinapismes.

Le 9 septembre. Aggravation des symptômes, amaigrissement, soubresauts des tendons plus prononcés, carphologie, tremblement des lèvres, de la langue, fuliginosités, délire constant, mais paisible. Le malade cause seul, répond à des questions imaginaires, selles involontaires. Miction normale : *20 grammes de sulfate sodique, même prescription.*

Le 10 septembre, même état, et de plus du côté des poumons, *râles muqueux à grosses bulles, mêlés de râles sibilants.* Pas de toux, expectoration facile, miction, selles involontaires, carphologie, délire. Le malade ramène à lui les couvertures et s'enfonce dans son lit. Il y a peu de somnolence, mais dès que le malade est excité, il sort de cette situation, répond aux questions qu'on lui adresse et rappelle le congé promis.

Café noir, même prescription, en plus acétate d'ammoniaque, vésicatoires aux mollets.

Le 11 septembre, même état ; dans la journée aggravation, facies hippocratique, sueurs froides, visqueuses, pouls petit à 120, selles involontaires, délire continu.

Le 12 septembre, pouls petit, misérable, plaintes, délire constant et cependant le malade répond nettement aux questions.

Vers 5 heures, le malade succombe, sans que nous ayons constaté autre chose qu'un délire constant, espèce de typhomanie, se rapportant exclusivement aux occupations habituelles.

Sur la *Cérès*, je retrouve un autre cas du même genre : l'algidité fut encore plus prompte et plus marquée que dans le cas précédent ; le malade n'ayant pu faire les frais de la réaction, malgré de hautes doses de sulfate de quinine, est enlevé en 5 jours.

On comprend, après la lecture de cette observation, les doutes que j'ai émis précédemment sur la nature typhoïde de ces fièvres chez des cachectiques paludéens !

Je devrai placer ici une étude sur les fièvres de la *Caravane* (Griffon du Bellay, Dudon) et du *Renaudin*[1] (Dumay), au Gabon,

---

[1] Il est d'ailleurs facile de s'en convaincre par l'exposition succincte des faits qui ont caractérisé l'épidémie des fièvres du *Renaudin*.

Sur ce navire, qui était *depuis dix-huit mois* sur les côtes occidentales

mais je ne crois pas nécessaire d'ajouter beaucoup plus que ce qui est dit dans la note placée au bas de la page), par la raison

d'Afrique, c'est-à-dire dans la situation où il est excessivement rare de voir l'infectieux typhoïde exister à bord d'un navire qui navigue dans des parages paludéens, *la cale était dans un « état déplorable »* et, bien que l'équipage n'eût présenté jusque-là aucun malade sérieux, il n'en « reconnaissait pas moins l'impression pénible que lui apportaient les *émanations complexes et insoutenables des eaux qui venaient de la sentine, lorsqu'on faisait jouer les corps de pompe.* » C'est dans ces conditions que le *Renaudin* est envoyé du Gabon en mission dans les eaux du Congo, où il reste échoué pendant un certain nombre de jours, vers le 7 ou le 9 juin, sur des bancs de vase. Pour arriver à le déséchouer, les hommes sont obligés de travailler toute la journée, les uns dans la vase, les autres dans une baleinière, tous exposés aux *émanations de cette vase à découvert et aux rayons du soleil tropical de ce pays.* Aussitôt, un certain nombre d'entre eux tombent malades ; les baleiniers, avec l'aspirant qui dirigeait leurs travaux, sont les premiers et le plus gravement atteints ; leur maladie a une durée et des symptômes de ceux qui se rapprochent de la fièvre typhoïde, expliquant l'hésitation du médecin-major sur sa nature ; c'était une *infection putride avec paludisme et coup de chaleur.* — Le 16 juin, le *Renaudin* revient du Gabon avec 7 alités ; en peu de jours, sur un effectif de 70 hommes, 25 hommes sont tombés malades (première série de cas), dont deux mortellement, l'un au dixième jour de sa maladie, l'autre *tuberculeux*) dans le cours du deuxième septénaire ; le faux-pont du navire est encombré de fébricitants ; le *miasme typhique* vient compliquer la maladie existante et l'on sait les affinités toutes particulières qu'il a pour la malaria ! Une deuxième série de cas a lieu quelques jours après : ainsi, le 10 juillet, 4 nouveaux cas sont constatés, bientôt suivis de 12 autres, qui se déclarent tous dans la journée du 15 juillet : c'est une véritable explosion épidémique déterminée par l'addition de l'*infectieux typhique* à l'infection multiple préexistante. En raison de sa nature typhique, la maladie devient *contagieuse ;* deux personnes de l'hôpital *la Thisbé,* sur lequel on a évacué tous les malades du *Renaudin,* sont contaminées ; de nouveaux décès ont lieu, dont un vers le quatrième jour, et un autre vers le quatorzième jour de la maladie. — Quelques cas se présentent encore les jours suivants, puis l'épidémie s'arrête. — Dans cette deuxième série de cas, la maladie a une durée très courte et généralement moins grave que dans la première série. 50 hommes sont atteints, dont 5 mortellement. — Au total, 75 cas, dont 20 graves et 7 mortels, soit une gravité de 9,3 pour 100.

Je n'ai pas l'intention d'énumérer les symptômes qui ont caractérisé cette infection multiple avec complication de maladie de chaleur, ni de les discuter ; on retrouvera la plupart d'entre eux notés aux divers chapitres des infections adjuvantes à la fièvre typhoïde ; je dirai seulement que le *délire* ne fut pas *furieux ;* la *constipation* exista plutôt que la diarrhée ; le *foie et la rate* furent toujours douloureux et hypertrophiés ; des *épistaxis* furent observées ; dans un cas, l'épistaxis alterna avec une localisation congestive sur le *rein et la vessie ;* dans un autre, la congestion se porta successivement sur l'appareil urinaire, le *poumon,* puis le *cerveau hémiplégie* dans la convalescence ; dans d'autres, enfin, la manifestation se fit sous forme d'*abcès (abcès dans la cuisse, otorrhée) ;* la maladie « se jugea par des épistaxis, des sueurs excessives ou des urines sédimenteuses » ; enfin, elle fut surtout constituée par une série d'accès de fièvre, où, comme dans tous les faits d'infection putride et typhique dans les zones chaudes que j'ai données ailleurs, *la quinine se montra impuissante,* malgré l'existence chez tous les hommes de vrais accès de fièvre paludéens antérieurs. « Dans tous les cas, ces accès fébriles ne tardaient pas à s'établir avec opiniâtreté et à déjouer les ressources de la thérapeutique. La quinine devait être évidemment tentée, surtout avant que l'affec-

qu'elles représentent plutôt un mélange de paludisme avec infections putride et typhique et insolation, qu'une combinaison typhoïde (typho-malarienne unifiée de Corre).

Il me reste un dernier point à envisager, celui de savoir si la transformation de Colin, de la fièvre rémittente paludéenne en fièvre typhoïde en dehors de tout infectieux venant de l'extérieur, a été observée à bord des navires. On se rappelle que, suivant Colin, « tout mouvement fébrile violent, accompagné d'une altération profonde de sécrétions et d'accidents gastro-intestinaux intenses, comme ceux de la fièvre rémittente palustre, peut entraîner le développement spontané de la fièvre typhoïde. » Je n'ai pas l'intention de discuter cette théorie, qui a été fortement battue en brèche dans un travail remarquable, par l'un des élèves de M. Colin, M. le médecin-major de deuxième classe Sorel (*Revue mensuelle méd. chirurg.* 1880, p. 875). Je me contenterai de dire, me plaçant toujours au point de vue de mon étude de la fièvre typhoïde à bord des navires de l'État et même dans les colonies, que jamais je n'ai vu dans les rapports de mes collègues, lorsqu'il n'y a pas eu complication de typhisme, de putridité ou de coup de chaleur, cette transformation se produire. Ils ont constaté des cachexies profondes, se terminant, ainsi que j'en ai donné des observations, par des phénomènes typhoïdes analogues, selon moi, aux accidents urémiques (ces faits douteux sont d'ailleurs très rares), mais jamais de vraie fièvre typhoïde. C'est pour nous, médecins de la marine, chargés sur les transports, de la santé et des soins à donner aux nombreux

tion eût manifesté son génie ; c'est, en effet, ce qui eut lieu, mais sans succès. » Et cependant, la forme intermittente exista bien chez tous ces malades; non seulement la maladie débuta par un accès de fièvre dans quelques cas, elle fut rémittente), mais elle fut surtout constituée par des accès de fièvre. « Ces accès de fièvre se représentaient fréquemment dans le cours de la maladie, que souvent ils constituaient presque à eux seuls, mais quelle surveillance ne fallait-il pas pour reconnaître le commencement d'un accès, sa fin, ses stades divers? Celui-ci commençait, tantôt léger, tantôt intense; tantôt en froid, tantôt en frissons; il passait vite ou durait longtemps ; bientôt après, en commençait un autre, où celui-ci arrivait après vingt heures, trente heures d'apyrexie ou de quasi-apyrexie. » J'ajouterai que l'*autopsie* a fait voir, à côté de lésions intestinales plus que douteuses (*boursouflement de la muqueuse, hypertrophie des ganglions mésentériques, une ulcération légère de deux groupes folliculaires de Peyer), une congestion vive presque constante de la boîte crânienne et des granulations puriformes le long de la grande scissure médiane du cerveau : dans un cas, il y eut même une couche purulente très fine sur la convexité des hémisphères cérébraux.*

convalescents des colonies, presque tous impaludés au plus haut degré, que l'on rapatrie en France, c'est pour nous, dis-je, un fait des plus rares, d'observer dans ces voyages un cas de fièvre typhoïde (voir statistique pour les transports des colonies paludéennes). La certitude de ce fait m'a permis de rassurer l'un de mes collègues, qui avait bien voulu me demander mon avis, et son commandant, le jour du départ d'un transport de Cochinchine, sur la croyance qu'ils avaient de l'existence de deux cas de fièvre typhoïde parmi les convalescents embarqués la veille. L'état de stupeur que l'on voyait chez ces deux malades était le résultat d'une légère insolation. La fièvre tomba en effet le lendemain matin.

En résumé, à bord des navires de l'État, les statistiques montrent que :

1° *Sur les navires tenant station dans les pays chauds*, la fièvre typhoïde est un peu moins fréquente, moins mortelle et moins grave dans les pays paludéens que dans ceux qui ne le sont pas.

2° Sur les *transports* chargés d'aller relever les diverses garnisons des colonies ou de rapatrier les convalescents. les cas de fièvre typhoïde sont environ douze fois moins nombreux et leur gravité deux fois moins considérable au voyage de retour qu'au voyage d'aller pour les colonies à paludisme, tandis qu'ils sont pour les colonies non paludéennes quatre fois environ moins nombreuses et deux fois plus graves.

3° Les transports qui reviennent des colonies non paludéennes ont trois fois plus de cas de fièvre typhoïde que les transports revenant des colonies à malaria et leur gravité est environ quatre fois plus grande.

Le milieu paludéen est donc, suivant la loi de Boudin, défavorable à la naissance de l'infectieux typhoïde.

Et si l'on retranche de ces fièvres typhoïdes paludéennes des navires. tous les cas douteux, qui sont ici très nombreux, la conclusion est encore plus vraie.

La mort n'a pas été du reste (les accidents typhiques par coup de chaleur, etc., mis à part), dans la généralité des cas, le fait de la perniciosité palustre. Chez les cachectiques paludéens, elle a été plutôt le résultat de l'urémie.

En général, toutes les fièvres typhoïdes paludéennes observées à bord des navires ont été d'une très grande bénignité. Je n'ai trouvé signalé chez elles, qu'à l'état d'exception, un ou deux phénomènes rattachés au paludisme.

A bord des navires, pas plus qu'ailleurs, la création d'une *rémittente pernicieuse typhoïde (typho-malarienne unifiée de Corre)* ne m'a paru légitime, en tant que fièvre appartenant par un de ses côtés à l'infection typhoïde.

Quant aux *typho-malariennes transformées* (de Colin et de Corre), je dois dire que je n'en ai relevé aucun exemple authentique. La transformation observée par ces auteurs s'appliquerait plutôt à des accidents typhoïdes par urémie ou à des infections de natures diverses qu'à une vraie fièvre typhoïde.

Je dois ajouter que ces conclusions reposant sur des données peu solides, sont peut-être, comme telles, un peu trop hâtives ; l'avenir prouvera *la part de vérité* qu'elles contiennent.

V. FIÈVRE JAUNE ET FIÈVRE TYPHOÏDE.

L'association de l'infectieux typhoïde et de l'*infectieux amaril* est des plus rares. Après tout ce qui a été dit sur la manière d'être de la fièvre typhoïde dans la marine française, cette rareté s'explique parfaitement.

A mesure que les navires s'éloignent de la France, où les hommes ont puisé les germes de la fièvre typhoïde, les cas décroissent, au point qu'arrivés au lieu de leur destination, ils n'en présentent plus que quelques-uns tout à fait exceptionnels. L'étude de l'association des infectieux typhoïde et amaril a dû, par suite, noyée dans la masse d'autres faits, échapper à l'attention des médecins, d'autant que je ne crois pas qu'un malade puisse être infecté du poison typhoïde, consécutivement à la fièvre jaune (même analogie que pour le choléra : voir plus loin).

Quelques médecins de colonies ont été, cependant, assez heureux pour en observer plusieurs exemples sur les troupes qui venaient de France. Ils ont vu se manifester, tout à coup, chez des hommes porteurs du germe typhoïde, des symptômes du typhus amaril, mais le phénomène contraire ne s'est jamais présenté à leur observation. Ils n'ont pas cité de cas de personne ayant contracté une fièvre typhoïde après avoir échappé à la fièvre jaune.

Il m'a été permis de voir à Cayenne, dans le service du médecin en chef, un cas de fièvre typhoïde compliquée de fièvre jaune et terminée par la mort. Voici l'observation avec le résumé des recherches nécropsiques faites par mon ami le docteur d'Hubert alors médecin de 2ᵉ classe, que je donne d'autant plus volontiers, qu'elle est une rareté dans la science, et qu'elle suffirait, à elle seule, pour établir l'existence des deux infectieux chez le même individu, si quelques auteurs venaient à la nier.

OBSERV. X. *Fièvre typhoïde compliquée de fièvre jaune* (Cayenne).

Sabourdy Louis, âgé de 22 ans, soldat de l'infanterie de marine, arrive le 24 octobre 1875 aux îles du Salut, par le navire à voiles la *Sibylle*, qui vient de France avec 500 jeunes soldats, dont deux atteints de fièvre typhoïde grave. Sabourdy ne débarque que trois jours après l'arrivée de la *Sibylle* sur rade des îles du Salut; l'*Étoile* le transporte ensuite à Cayenne où il est logé dans la caserne de l'infanterie de marine qui avait été évacuée deux ou trois mois auparavant comme foyer d'infection de fièvre jaune.

Le 11 novembre, c'est-à-dire quatorze jours après le départ de la *Sibylle*, Sabourdy est pris dans la soirée, pendant une faction de garde à l'hôpital, de frissons et de tremblements qui durent toute la nuit.

Le 12, il reste couché à l'infirmerie avec une forte fièvre.

Le 15, il est envoyé à l'hôpital de Cayenne.

Pouls 64. Température : 39°4.

Stupeur, vives douleurs dans la tête et dans les orbites, légère injection de la conjonctive oculaire. Lombago, douleurs contusives dans les membres, langue épaisse, large, étalée, blanche dans toute son étendue, rosée sur les bords et à la pointe. Pas de vomissements, mais nausées. — Selles diarrhéiques nombreuses, douleurs abdominales, gargouillements.

Bouillon, eau g. s., deux verres d'eau de Sedlitz. Sulfate de quinine 0,50. Onction mercurielle sur le ventre. Compresses fraîches sur la tête.

Soir. — Même état, un vomissement jaune clair. Quatre selles. *Sinapisme aux jambes.*

Le 14. — Pouls à 80. — Température : 39°4.

Stupeur. Mêmes douleurs céphaliques. Lumbago moins violent. Yeux injectés, brillants. Lèvres et gencives d'un rouge vif. Langue épaisse, étalée, blanche sur le milieu, piquetée et rosée sur les bords et à la pointe. Deux vomissements limpides, nausées. Selles nombreuses, liquides. *Urine jaune, trouble à l'acide azotique.*

Jusque-là, rien de bien manifeste; on croit toujours (aucun cas de fièvre jaune n'ayant eu lieu dans la colonie depuis environ un mois) avoir affaire à une fièvre typhoïde; cependant comme l'on avait peur de voir l'épidémie reparaître avec l'arrivée des troupes de France, ce qui était le cas ordinaire, comme aussi, la fièvre jaune s'était presque exclusivement localisée aux troupes d'infanterie de marine, le médecin se croit en droit, tout en continuant le traitement de la fièvre typhoïde, de faire ses réserves sur le diagnostic porté, surtout en présence du trouble des urines et de l'état des lèvres et des gencives.

Bouillon, eau, q. s., un verre d'eau de Sedlitz, mêmes onctions. Sulfate de quinine 0,50. Mêmes compresses.

Soir. — Pouls à 80. Température 58°. Même état, sauf diminution dans les douleurs de la tête et des membres.

Le 15. — Pouls à 74. Température 39°6, la langue est un peu dégagée. La pointe et les bords sont rouges. Même injection des yeux, mais ils sont moins brillants, pas de nausées ni de vomissements, deux selles dans la nuit. *Taches lenticulaires* sur l'abdomen, le thorax et le haut des cuisses. Teinte générale de la peau, jaune clair. Les taches lenticulaires viennent confirmer le diagnostic; on craint seulement une complication bilieuse.

Bouillon, eau, q. s., un verre d'eau de Sedlitz. Cataplasme émollient sur le ventre.

Soir, quelques vomissements clairs, deux selles. Sinapismes.

Le 16. Pouls à 88. — Température 37°,6. Prostration générale, résolution. Le malade répond à peine aux questions qu'on lui pose. Langue rouge, d'un rouge plus vif sur les bords, sèche à la pointe. — Peau sèche, jaune. — Taches lenticulaires devenues *pétéchiales*. Plusieurs *vomissements marc de café*. — *Douleur épigastrique à la pression.* — *Pas d'urine.* — Une selle dans la nuit.

Bouillon. Un demi-verre de vin sucré. Lavement huile de ricin, trente grammes. Potion : extrait de quinquina, 2 grammes et sulfate de quinine, 1 gramme. Potion de Rivière. Vésicatoire sur le crâne.

A une heure et demie du soir : mort.

Autopsie *dix-huit heures après la mort.*

Poumons. — Congestion des lobes en avant, pneumonie hypostatique en arrière.

Foie. — Décoloré, jaunâtre, graisseux, splénique, se laissant déprimer par le doigt. — Volume normal.

Vésicule biliaire. — A moitié remplie de bile d'un noir verdâtre.

Rate. — Légèrement hypertrophiée (?)

Cœur. — Un peu hypertrophié. — Cœur droit, gorgé de sang noir; cœur gauche, vide.

Reins. — Rien d'anormal.

Vessie. — Pleine d'urine fortement colorée en madère foncé.

Estomac. — Rempli d'un liquide dans lequel flottent des grumeaux noirs, liquide exactement semblable à celui rendu par le malade. Grand cul-de-sac phlogosé. Muqueuse injectée avec quelques ramifications vasculaires desquelles exsudent le sang. De l'un de ces petits vaisseaux le docteur d'Hubert a tiré un filet de coagulum fibrineux.

Intestin grêle. — L'iléon, surtout à sa partie inférieure, est fortement injecté, présentant une coloration d'un rouge vif; on trouve les *plaques de Peyer* hypertrophiées, phlogosées, épaissies. Quelques-unes ont perdu leur muqueuse; une ou deux sont ulcérées et présentent une perte de substance faite comme à l'emporte-pièce, qui arrive jusqu'à la tunique externe. Aucune perforation. En outre, *les glandes isolées* sont grisâtres et hypertrophiées,

formant une espèce d'éruption miliaire, très sensible à la vue et au toucher.
Gros intestin, paraissant sain, mais rempli d'une matière noir-grisâtre.

Réflexions. — La mort a eu lieu, chez ce soldat, au dixième jour de sa fièvre typhoïde, deux jours après l'éruption des taches lenticulaires et au sixième jour de sa fièvre jaune. La fièvre typhoïde était par suite chez lui à l'état latent, lors de son arrivée à Cayenne ; l'influence amarile a déterminé, tout d'abord, son évolution sans abattre l'individu, et ce n'est que quatre jours après, pendant la nuit de garde de cet homme, qu'elle a manifesté son entrée en scène par le frisson intense, ainsi qu'elle le fait presque toujours.

De l'analyse de ce fait, je suis donc autorisé à conclure que, du moment que le nommé Sabourdy est resté quatre jours, avant le jour du frisson, sans paraître malade, c'est qu'il était légèrement atteint par le poison typhoïde (*typhus ambulatorius, levissimus* des Allemands) et qu'il aurait, par suite, guéri avec la plus grande facilité sans cette malheureuse complication ictérode. Donc, ici encore, les deux maladies, loin de se nuire au profit du malade, se sont ajoutées pour le tuer en cinq jours pleins. Ainsi pas d'antagonisme ni d'incompatibilité entre la fièvre jaune et la fièvre typhoïde ; synergie au contraire des deux poisons. L'existence de la fièvre jaune n'était nullement douteuse dans ce cas ; car deux jours après, un officier du régiment de ce soldat était enlevé en quatre jours, avec les symptômes les plus caractéristiques, et une épidémie de moyenne intensité débutait, allant exercer ses ravages sur les 300 soldats arrivés de France et logés dans cette caserne infestée. J'ai d'ailleurs trouvé, dans les cahiers d'autopsie des îles du Salut, six observations identiques à celles que je viens de donner, aussi bien au point de vue symptomatologique que nécropsique.

Dans la première observation, la maladie a duré à l'hôpital 13 jours et est survenue après 5 mois de Guyane (mai 1857).

Dans la deuxième, la maladie a duré à l'hôpital 13 jours ; avait la diarrhée avant la fièvre et est survenue après 18 jours de Guyane (juillet 1857).

Dans la troisième, la maladie a duré à l'hôpital 8 jours ; avait eu antérieurement quelques accès de fièvre et est survenue après 15 mois de Guyane (juillet 1857).

Dans la quatrième, la maladie a duré à l'hôpital 5 jours ; avait eu antérieurement quelques accès de fièvre et le scorbut en mars et est survenue après 8 mois de Guyane (juillet 1857).

Dans la cinquième, la maladie a duré à l'hôpital 19 jours et est survenue après 5 mois de Guyane (mai 1858).

Dans la sixième, la maladie a duré à l'hôpital 24 jours et est survenue après 7 mois de Guyane (mai 1859).

1855, 1858, 1859, date des épidémies de fièvre jaune à la Guyane,

Foie hypertrophié ou couleur jaune paille.. . . . . 5 fois
Rate hypertrophiée, altérée ou ramollie. . . . . 5 —
Reins congestionnés (ou avec points purulents, 1 fois).. . . . . 4 —
Poumons congestionnés.. . . . . 4 —
Intestin altéré . . . . 6 —

1re *observation*. « Fin d'intestin grêle présentant un grand nombre de plaques gaufrées ayant une grande tendance à l'ulcération. » 2e *observation* : « La muqueuse de l'iléon et du cæcum épaissie, présente des plaques et des ulcérations récentes. Une grande partie du gros intestin, mais surtout la fosse iliaque et le rectum, laissent apercevoir des ulcérations anciennes et profondes en assez grand nombre. » 5e *observation* : « Muqueuse intestinale un peu ramollie, offrant des plaques assez épaisses, de couleur rougeâtre, mais il n'y a pas d'ulcération. Les glandes de Brunner et les follicules agminés, sont gonflés, saillants, rouges, la membrane muqueuse qui les recouvre est ramollie, mais n'offre pas de perte de substance. » 4e *observation* : « Muqueuse considérablement épaissie et d'un rouge très vif. Les glandes de Peyer sont gonflées, saillantes, recouvertes par une membrane ramollie, sans ulcération. Les follicules isolés offrent aussi un épaississement considérable et un commencement d'ulcération. » 5e *observation* : « Vers la fin de l'intestin grêle, on trouve des traces d'inflammation. » 6e *observation* : « L'intestin grêle est le centre de plusieurs ulcérations de grandeur variable, dont quelques-unes traversent l'épaisseur de la paroi intestinale. Le gros intestin est semé de perforations dont deux occupent le rectum et présentent la largeur d'une pièce de 5 centimes. »

L'hémorrhagie intestinale est notée deux fois.

L'estomac présente une muqueuse teinte de rouge, épaissie, avec sang rouge dans son intérieur, ou sang noir, 5 fois sur 6, le 6e cas a eu des vomissements noirs, mais l'estomac n'a pas été ouvert.

L'ictère est signalée deux fois.
Les pétéchies et les taches ecchymotiques, deux fois.

Ainsi, dans ces 7 cas, la maladie n'a pas dépassé le premier sep-
ténaire de traitement à l'hôpital. . . . .   3 fois
Est arrivé à la fin du deuxième. . . . .   2 —
Est parvenue vers la fin du troisième. . . . .   1 —
Est entrée dans la quatrième. . . . .   1 —

La complication ictérode enlève donc, dans les cinq septièmes des cas, le malade atteint de fièvre typhoïde, avant la fin du deuxième septénaire; sa présence est, par suite, des plus funestes.

Ch. Belot, à la Havane, aurait constaté dans la forme abdominale de la fièvre jaune (page 20 et 60) les mêmes altérations à l'autopsie, « lésions constatées avant la mort par les souffrances au niveau de la fosse iliaque droite, le gargouillement, les taches pétéchiales ». La maladie peut arriver jusqu'à la troisième période et celle-ci durer jusqu'à huit jours.

Deschiens[1] dit aussi qu'à la Vera-Cruz l'on désigne sous le nom ordinaire de vomito (réservant celui de vomito negro en cas de fièvre jaune) à une fièvre continue ou rémittente avec ou sans vomissements, qui « n'est pas autre chose que la fièvre typhoïde avec le masque particulier qu'elle prend dans les contrées paludéennes : vous voyez une langue rôtie, des vomissements bilieux, du gargouillement dans la fosse iliaque ; cependant il y a peu ou pas de délire, l'appétit est conservé, la maladie suit une marche régulière et cède, quand sa terminaison n'est pas fatale, ce qui me paraît le cas ordinaire, à l'emploi des moyens dirigés contre les affections typhoïdes, et aidés du sulfate de quinine. » Dans son rapport du *Chaptal* se trouve à l'appui de son dire l'observation suivante d'un cas terminé, à bord, par la mort.

OBSERV. XI. — *Fièvre typhoïde et miasme amaril.* BECQUET Auguste, 24 ans, matelot de première classe, se présente à l'infirmerie dans la journée du 12 février. Cet homme se plaignait de lassitude générale et d'inappétence ; le pouls était large, développé, la chaleur à la peau un peu forte, la soif vive, la langue blanche et sale, je lui fis administrer 40 grammes de sulfate de soude.

[1] Dʳ Deschiens, médecin de 2ᵉ class. Rapp. manusc.. *loc. cit.* Toulon.

13 février. — La nuit a été mauvaise, il y a une vive douleur aux lombes
et dans tous les membres, une céphalalgie sus-orbitaire intense, une fièvre
très forte, la langue est couverte d'un enduit légèrement jaunâtre ; le pouls
est plein, vibrant ; *la face congestionnée*, il y a de la somnolence. Le ventre est tendu, on sent du gargouillement dans la fosse iliaque droite. Pas
de selles par le purgatif : je fais administrer une nouvelle dose de sulfate
de soude : elle est *vomie immédiatement après une petite quantité de bile.
Même insuccès avec l'huile de ricin. Un autre vomissement verdâtre a
lieu peu après*. Le malade se plaint beaucoup du bas ventre ; la parole est
traînante embarrassée (*un lavement émétisé*).

14 février. — Pas de selles par le purgatif ; pas de vomissements ; la
somnolence est encore plus prononcée. Le malade accuse une *douleur
sourde dans la région du foie*. La peau est brûlante et la fièvre continue ;
la soif est très vive : *les yeux sont injectés*, ils semblent ne pouvoir supporter la lumière.

15 février. — Une seule selle peu abondante ; le malade est dans un
état très grand de prostration, il répond encore assez juste aux questions
qu'on lui adresse ; mais il retombe aussitôt dans un assoupissement profond,
le faciès indique l'hébétude, la torpeur, le pouls est fréquent, serré, petit,
la peau brûlante ; il y a du gargouillement dans la fosse iliaque, *quelques
taches rosées* sur le ventre qui est très douloureux. La langue est sèche et
brune, puis humide et jaunâtre, alternativement dans la journée (infusion
café, huile de ricin 50 grammes, cat. sur le ventre).

Selles nombreuses dans la journée par le purgatif, *un seul vomissement
bilieux*. A 5 heures la somnolence est plus prononcée (*potion avec acétate
d'ammoniaque 8 grammes*). Dans la soirée, une extrême agitation succède
à l'abattement ; le malade se débat dans son lit, veut se lever, parle tout
haut ; il vomit le café qu'il a pris dans la journée ; *les urines sont suppri-
mées, le ventre est ballonné, la respiration est précipitée, anxieuse ; cependant aucun râle partiel ne se fait entendre (sinapismes promenés sur les
extrémités inférieures)*. Dans la nuit, la dyspnée, le délire augmentent ;
le malade ne peut tenir sur place. A 7 heures et demie le 16 au matin, il
expire au milieu de mouvements désordonnés.

Peu d'heures après la mort, les lèvres sont violettes, les parties déclives
sont cyanosées, le ventre, la face et la région antérieure du tronc et des
membres ont une *teinte ictérique* assez prononcée. Ces caractères, ajoute
Deschiens, se rapportent plutôt à une affection typhoïde qu'à la fièvre jaune
(bien qu'il y ait eu 5 décès de cette maladie pendant ce temps à bord)
larvée si l'on veut, comme cela se rencontre le plus ordinairement dans les
climats intertropicaux, mais cependant reconnaissable.

Sur deux transports qui sont allés au Sénégal, au moment
où la fièvre jaune existait dans cette colonie, les médecins-
majors ont observé des phénomènes moins accusés que
les précédents, qui n'en traduisaient pas moins l'influence
amarile.

L'*Orne* (médecin-major Moulard) [1], ayant 250 hommes d'équipage et 276 passagers, part de Toulon le 1er août. A Dakar, un cas de fièvre typhoïde grave, suivi de guérison, se présente le 21 août.

Le 27 août (la fièvre jaune était à Saint-Louis), l'*Orne* reçoit 52 convalescents du deuxième arrondissement, atteints d'anémie tropicale et de fièvre paludéenne. L'état sanitaire du bord reste excellent jusqu'au 30 août. « Plusieurs cas (quatre seulement) de fièvre typhoïde avec caractères bilieux, et de fièvre bilieuse inflammatoire, ont alors éclaté à bord, et nous avons perdu trois jeunes soldats d'infanterie de marine, décédés au bout de cinq à six jours de maladie, à la suite de fièvre typhoïde compliquée d'état bilieux. » Sur aucun de ces malades le médecin-major n'a observé de vomissements de sang ; ils ne furent que bilieux. En même temps il donnait ses soins à cinq cas de fièvre bilieuse inflammatoire (?) à un degré assez intense, qui furent suivis de guérison.

Le premier cas de fièvre typhoïde fut celui d'un nommé Dambrine, qui s'était présenté à la visite le 29 au soir. « Céphalalgie frontale et sous-occipitale. Ascension thermique ne dépassant pas 39 degrés. *Douleurs lombaires violentes* s'étendant dans les membres inférieurs... pas de rémission dans la fièvre, coloration de la face à peu près normale... pas d'érythème scrotal. Les symptômes abdominaux prédominent. Douleurs vives dans la fosse iliaque ; *vomissements bilieux*, s'arrêtant au deuxième jour de la maladie. *Urines fébriles avec sécrétion à peu près normale*, selles diarrhéiques qui ont continué jusqu'à la fin. Au quatrième jour apparition des *taches rosées lenticulaires ;* symptômes ataxiques ; céphalalgie ; délire furieux, le malade cherche à battre les personnes qui l'approchent. Au sixième jour au matin 5 septembre le malade tombe dans le coma et meurt à midi quarante-cinq. »

Le deuxième décès eut lieu chez le nommé Ch., entré à l'hôpital du bord le 30 août, qui mourut après avoir présenté les mêmes symptômes que le précédent, le 5 septembre, à dix heures quarante-cinq du soir.

Le troisième décès fut constaté chez le nommé Bourdil, entré à l'hôpital le 31 août. Il offrit à l'observation les mêmes

----

[1] Rapp. manusc., *loc. cit.*

symptômes bilieux, mais le délire n'exista pas, et l'adynamie domina chez lui.

Un cas de fièvre bilieuse fut caractérisé par de l'*épigastralgie et des vomissements* ; deux autres cas le furent par des *accès bilieux avec intermittences marquées*.

Donc, sur cinq cas cités de dothiénentérie, compliqués d'amarilisme (cas du *Chaptal* et de l'*Orne*), quatre décès.

Ces fièvres typhoïdes mélangées d'une dose plus ou moins forte d'infectieux amaril, offrent donc toutes une grande gravité.

Si la fièvre est forte, comme dans les observations données au début de ce travail. la mort est à peu près certaine. Dans le cas contraire, la terminaison par la mort arrive moins fatalement.

On comprend après cette étude combien il importe à toute statistique médicale sur les navires de tenir compte de la possibilité de l'association des deux infectieux.

C'est un élément de recherches qu'il faut éliminer si l'on veut se prononcer sur la gravité de certaines fièvres typhoïdes dans les pays chauds.

VI. FIÈVRES ÉRUPTIVES ET FIÈVRE TYPHOÏDE

Mon attention a été appelée sur l'influence réciproque des fièvres éruptives et de l'infectieux typhoïde, par les rapports de quelques médecins-majors.

Ainsi sur le *Descartes*, le médecin-major (Ch. Ollivier[1]) signale, à bord de son navire, trente cas de variole (décembre 1854 et janvier 1855 dans le Bosphore) ayant occasionné deux décès. La fièvre typhoïde sévit en même temps et deux hommes succombent de son fait: à ce propos il ajoute : « Dans cette circonstance, la fièvre typhoïde avait revêtu un caractère particulier. désigné par les auteurs sous le nom de *forme foudroyante*. Les deux malades paraissaient être atteints d'une maladie semblable au typhus. — A peine s'ils avaient ressenti les prodromes de l'affection. que le lende-

---

[1] Rapp. manusc., *loc. cit.* Toulon.

main de leur entrée à l'hôpital, les symptômes adynamiques étaient portés au plus haut degré : stupeur, abolition de l'intelligence, refroidissement des membres inférieurs, ecchymoses, fuliginosités des dents, peu de diarrhée, épistaxis, pouls petit, fréquent. Ces symptômes persistèrent pendant trois jours et la mort survint, sans que les médicaments employés aient pu arrêter l'intensité de la maladie. » Sur deux malades, la fièvre typhoïde présenta la forme rémittente qui fut combattue par des doses de 1ᵍʳ, 50 de sulfate de quinine. Ce médicament « diminua singulièrement la gravité ; les *accès fébriles* irréguliers furent enlevés et la maladie continua sa marche, mais simplifiée et régulière. »

Si je n'avais trouvé dans d'autres relations des faits identiques, évidemment mon esprit n'aurait pas été frappé de la coïncidence de la gravité des fièvres typhoïdes en temps d'épidémie de fièvres éruptives. Il y a longtemps, du reste, que nos maîtres avaient voulu faire de la fièvre typhoïde une variole interne, trouvant non seulement analogie entre les deux infectieux, mais encore affinité. M. Le Roy de Méricourt[1], en étudiant les faits médicaux arrivés sur les navires de la campagne de Chine, constate que là aussi il y a eu plutôt affinité qu'antagonisme entre la fièvre typhoïde et la variole : « Nous avons vu, dit-il à ce propos, plusieurs fois des hommes convalescents de cette dernière maladie (fièvre typhoïde) être atteints de petite vérole ou de varioloïdes. Ce fait s'observe dans les hôpitaux de Paris. »

Mais si mon attention a été vivement attirée sur la gravité que prennent les fièvres typhoïdes lorsqu'elles évoluent dans un milieu infesté par le virus des fièvres éruptives, elle l'a été tout autant par l'influence contraire exercée par la chaleur sur ce virus. Ainsi les fièvres éruptives m'ont paru perdre avec elle de leur intensité contagieuse. Sur le *Shamrock*[2], dont j'étais le médecin-major, j'ai observé, dans l'océan Indien, un cas de rougeole, dix-sept jours après le départ de Toulon, suivi d'un deuxième cas douze jours après le premier, sans autre extension de la maladie au milieu d'un millier de personnes. A Pointe-de-Galles, quand j'ai déclaré à la Santé mes deux cas de

---

[1] *Revue critique de pathologie ext.*, *loc. cit.*
[2] Rapp. manusc., *loc. cit.* Toulon.

rougeole, le médecin chargé de la surveillance sanitaire n'y a prêté aucune attention. Enfin dans les diverses colonies où j'ai servi, j'ai rarement entendu parler d'épidémie de fièvres éruptives sévissant sur les Européens, car chacun sait que les races noire, jaune et autres, sont particulièrement décimées par la variole. Les rapports de J. Besnier signalent aussi l'arrêt des épidémies de fièvres éruptives au moment des chaleurs. Les statistiques de Rio (Bourel-Roncière [1]) font voir pareillemen le silence des fièvres éruptives dans les mois les plus chauds de l'année. De mon côté, j'ai pu remarquer, ayant été chargé pendant six mois du service de la vaccine en Cochinchine, la rapidité d'évolution du virus vaccin dans ce pays, l'impossibilité de le conserver en plaques par l'effet de la chaleur, et dans maintes circonstances, son inefficacité, lorsque les sujets porteurs du virus vaccin avaient fait une course au soleil [2]. Enfin j'ai été étonné du peu de gravité (en général) des cas de fièvres éruptives observés à bord des navires, dans les latitudes chaudes.

Si je prends, par exemple, la statistique des fièvres éruptives relevées en *escadre*, je vois que la fièvre typhoïde et les fièvres éruptives décroissent avec le déplacement et la chaleur saisonnière.

[1] *Arch. méd. nav., loc. cit.*

[2] In *Rapport présenté à M. le ministre du commerce par l'Académie de médecine.* Paris, 1883, page 50.

	CAS						TOTAL	DÉCÈS						TOTAL
	DÉCEMBRE	JANVIER	FÉVRIER	MARS	AVRIL	MAI		DÉCEMBRE	JANVIER	FÉVRIER	MARS	AVRIL	MAI	
Variole.	22	10	2	0	0	5	37	2	1	1	1	0	0	5
Varioloïdes.	8	9	48	1	1	1	68	0	0	0	0	0	0	0
Scarlatine..	1	1	0	0	1	0	3	1	0	0	0	0	0	1
Fièvre typhoïde. . .	2	7	0	0	1	0	10	1	2	2	0	1	0	6
Fièvre muqueuse. .	2	2	1	0	1	0	6	0	0	0	0	0	0	0
Effectif.	3177	3548	2559	1996	2027	2012								
Mouillage.	Golfe Juan.	Golfe Juan. Villefranche.	Villefranche.	Villefranche et mer.	Algérie.	Algérie.								

La recrudescence du mois de février porte, pour la variole, presque uniquement sur un seul navire, la *Magnanime* (48 cas), qui fit à cette époque, dans les parages du détroit de Gibraltar, une croisière des plus pénibles. On fut dans l'obligation de garder à l'infirmerie du bord les malades atteints, tandis que sur les autres navires et aux autres mois, les cas de variole étaient évacués dans les hôpitaux de terre, au fur et à mesure de leur constatation. Ainsi, la variole s'éteint dans l'escadre avec son déplacement vers des latitudes plus chaudes. Si elle persiste sur la *Magnanime*, c'est, en premier lieu, à la présence continue des varioleux à bord qu'il faut l'attribuer (et encore ce n'est plus que de la varioloïde), c'est ensuite aux effets d'une croisière avec sabords fermés et défaut d'aération du navire. On remarquera que dans ce cas les fièvres typhoïdes ont suivi la marche de l'infection variolique; on dirait qu'il y a eu addition des deux infectieux entre eux, la présence de l'un favorisant celle de l'autre.

L'affinité est surtout des plus grandes entre le virus des fièvres éruptives et les miasmes putride et tellurique. Lorsqu'une épidémie de ces fièvres persiste pendant quelque temps dans les pays chauds, il faut presque toujours y voir la conséquence d'un foyer putride qui vient compliquer la situation et encore, en ce cas, les fièvres éruptives seront-elles en grande majorité atténuées, malgré la fréquence des accidents pernicieux. Je n'ai pas à donner d'exemples des faits que j'avance, leur constatation étant un peu en dehors du sujet qu'a pour but ce travail.

Les propositions que je viens de formuler découleront, du reste, facilement des chiffres suivants, pris au hasard dans les conditions les plus simples.

11 *navires* naviguant dans les eaux méditerranéennes, avec un effectif moyen de 582 hommes, ont présenté 5,4 cas de fièvres éruptives contre 1 de fièvre typhoïde, tandis que 10 *navires* allant dans les pays chauds, ayant un effectif moyen un peu plus fort, de 717 hommes, n'auraient présenté que 2 fièvres éruptives contre 1 fièvre typhoïde. *Les fièvres éruptives des zones tempérées comparées aux fièvres typhoïdes des mêmes zones seraient donc plus nombreuses d'un tiers que celles constatées dans les mêmes conditions sur les navires naviguant dans les zones chaudes.*

	Sur les premiers navires (Méditerranée)	Sur les seconds (Pays chauds)
La gravité des fièvres typhoïdes a été de. .	22.1 pour 100	27.5 pour 100
La morbidité des fièvres typhoïdes à 1000. .	12.5 —	10.1 —
La mortalité des fièvres typhoïdes.	2.7 —	5.0 —
Tandis que la morbidité des fièvres éruptives a été de.	41.7 —	21.5 —
La mortalité..	1.8 —	1.8 —
La gravité..	5.6 —	8.4 —

Sur les 52 *navires-transports* partis de Toulon et de Brest, où la fièvre typhoïde s'est présentée, j'en ai noté 4 où la rougeole a sévi avec une certaine intensité. Voici, pour ces 4 navires, la situation de chacune de ces fièvres :

	Fièvres typhoïdes	Fièvres éruptives
Morbidité à 1000 d'effectif. . .	9.6 pour 100	22.1 pour 100
Mortalité..	6.0 —	1.5 —
Gravité	62.9 —	6.4 —
Effectif moyen des 4 navires. 701.		

La gravité des fièvres typhoïdes est plus grande dans ce cas que celle des fièvres des navires des pays chauds de la statistique précédente, probablement à cause du typhisme (encombrement intense) relevé sur les navires de Nouvelle-Calédonie.

Avec un effectif de 589 hommes, la *Néréide* a eu 12 cas de rougeole, dont 2 avec décès, et le *Calvados*, avec un effectif de 900 hommes, 32 cas de la même fièvre éruptive avec 2 décès.

Dans l'expédition de Chine, l'*Andromaque* a présenté 63 cas de variole, dont 2 avec mort (chez des hommes non vaccinés), et 1 cas de rougeole terminé par la mort.

Sur les autres navires, les fièvres éruptives n'ont fourni aucun décès.

Soit sur un total de 141 cas de fièvres éruptives, 7 décès ; gravité 4,9 pour 100 au milieu d'une agglomération humaine de près de 15 000 hommes.

Sur les navires restant dans les pays tempérés, le nombre des fièvres typhoïdes et des fièvres éruptives est donc plus considérable (il est du double pour les fièvres éruptives) que sur les bâtiments allant vers les mers chaudes ou y naviguant. La mortalité est, au contraire, plus faible, aussi bien pour les fièvres typhoïdes que pour les fièvres éruptives ; quoique pour ces dernières la différence soit peu sensible ; quant à la gravité, elle est constamment supérieure dans les pays chauds. La chaleur ne *favorise donc pas l'évolution du virus des fièvres éruptives*, elle n'augmente pas non plus la mortalité des sujets atteints par lui, contrairement à ce que nous l'avons toujours vu faire pour l'infection typhoïde, mais elle agit sur la gravité des cas, venus en dehors d'elle, qu'elle rend plus mortels, aussi bien pour une infection que pour l'autre.

J'ai relevé, sur les rapports des médecins-majors des transports allant dans les pays chauds, les dates de la constatation des cas (lorsqu'elles étaient indiquées) du jour du départ du navire de France.

Sur 79 cas de fièvres éruptives :

$$
\left.\begin{array}{l}
19 \left\{\begin{array}{l} 12 \\ 7 \end{array}\right. \\
41 \left\{\begin{array}{l} 29 \\ 12 \end{array}\right.
\end{array}\right\}
\begin{array}{l}
\text{se sont montrés dans la 1}^{\text{re}}\text{ semaine du départ de France} \\
\quad\quad - \quad\quad\quad 2^{\text{e}} \quad - \quad\quad - \\
\quad\quad - \quad\quad\quad 3^{\text{e}} \quad - \quad\quad - \\
\quad\quad - \quad\quad\quad 4^{\text{e}} \quad - \quad\quad -
\end{array}
\left.\vphantom{\begin{array}{l}1\\2\\3\\4\end{array}}\right\} 60 \text{ dans le 1}^{\text{er}}\text{ mois}
$$

$$
\left.\begin{array}{l}
15 \left\{\begin{array}{l} 7 \\ 8 \end{array}\right. \\
4 \left\{\begin{array}{l} 2 \\ 2 \end{array}\right.
\end{array}\right\}
\begin{array}{l}
\text{se sont montrés dans la 5}^{\text{e}}\text{ semaine du départ de France} \\
\quad\quad - \quad\quad\quad 6^{\text{e}} \quad - \quad\quad - \\
\quad\quad - \quad\quad\quad 7^{\text{e}} \quad - \quad\quad - \\
\quad\quad - \quad\quad\quad 8^{\text{e}} \quad - \quad\quad -
\end{array}
\left.\vphantom{\begin{array}{l}1\\2\\3\\4\end{array}}\right\} 19 \text{ dans le 2}^{\text{e}}\text{ mois}
$$

C'est donc dans les deux dernières semaines du premier

mois, au moment où le navire est dans les latitudes chaudes, que les cas les plus nombreux se présentent, par le fait de la contagion des premiers cas (durée de l'incubation, de 12 à 24 jours), qui s'est opérée dans les latitudes tempérées. Mais ces cas de fièvres éruptives, nées à bord, ont perdu et perdent, de plus en plus, leur pouvoir contagieux avec leur évolution dans les pays chauds. En général, les épidémies de fièvres éruptives s'éteignent, d'après les rapports des médecins-majors, pour l'océan Atlantique, en arrivant au Sénégal, à l'équateur ou sur la ligne ; elles n'ont persisté à se montrer jusqu'à la Guyane, à la Martinique, dans le voyage des Antilles, que sur les navires où l'encombrement était considérable, la cale putride et quelquefois lorsque les enfants étaient nombreux à bord.

Sur la ligne de la Nouvelle-Calédonie, les 52 cas de rougeole du *Calvados* se répartissent ainsi : 6 dans le premier mois, 21 dans le deuxième, 5 dans le troisième, 1 dans le sixième mois ; tandis que les fièvres typhoïdes se présentent un peu différemment : 0 dans le premier mois, 10 dans le deuxième, 1 dans le troisième, 5 dans le quatrième, 1 dans le cinquième, le septième et le huitième mois.

Dans le deuxième mois, celui où les cas de rougeole et de fièvre typhoïde sont les plus nombreux, il y a 2 décès de rougeole et 7 décès de fièvre typhoïde.

Pour la voie de Suez, les fièvres éruptives sont, la plupart du temps, éteintes en arrivant à Bourbon, après le passage de la ligne, ou par le travers de Pointe-de-Galles, lorsque le navire se rend en Cochinchine. Les fièvres éruptives se comportent donc, à ce point de vue, comme les fièvres typhoïdes étudiées dans les mêmes conditions.

Sur quelques navires se déclarent pourtant, dans le cours de leur campagne, un certain nombre de cas de fièvres éruptives contractées dans les divers lieux visités ; s'ils sont survenus dans les pays chauds, l'épidémie ne dépasse pas, le plus souvent, le nombre de 8 à 15 cas, et leur bénignité est remarquable. Ainsi, le *Kerguelen*, à Manille, prend auprès d'une frégate espagnole la variole. 13 hommes et 1 officier sont atteints, mais tous légèrement.

Sur la *Sibylle*, si fortement éprouvée par le typhus et la dysenterie (voir plus loin *dysenterie et fièvre typhoïde*) avant d'arriver dans les mers de Chine, le médecin-major Barthc observe une épidémie de variole, qui n'a pas été bien grave, malgré sa grande extension : 64 cas bénins, 20 cas graves avec 3 décès, soit 3,6 pour 100.

Si l'on compare la fièvre typhoïde avec coïncidence des fièvres éruptives sur les navires de la Méditerranée avec celle des navires sans fièvres éruptives pris dans les mêmes conditions :

Escadre en bois : Sans fièvre éruptive.

Morbidité.	10.9	pour 100
Mortalité.	2.24	—
Gravité.	20.3	—

Transports de la guerre de Crimée (aller), *idem.*

				Les mêmes avec fièvres éruptives.	
Morbidité.	4.62	p. 100	Morbidité.	12.3	p. 100
Mortalité.	1.05 + 0.58	—	Mortalité.	2.7	—
Gravité.	21.2	—	Gravité.	22.1	—

On verra que la présence des fièvres éruptives a favorisé principalement l'évolution des cas de fièvre typhoïde et secondairement leur mortalité et leur gravité.

Si l'on fait pour les transports allant dans les pays chauds la même comparaison :

Transports allant dans les latitudes chaudes [1] :

	Fièvres typhoïdes seules	Fièvres typhoïdes avec fièvres éruptives
Morbidité..	7.89 pour 100	10.1 pour 100
Mortalité..	2.0 —	3.0 —
Gravité.	31.5 —	27.3 —

On arrive aux mêmes conclusions pour la morbidité et la mortalité.

La loi semble donc générale, pour ces deux cas, dans les zones de chaleur différentes, les faits ayant été pris complètement au hasard. Mais dans les pays chauds, en raison de la perte de l'intensité d'action du virus des fièvres éruptives, la gravité des fièvres typhoïdes nées dans un milieu influencé par celles-ci est moins grave.

Sur le *Finistère* (avril)[2], 7 cas de rougeole évoluent dans

[1] Dr Illy, médecin de 1re classe. Rapp. manusc., *loc. cit.* Toulon.
[2] Voir statistique des fièvres typhoïdes des navires allant [en Nouvelle-Calédonie.

De la fièvre typhoïde.

la mer Rouge, avec abattement extrême dans la période d'invasion ; toutes guérissent, seulement compliquées quelque temps après d'éruptions furonculeuses. Aucun cas de fièvre typhoïde ne fut constaté à bord, néanmoins « il est digne de remarquer que pendant tout le temps qu'a duré cette petite épidémie, toutes les plaies traitées dans l'autre hôpital, surtout chez les hommes de notre équipage, se compliquaient de phénomènes inflammatoires (érythème, érysipèle, etc.) et leur cicatrisation était entravée. Les autres maladies étaient aussi influencées par elles et avaient une tendance à passer à l'état typhoïde. »

Sur la *Cérès*, Fallier[1] a observé la même influence, mais plus meurtrière, car elle était compliquée d'infection putride venant de la cale (plaies gangréneuses, méningite, accès pernicieux, pneumonies typhoïdes). Sur l'*Amazone*, Perrin[2] a fait la même observation.

Sur la *Seine*[3], du 20 janvier au 4 avril (74 jours), dans son voyage des Antilles, avec relâches à Oran et à Dakar, et un encombrement considérable pour le type du navire (675 personnes), une épidémie de fièvres éruptives éclate à bord avec coïncidence de fièvre typhoïde.

Le tableau des maladies observées pendant cette période donne une idée de la gravité de la situation.

	Maladie	Cas	Décès	Évacués
	Scarlatine	4 cas.	»	4
	Rougeole	3	»	5
32	Variole	15	5	10
	Varioloïde	6	»	6
	Varicelle	4	»	4
	Fièvre typhoïde	8	5	2
	Fièvre muqueuse	7	»	»
	Fièvre éphémère	48	»	»
	Embarras gastrique	16	»	»
	Pneumonie	5	»	»
	Phthisie galopante	2	2	»
	Fièvre pernicieuse	4	5	»
	Méningite	1	»	1
	Dysenterie	1	1	»
			15	29

Dans les scarlatines, 1 cas a été suivi de fièvre typhoïde ter-

---

[1] Médecin principal. Rapp. manusc., *loc. cit.* Toulon.
[2] Dr Perrin, médecin principal. Rapp. manusc., *loc. cit.* Toulon.
[3] Dr Dubois, médecin de 2ᵉ classe. Rapp. manusc., *loc. cit.* Toulon.

minée par la mort. Il en a été de même pour 1 autre cas compliqué de phthisie galopante. 1 des décès de variole a eu lieu après deux jours de maladie, 2 autres après trois ou quatre jours avec phénomènes typhiques. Ainsi, l'encombrement coïncidant avec un foyer multiple de variole, de scarlatine, de rougeole, a créé une situation des plus graves. Des 5 fièvres typhoïdes qui sont survenues, 3 ont été mortelles et 2 ont été évacuées dans un état grave. 5 accès pernicieux (en comprenant les cas de méningite parmi eux) se sont montrés, dont 4 mortels, 2 phthisies sont devenues galopantes, 1 scarlatine s'est compliquée de fièvre typhoïde, 1 autre de phthisie galopante; 1 dysenterie a pris des allures rapidement mortelles; 5 varioles se sont terminées par la mort dans l'espace de deux à quatre jours, 2 avec phénomènes typhiques. Et, fait remarquable, sitôt que l'on eut évacué sur Dakar 470 personnes que l'on fit coucher sous la tente, il n'y eut plus de décès parmi elles. Les décès ne reparurent à bord qu'après le rembarquement, sous forme d'accès pernicieux (paludisme ou insolation sur sujets influencés par le milieu étudié) et de fièvre typhoïde, 1 cas.

Les fièvres typhoïdes qui sont ainsi compliquées d'une influence tenant à des émanations venant des fièvres éruptives, sont signalées comme étant surtout ataxiques, rarement adynamiques. Leur physionomie se rapproche de celle des cas de typhus ou ressemble à celle des accès pernicieux.

En plus de l'exemple des formes foudroyantes des fièvres typhoïdes du *Descartes*, je pourrai citer d'autres faits aussi démonstratifs.

Sur l'*Impératrice Eugénie*[1], qui eut une épidémie sérieuse de variole dans la Méditerranée (49 cas, 2 décès) en novembre; une première fièvre typhoïde présente des phénomènes de congestion cérébrale (délire, mouvements convulsifs), tandis qu'une seconde (angine avec état typhoïde) se termine par la mort.

Enfin, un nommé Girard offre, au début, des symptômes d'état typhoïde très prononcé, qui paraît s'amender sous l'influence d'une éruption qui présenta tout d'abord un caractère de *confluence* intense, mais, au bout de deux jours, l'érup-

---

[1] Dr Prat, médecin de 1re classe. Rapp. manusc. *loc. cit.* Toulon.

tion s'arrêta tout à coup, les pustules pâlirent, s'affaissèrent et les symptômes typhoïdes reprirent le dessus ; la mort survint au milieu de l'adynamie la plus complète.

Sur le *Calvados*, effectif 900 hommes (voyage de Nouvelle-Calédonie), parti de Brest le 2 septembre, où régnait la rougeole, le premier cas de cette fièvre éruptive se présente cinq jours après le départ, suivi promptement de toute une série d'autres cas ; sur ces entrefaites, le *Calvados* arrive à Dakar, où il est mis en quarantaine, supportant pendant ce temps une chaleur de 51 degrés comme moyenne. Les effets de l'encombrement se manifestent aussitôt pendant la nuit sur les condamnés au milieu desquels la rougeole sévit. Le 6 octobre, le *Calvados* quitte Dakar sans avoir communiqué, et le lendemain, 7 octobre, « l'affection typhoïde, dit le médecin-major Olmeta[1], se révélait par un cas véritablement fulgurant, qui amenait la mort d'un condamné en moins de quarante-huit heures. Pour comble de malheur, la température allait en croissant, les brises, très fraîches, n'exerçaient aucune action rafraîchissante, en sorte que le léger bénéfice procuré aux condamnés par le retour à la mer passa complètement inaperçu. Le 8 ou le 9, deux d'entre eux, atteints de rougeole, moururent subitement au milieu de symptômes qui donnent à penser que l'influence typhique ne fut pas étrangère à leur mort..... (La maladie paraissait suivre un cours régulier, la fièvre d'éruption était dans son plein, lorsque tout à coup nous vîmes l'exanthème pâlir, le pouls se déprimer et des symptômes ataxo-adynamiques faire irruption avec une intensité vraiment effrayante. En quelques heures la mort fut consommée[2])..... Cette redoutable affection, iléo-typhus ou fièvre typhoïde, comme on voudra, nous ravit en tout sept existences pendant ce fatal mois d'octobre, savoir : quatre condamnés (effectif 519), deux soldats d'infanterie de marine (effectif 200) et un apprenti marin de l'équipage (effectif 226). Le passage de la ligne s'effectua le 20 octobre ; la zone de calme avait été traversée sans trop de pluie et ce fut là un événement heureux, car les mauvaises conditions où se trouvait alors le na-

---

[1] Dr Olmeta, médecin de 1re classe. Rapp. manusc.. *loc. cit.* Brest.

[2] Il y a lieu de se demander, en présence de cette série de faits, où l'on voit l'éruption pâlir, rétrocéder, s'il n'y avait pas une relation de cause à effet entre cette rétrocession et le voisinage de l'infectieux typhoïde.

vire n'auraient pu que s'exagérer. Ces mauvaises conditions persistèrent jusqu'aux premiers jours de novembre, époque où fut franchi le tropique du Capricorne. Ce mois de novembre vit naître de tout autres conditions de salubrité. Les brises allèrent en s'accentuant de plus en plus, la température devint tous les jours plus douce ; aussi l'état sanitaire ne tarda-t-il pas à se relever, la rougeole parut s'éteindre et l'affection typhoïde ne fit qu'une victime, une petite fille de onze ans. En décembre, le *Calvados* effectua la traversée des mers australes..... La saison était heureusement favorable, le thermomètre ne descendit pas au-dessous de 4 degrés. Le temps fut généralement beau, sans pluies ni brumes, mais la mer étant toujours très forte dans ces parages, les ouvertures élatrales du navire durent être, le plus souvent, fermées..... A la fin du mois, il y eut encore deux décès de fièvre typhoïde..... Enfin, le 1er janvier, le *Calvados* doublait la pointe du sud de la Tasmanie, et, à partir de ce jour, les parages qu'il nous fit traverser devinrent de plus en plus cléments..... Le 18, au matin, le *Calvados* jetait l'ancre en rade de Nouméa..... Du 1er au 18 janvier, un décès de fièvre typhoïde eut encore lieu..... Au voyage de retour (360 personnes seulement à bord), il y eut encore un cas de fièvre typhoïde, qui put être envoyé à l'hôpital en arrivant à Taïti et nous fut rendu au départ dans un état assez satisfaisant de convalescence. Un fait singulier, relevé dans cette traversée, c'est la réapparition de la rougeole sans nouvelle contamination ; sans doute quelque germe emprisonné dans un recoin du navire et fortuitement mis à jour (j'ajoute : malgré la désinfection usitée en pareil cas et faite à Nouméa). Ce germe ne prit, du reste, qu'une extension fort restreinte et s'éteignit promptement... » Plus tard, après le passage du cap Horn et une relâche de Sainte-Hélène, lorsque le *Calvados* coupa l'équateur, un jeune matelot, préposé à la garde des bœufs dans le faux-pont (infection putride et chaleur), fut enlevé en moins de trois jours par une fièvre comateuse d'une effroyable intensité. Mais ce n'est pas une fièvre typhoïde, c'est plutôt un coup de chaleur chez un individu intoxiqué par le miasme putride. Je ne dois donc pas le compter au nombre

---

³ Dr Olmeta, médecin de 1re classe,. Rapp. manusc., *in* **Archives du conseil de santé de Brest**.

des cas de fièvre typhoïde observés sur le *Calvados*. « On voit que le typhus a acquis ici une léthalité qu'il est loin de présenter d'ordinaire à un si haut degré, puisque de ces 18 cas, 12 se sont terminés par la mort. On voit aussi que sur ces 18 cas, 10 se sont déclarés en octobre et ont entraîné 7 décès. La réunion de ces 10 cas dans un intervalle de temps aussi restreint suffit pour faire assigner à la maladie le caractère épidémique, caractère qu'elle a fort heureusement perdu, grâce à un changement radical apporté par notre itinéraire dans les circonstances extérieures..... Je crois fermement que c'est à la progression rapide du navire vers le sud que nous devons d'avoir vu s'amender une épidémie qui n'a fait que trop de victimes..... Une particularité qu'on peut encore relever, c'est que les transportés atteints sont tous morts, cinq sur cinq ! Cela s'explique facilement quand on entre dans l'étiologie de cette affection à bord du *Calvados*..... C'est sur rade de Dakar, alors que la chaleur était torride, que la ventilation du navire ne se faisait que faiblement par manque d'appel, alors que la sûreté générale exigeait que les condamnés restassent confinés dans leurs bagnes, c'est certainement alors que le poison typhique a pris naissance (257 individus restèrent six jours ainsi confinés)..... Tous les forçats atteints sont morts, sans doute parce qu'en raison de leur dégradation physique et morale, ces gens-là offrent beaucoup moins de résistance aux maladies que toute autre classe de gens, mais surtout parce qu'ils étaient en quelque sorte saturés du poison engendré par eux... » ; c'est d'ailleurs par les forçats que la maladie a débuté (5 octobre). « Le premier cas est celui d'un forçat entré le 5 octobre dans un état qui devint promptement très grave ; la mort survint le troisième jour. C'est là un *typhus sidérant*, et je ne vois, pour rendre compte d'une terminaison aussi prompte, qu'un excès de calorification. Cela ressemblait plutôt à un accès pernicieux. » (Voir et comparer avec l'épidémie de la *Forte*, citée plus haut.) Le médecin-major du *Calvados* n'hésite pas, en maints passages de son rapport, à attribuer cette sidération à une « production de chaleur vraisemblablement colossale ». La durée de la maladie avant la mort a été, au début de l'invasion : 1 cas, 2 jours ; 1 cas, 4 jours ; 2 cas, 5 jours ; 3 cas, 6 jours ; 2 cas, 8 jours ; 3 cas, 10, 14 et 28 jours, soit 7 cas dans la première semaine, avec une moyenne de

5 à 6 jours ; 3 cas dans la deuxième semaine, avec une moyenne de 8 à 9 jours ; 1 cas dans la troisième semaine et 1 cas dans la cinquième semaine. La guérison n'a été obtenue qu'aux 42ᵉ, 44ᵉ, 45ᵉ, 68ᵉ, 76ᵉ et 89ᵉ jours.

La maladie a donc été ou très courte, et alors terminée par la mort, ou très longue avec guérison consécutive. Rien ne démontre mieux l'action de la chaleur et l'intensité de l'infection typhoïde ou typhique existant simultanément et concurremment avec le virus rubéolique. Aussi le médecin-major du navire n'hésite-t-il pas à voir, dans ces cas, la *fièvre maligne des anciens.*

« Il y a entre cette fièvre typhoïde écourtée et une fièvre typhoïde régulière des différences symptomatologiques très tranchées. Le caractère bruyant de la scène, les désordres de l'innervation, le peu d'importance des troubles abdominaux, la rapidité de la terminaison fatale, qui dépasse rarement le huitième jour, tout cela s'éloigne notablement d'une fièvre typhoïde, telle que le tableau s'en offre à l'esprit lorsqu'on en évoque le souvenir. Dans cette forme, l'ataxo-adynamie n'est pas un accident ; elle est toute la maladie et vraiment, si l'on ne le savait, on ne soupçonnerait pas que l'intestin soit en cause, tellement sont insignifiantes les démonstrations qui viennent de son côté. » Ainsi, malignité produite par la chaleur, l'encombrement et le virus rubéolique ! Tous les cas terminés rapidement par la mort ont été observés dans les zones chaudes, ainsi qu'on peut le voir par les dates du début de la maladie mises en regard avec la température des lieux parcourus.

Départ de Dakar (5 octobre) ; passage de la ligne (20 octobre) et des tropiques du Capricorne (premiers jours de novembre) ; mers australes (novembre et décembre) ; séjour à Nouméa (du 1ᵉʳ au 18 janvier). Traversée de Nouméa à Taïti (février). Passage de l'équateur (juin).

<pre>
                                                    Durée de la maladie

5 octobre, un transporté atteint. . . . . 2 jours ⎫
9   —   —   6   —   ⎮
10   —   —   6   —   ⎬ Zones chaudes.
15   —   —   5   —   ⎮ T. du mois d'octo-
18   —   un homme de l'équipage. 5   —   ⎮ bre : 26° à l'air ;
18   —   un homme de l'infanterie de marine. 8   —   ⎮ 31°,5 dans la bat-
22   —   —   8   —   ⎭ terie basse.
15 novembre, une petite fille. 10   —
</pre>

24   —   un transporté. 28   —   ⎰ Mers australes[1].
11 décembre, un homme de l'équipage. 15   —   ⎱
11 janvier, un soldat de l'infanterie de marine. 6   —   Nouméa[2].
24 juin, un homme de l'équipage. 4   —   Équateur.

En dehors des phénomènes ataxo-adynamiques signalés et des températures hyperpyrétiques relevées, je note dans le rapport de mon collègue « une convalescence pénible et dangereuse par persistance de la diarrhée », un cas avec vomissements continuels, *diarrhée incessante*, catarrhe bronchique, épanchements sanguins dans les muscles, dont la convalescence a eu lieu au quarante-deuxième jour et a été marquée par des troubles de faiblesse intellectuelle, qui ont disparu avec la guérison au quatrième mois, un cas avec quelques *selles involontaires* et quelques taches fugaces, enfin un dernier cas chez une petite fille de onze ans, où des accès de fièvre ont signalé le début de la maladie, puis la fièvre est devenue continue avec stupeur, convulsion, éruption discrète de *taches rosées* au huitième jour.

Le diagnostic « fièvre typhoïde » est donc indiscutable, seulement avec complication typhique, etc. Tous les individus atteints étaient des jeunes gens, excepté quatre forçats âgés de 58, 59, 44 et 50 ans. Parmi les hommes de l'équipage, je constate, enfin, que trois habitants des parties profondes du navire (un calier, un calfat, un gardien des bœufs dans la batterie basse) ont été frappés par l'infectieux typhoïde.

Équipage. . . . . 6 cas. 3 décès. Effectif. 226
Infanterie de marine. . . . . 5 —   5 —   —   198
Transportés. . . . . 5 —   4 —   —   319
Émigrants et autres passagers. . . . 1 —   1 —   —   257

La rougeole, comme on le pense bien, a été de son côté influencée par ce milieu typhoïde et typhique. Quoique la plupart des cas aient été bénins, surtout au début de l'épidémie (2 décès sur 52 cas) « chez plusieurs enfants, la maladie ayant suivi d'ailleurs un cours régulier, la convalescence fut signalée par des troubles variés et interminables, des bronchites, des éruptions furonculeuses, de véritables diathèses purulentes. » J'ai fait connaître, plus haut, les deux cas de rougeole

----

[1] Température du mois de décembre, 9°.
[2] Zone chaude. Température du mois de janvier, 24°.5.

« rentrée », suivant l'expression vulgaire, terminés par la mort ; je dois ajouter qu'un forçat a présenté encore, au moment où « la chaleur était suffocante », une congestion pulmonaire avec adynamie profonde, voisine du coma (complication par coup de chaleur).

Sur la *Garonne* [1], avant d'arriver à Sainte-Catherine (zone chaude), une fièvre typhoïde, qui évoluait concurremment avec une épidémie bénigne de rougeole, offrit le dixième jour, 72 heures après l'apparition des taches rosées, des symptômes cérébraux d'une violente intensité qui éclatèrent brusquement (grande agitation, délire bruyant, contraction des membres supérieurs et de la mâchoire, température de 41°, 5, etc.). Les bains froids furent employés de deux heures en deux heures, mais le malade mourut d'une *syncope*, dix minutes après son entrée dans le bain.

Sur l'*Amazone* (voyage des Antilles) [2], en même temps qu'épidémie de rougeole et de varioloïde, un décès de fièvre typhoïde avec accès de fièvre intermittente pernicieuse (?) a lieu au milieu de nombreux autres cas de fièvre typhoïde et d'accès pernicieux.

Sur l'*Iphigénie* [3] (voyage de Bourbon par le cap de Bonne-Espérance) avec 51 cas de variole et 15 varioloïdes, les fièvres typhoïdes concomitantes sont toutes graves avec prédominance de la forme gastro-céphalique des anciens auteurs ou de la forme pernicieuse.

Sur l'*Allier* [4] (Méditerranée), et sur la *Cérès* [5] (Antilles) avec rougeoles et varioloïdes, les fièvres typhoïdes présentent la forme adynamique grave et les pneumonies sont malignes ; l'une se complique d'hématurie, l'autre est double et se termine par la mort au huitième jour. A ce sujet, j'ajouterai que j'ai noté très souvent la gravité des pneumonies qui évoluent dans un pareil milieu.

Sur la *Sibylle* [6] avec sept cas de variole, dont quelques-unes furent compliquées, au passage de la ligne, de délire, d'état

[1] Dr Jehanne, médecin de 1re classe. Rapp. manusc., *loc. cit.* Brest.
[2] Dr Perrin, médecin principal. Rapp. manusc., *loc. cit.* Toulon.
[3] Dr Ferrat, médecin de 1re classe. Rapp. manusc., *loc. cit.* Toulon.
[4] Dr Auffret, médecin de 2e classe. Rapp. manusc., *loc. cit.* Toulon.
[5] Dr Lozach, médecin principal. Rapp. manusc., *loc. cit.* Toulon.
[6] Dr Jubelin, médecin de 1re classe. Rapp. manusc., *loc. cit.* Toulon.

comateux et de confluence, un cas de fièvre typhoïde, le seul qui se soit présenté pendant la durée de la variole, a offert la forme pectorale avec une convalescence fort longue.

Sur la *Cérès*[1] (17 novembre 1868) (voyage des Antilles), il y a 14 cas de variole avec infection putride de la cale ; pas de fièvre typhoïde à bord. Néanmoins le nommé Hamon, matelot, est pris d'une fièvre (d'invasion de la variole) intense avec symptômes très alarmants. Douleurs lombaires atroces faisant pousser des cris au malade (facies rouge, injecté, délire, agitation, *gargouillement dans la fosse iliaque*. Céphalalgie très vive, langue très sale, apparition d'un pointillé de boutons par plaques). L'éruption se fait lentement, mais elle est large et confluente ; nuit précédente très agitée. Mort au troisième jour.

Sur ce navire, 13 cas de variole sur 14 se sont montrés dans les pays chauds : un décès a eu lieu par répercussion, en transportant le malade dans un canot pour l'évacuer à l'hôpital ; un autre est mort de complication typhoïde, celui dont il vient d'être question. Il ne faut pas oublier que la cale était dans un état d'infection tel qu'on a dû faire le désarrimage ; que l'infection putride coïncidant avec le milieu vicié par les miasmes des fièvres éruptives avait fait naître beaucoup d'accès de fièvre intermittente (43 cas), 15 embarras gastriques, beaucoup de stomatites ulcéreuses, enfin des érysipèles graves compliquant les plaies, dont un mortel.

En général, dit Fallier, la maladie (variole) a été assez franche dans son évolution et, malgré la confluence de l'éruption dans certains cas, la période de dessiccation a été très rapide.

C'est d'ailleurs ainsi que j'ai vu signalées toutes les épidémies de fièvres éruptives, sans distinction d'espèces, à bord de nos navires. La gravité ne provient que des coups de chaleur ou de l'infection typhique, putride ou typhoïde concomitante. Et inversement, suivant l'action synergique des infectieux que j'ai développée ailleurs, les fièvres typhoïdes, pour me borner à elles seules, sont plus graves en temps d'épidémies de fièvres éruptives.

Enfin, les fièvres typhoïdes sont souvent compliquées dans

______
[1] Dr Fallier, médecin principal, *loc. cit.* Toulon.

leur convalescence par les fièvres éruptives et la situation inverse a lieu également. C'est autant de faits venant augmenter
la gravité des fièvres typhoïdes. Sur l'*Iéna*, Gibert[1] a constaté
trois fois cette complication ; sur la *Bretagne* et sur divers
bâtiments de l'escadre (Canolle[2], 1857), la fièvre typhoïde s'est
manifestée chez plusieurs hommes qui avaient eu la variole,
même confluente ; « argument, ajoute le médecin en chef de
l'escadre, contre la doctrine qui voit dans cette dernière la
précaution de la première ».

A l'hôpital de Saint-Mandrier, j'ai vu un cas de rougeole
suivie de fièvre typhoïde terminée par la mort.

Obserꝟ. XII. Résumé, 16 juillet. — Début de la rougeole avec complications pulmonaires.

19 juillet. — Éruption.

21 juillet, soir. — Rémission, apyrexie consécutive.

24 juillet. — Recrudescence fébrile (avec diarrhée), qui présente des
alternatives d'exaspération et de calme jusqu'au 10 août, où le malade est
mis *excat*.

12 août. — Fièvre typhoïde caractérisée, état grave, ventre douloureux,
températures extrêmes.

17 août. — Mort avec les phénomènes ataxo-adynamiques les plus
accusés.

Évidemment, dans ce cas, la rougeole a dû évoluer sur un
individu étant déjà infecté par l'infectieux typhoïde ; la recrudescence fébrile (avec diarrhée) du 24 juillet devait être
le début d'une fièvre typhoïde légère que la sortie de l'hôpital
a subitement aggravée à la suite d'une imprudence du malade
au moment de l'ulcération des glandes de Peyer. La rougeole
aurait donc évolué dans la période prodromique de la fièvre
typhoïde et celle-ci se serait terminée par la mort au vingt-
troisième jour.

Dans l'observation suivante, le cas a été le même, quoique avec apparences contraires ; seulement la rougeole a parcouru son cycle au milieu du cours de la fièvre typhoïde,
après la période d'activité de l'infection typhoïde.

Obserꝟ. XIII. Résumé. 6 juillet. — Entrée à l'hôpital, malade depuis
4 jours ; état typhoïde, mais ventre souple. Température autour de 40 degrés.

[1] Rapp. manusc., *loc. cit.* Toulon.
[2] Rapp. manusc., *loc. cit.* Toulon.

9 juillet. — Taches rosées.

15 —   Ascension thermique.

16 —   (14ᵉ jour de maladie), au moment de l'ulcération des glandes de Peyer, ballonnement du ventre, délire (la nuit précédente), éruption sur la poitrine et les membres avec sécheresse de la gorge, de papules rubéoliques. Temp. 40°,5, soir.

17 juillet. — Selles nombreuses, agitation assez vive, l'éruption rubéolique se généralise. Temp. 40°,3, soir.

19 juillet. — L'aggravation est manifeste, selles nombreuses.

20 —   Température extrème de 41 degrés, fuliginosités, agitation.

21 —   Mort avec une température de 43 degrés, le dix-neuvième jour de la maladie, avant la cicatrisation achevée des glandes de Peyer.

Ainsi l'éruption s'est faite le jour où la fièvre typhoïde a passé dans la période des oscillations descendantes, lorsque les ulcérations des glandes de Peyer n'étaient pas encore cicatrisées. C'est à ce moment que certains auteurs auraient constaté des accès de fièvre simple ou pernicieux.

Cette étude est évidemment incomplète. Je n'ai pas la prétention d'élucider les problèmes de pathologie générale qu'elle soulève. J'ai voulu seulement montrer que dans toute statistique des fièvres typhoïdes à bord des navires, il fallait tenir compte, dans certaines recherches, du milieu infectieux créé par la présence d'un certain nombre de cas de fièvres éruptives.

VII. PNEUMONIES ET FIÈVRE TYPHOÏDES.

On sait que la fièvre typhoïde présente toujours des symptômes pulmonaires d'intensité et de nature variables. Dans certains cas, elle est si profonde que la localisation pulmonaire semble dominer toute la maladie.

On n'ignore pas, d'un autre côté, que la pneumonie est considérée[1] par quelques auteurs comme une *pyrexie infectieuse* se compliquant fréquemment de symptômes typhoïdes, qui peuvent tenir, soit à la *malignité* de la maladie, suivant l'expression des anciens, soit à une infection concomitante, une *infection typhoïde*, par exemple.

[1] Aujourd'hui, la démonstration de la nature infectieuse de la pneumonie semble faite (voir les diverses communications aux Sociétés savantes, par Cornil, etc.).

Ainsi certaines pneumonies, qui se montreront en même temps qu'une série de cas de fièvre typhoïde, nés dans le même milieu qu'elles, traduiront dans leur symptomatologie et leur gravité la double cause qui leur aura donné naissance.

Et si l'on rejette la théorie infectieuse de la nature de la pneumonie, pour n'admettre que celle de *l'influence du froid*, on comprendra tout aussi bien que, sur un navire où les hommes vivent en plein air, exposés à toutes les intempéries, quelques-uns d'entre eux, porteurs du germe typhoïde, soient atteints plus que d'autres de pneumonies, s'ils sont plus particulièrement exposés à des refroidissements ; leurs poumons seront frappés, en faveur de la théorie du *lieu de la moindre résistance*. Ils localiseront le processus typhoïde sur le point d'éclore.

J'ai rarement vu, dans les rapports de nos collègues, que les pneumonies se soient présentées à bord des navires sans être accompagnées d'un nombre presque égal de fièvres typhoïdes, dont plusieurs trahissaient l'origine typhoïde.

Et fait des plus caractéristiques ! ces pneumonies suivaient la marche des fièvres typhoïdes, apparaissant avec elles et disparaissant de même !

C'est dans le premier mois du départ des navires de France qu'on les constate surtout, et quelques-unes d'entre elles ne peuvent, comme on l'a vu pour les fièvres typhoïdes, supporter le passage subit d'une température tempérée à une température chaude. La mer Rouge leur est également fatale !

A côté de 687 cas de *fièvre typhoïde*, relevés au hasard, sur un grand nombre de navires de tous genres, ayant donné 137 décès et 21 évacués dans les hôpitaux, soit une gravité de 19,91 pour 100 (évacués 3,06 pour 100) (gravité avec la demie des évacués comptés $= 21,44$ pour 100), j'ai noté 622 *pneumonies*, avec 86 décès et 12 évacués, soit une gravité de 13,82 pour 100) (évacués 1,92 pour 100).

Or, sur les 622 pneumonies, 179 portaient des indications suffisamment nettes sur leurs formes ; je les ai donc étudiées particulièrement.

Ces 179 pneumonies ont fourni 31 décès plus un évacué, soit une gravité de 17, 31 pour 100 (évacués 0,55 pour 100). 40 sont signalées comme ayant eu des *symptômes typhoïdes*, soit 22,34 pour 100.

Si la proportion des *pneumonies typhoïdes* trouvée pour les 179 dernières pneumonies reste vraie pour les 622 pneumonies ayant coïncidé avec les 687 fièvres typhoïdes, on peut dire que :

22,34 pour 100 de ces 622 pneumonies, soit 139, ont présenté des symptômes typhoïdes ayant une mortalité de 18 pour 100, soit 25 décès.

En bonne logique, si l'on admet que la complication typhoïde tient à l'infectieux typhoïde qui vient les compliquer, il faudrait ajouter aux 687 fièvres typhoïdes, les 139 pneumonies typhoïdes.

On arriverait alors aux chiffres de 826 fièvres typhoïdes, soit 20 de plus à chaque centaine de cas de fièvre typhoïde ou 5 pour 100.

Si l'on fait le même calcul pour les décès, on verra qu'il faudrait les augmenter de 17 de plus ou le sixième environ; mais la gravité des cas serait à peu de chose près la même : 20,87 pour 100 (avec moitié des évacués) au lieu de 21,44 pour 100 (avec moitié de évacués).

Malheureusement, il sera toujours difficile de savoir lesquelles de ces pneumonies typhoïdes ressortent de la complication infectieuse typhoïde ou de la malignité prise dans le sens de Trousseau. Dans ces conditions, pour ne pas négliger un élément de comparaison dans les statistiques, il faudra quand même les signaler à l'actif du processus typhoïde, quitte à noter dans la colonne « observations » les restrictions qui doivent être faites au sens typhoïde.

L'importance de l'addition des pneumonies aux statistiques de fièvres typhoïdes me paraît des plus grandes, surtout au point de vue de ce travail (de la différence de la fièvre typhoïde dans les climats chauds et tempérés).

Car dans les climats chauds, le nombre des pneumonies est presque nul, relativement à ce qu'il est dans les climats tempérés. Il s'ensuit alors que dans la comparaison des chiffres de morbidité et de mortalité des fièvres typhoïdes des deux climats, ceux des fièvres typhoïdes des zones tempérées doivent s'accroître (un cinquième pour la morbidité et un sixième pour la mortalité), ce qui pourrait amener à des conclusions différentes de celles données dans le cours de ce travail. Je pose le le problème sans chercher à le résoudre, n'étant pas suffisamment sûr des chiffres qui m'ont servi à l'établir, puisqu'ils ne sont pas tirés de ma pratique personnelle.

VIII. CHOLÉRA ET FIÈVRE TYPHOÏDE.

Ces associations ont rarement été constatées dans la marine, d'abord parce que les épidémies de choléra à bord des navires se prêtent peu à l'observation, étant trop éloignées les unes des autres, et ensuite parce que, lorsqu'elles ont existé, elles ont été, en général, importées du lieu d'origine de cet infectieux (Chine, Cochinchine, Inde) avec le rapatriement des convalescents. c'est-à-dire des individus chez qui la fièvre typhoïde est tout à fait exceptionnelle.

Aux voyages de retour de Cochinchine, à bord des transports où le choléra a sévi avec une certaine intensité, on n'a jamais observé un exemple de cette association. Il en est de même sur les navires dont les hommes ont participé à la prise de Saïgon et des lignes de Kihoa : le choléra éclate sans qu'aucun cas de fièvre typhoïde concomitant soit noté. (F. Laure.)

Dans la première guerre de Chine, quelques cas de choléra sont signalés à bord des bâtiments, mais trop peu nombreux pour avoir une influence sur les rares fièvres typhoïdes observées.

Ces associations se sont pourtant quelquefois présentées dans la marine, mais alors les rapports des médecins-majors contiennent la plupart du temps des renseignements insuffisants.

Le choléra existant au Japon, le *Laplace* en subit les effets ; après sa disparition, le médecin-major de Lespinois[1] constate des cas de dysenterie et de diarrhée qui « frappent surtout des hommes que des diarrhées avaient affaiblis. Un mousse dysentérique et deux hommes atteints de fièvre typhoïde succombèrent à peu de distance. » Malheureusement les détails ne sont pas plus complets.

Sur le *Saint-Louis*, faisant partie de l'escadre, il y eut à Algésiras, en même temps que 15 cas de choléra, 2 fièvres

---

[1] Dr Lespinois, médecin de 1re classe. Rapp. manusc., *loc. cit.* Toulon.

typhoïdes qui furent mortelles. Le médecin-major[1] n'ajoute aucun renseignement à cette indication.

Lors de l'expédition de *Tourane*, de si désastreuse mémoire, le choléra sévit à terre comme à la mer, simultanément avec la fièvre typhoïde, le typhus des camps, le paludisme, etc.

Mais, ici encore, les faits ne sont pas suffisamment spécifiés pour qu'on puisse tirer de leur étude un résultat quelconque. Je donnerai néanmoins plus loin leur relation d'après le médecin en chef de Comeiras[2].

Ce n'est que dans la guerre de Crimée que j'ai trouvé quelques informations assez complètes sur le choléra qui a décimé nos équipages. On sait que ce fléau fut porté de Marseille à Gallipoli, par les navires chargés de troupes, ayant avec elles le germe de la maladie. « De l'hôpital de Gallipoli, il passa sur les bâtiments de la flotte française qui transportèrent des convalescents à l'hôpital de Varna, envahi à son tour par l'effet de ces mêmes transports. Bientôt les bâtiments mouillés dans le dernier port sentirent eux-mêmes l'influence épidémique et allèrent mouiller à Batchih, mais ils rencontrèrent les troupes qui arrivaient de la Dobrutscha, où elles avaient été si cruellement éprouvées, ils eurent avec elles des rapports fréquents et trois jours à peine s'étaient écoulés, que l'escadre était envahie d'une manière foudroyante. » (*Dutroulau*, p. 500. 2ᵉ édition.) Les navires qui ramenèrent les convalescents de cette époque furent aussi sévèrement touchés.

Je vais citer quelques exemples, pris à chacun de ces moments et dans les cas les plus simples, car on sait combien les navires ont eu, dans cette guerre, de maladies se compliquant les unes les autres.

L'*Iéna* prend, le 6 mai, 1900 passagers, pour les transporter du Bosphore en Crimée. L'influence cholérique est accusée par le médecin-major[3] de s'être manifestement fait sentir sur les fièvres typhoïdes. 5 cas appartenant à des hommes de l'équipage se terminent par la mort, le premier rapidement avec des phénomènes ataxiques et complication pulmonaire, le second au onzième jour de la maladie à la suite d'un érysipèle phlegmoneux, le dernier sur la fin du seizième

[1] Dʳ Rault, médecin de 1ʳᵉ classe. Rapp. manusc., *loc. cit.* Toulon.
[2] Dʳ de Comeiras, médecin principal. Rapp. manusc., *loc. cit.* Toulon.
[3] Dʳ Gibert, médecin de 1ʳᵉ classe. Rapport manuscrit, *loc. cit.* Toulon.

jour avec *vomissements incoercibles, adynamie profonde et phénomènes algides*. Dans ce dernier cas, l'influence cholérique est incontestable.

Pendant qu'il était affecté à l'escadre de Crimée avec un autre médecin-major[1], l'*Iéna* avait eu 40 cas de fièvre typhoïde (dont 24 s'étaient terminés par la mort (gravité 60 pour 100), en même temps que 41 cas de choléra (9 foudroyants et 7 algides) dont 16 furent mortels (gravité 39 pour 100). La gravité des fièvres typhoïdes fut donc plus considérable que celle des cas de choléra.

Dans la même campagne, le *Marengo*[2] (700 hommes d'équipage) présenta de nombreux cas de choléra et de fièvre typhoïde, ainsi répartis, suivant les mois de l'année :

MOIS	FIÈVRES TYPHOÏDES		CHOLÉRA		CHOLÉRINES	DIARRHÉES	DYSENTERIES
	CAS	DÉCÈS	CAS	DÉCÈS			
Janvier 1855.	2	2 évacués	»	»	»	»	»
Février.	2	»	»	»	»	»	»
Mars	5	»	»	»	•	»	»
Avril	6	»	»	»	»	»	»
Mai.	5	1	»	»	»	»	»
Juin	4	»	»	»	»	»	»
Juillet.	2	»	»	»	2	20	•
Août	7	»	165	103	67	103	»
Septembre.	»	»	»	3	»	37	10
Octobre	5	»	»	»	»	19	1
Novembre.	»	»	»	»	»	11	1
Décembre.	»	»	»	»	»	3	3
Janvier 1856. . . .	2	»	»	»	»	27	2
Février.	6	2	»	•	»	7	5
Mars	5	»	•	»	»	5	3

Les fièvres typhoïdes qui évoluèrent au moment de l'épidémie ne furent point mortelles, mais leur nombre augmenta un peu pour diminuer ensuite après la cessation de l'influence cholérique.

Au *Camp des marins* (d'après les chiffres de Marroin[3] ramenés à 1000 d'effectif), le nombre des fièvres typhoïdes s'éleva

[1] Dr Fourest, médecin de 1re classe. Rapp. manusc., *loc. cit.* Toulon.
[2] Dr Bouffier, médecin de 1re classe. Rapport manusc., *loc. cit.* Toulon.
[3] *Histoire médicale de la flotte française dans la mer Noire, etc.* Paris, 1861.

aussi pendant le règne du génie cholérique pour s'abaisser aussitôt après à zéro ; elles se montrent de nouveau lorsque celui-ci manifeste sa présence sous forme de quelques cas de cholérine. Il semble, d'après cela, que dans ces points étudiés (le navire *le Marengo* et *Camp des marins*), les fièvres typhoïdes à l'état d'incubation, au moment de l'explosion du choléra, ont évolué subitement, avec addition de l'infectieux cholérique, laissant pour quelque temps la place libre au choléra.

	Effectif		Fièvres typhoïdes		Choléra		Cholérines
Avril. .	1800		1.1		»		»
Mai.. .	2500	—	5.0	—	»	—	»
Juin . .	2400	—	5.7	—	13 7	—	21.7
Juillet..	2400	—	»	—	1.2	—	14.5
Août . .	5151	—	»	—	0.6	—	0.9
Sept.. .	2555	—	2.7	—	»	—	2.5

D'ailleurs, pour toute *l'escadre* où l'influence cholérique persista assez longtemps, se fixant tantôt sur un navire, tantôt sur un autre, les fièvres typhoïdes furent également favorisées dans leur évolution par l'influence cholérique. J'ai relevé, d'après les chiffres donnés par Marroin, en les rapportant à 1000 d'effectif, les cas de fièvre typhoïde, de choléra et de cholérine ; on peut voir que le choléra n'a pas fait diminuer le nombre des fièvres typhoïdes autant que celui des autres maladies régnantes, les fièvres intermittentes, par exemple. Elles semblent plutôt avoir subi un accroissement marqué du fait de sa présence. Mais ici, il faut faire la part du typhisme concomitant qui a favorisé l'évolution de la fièvre typhoïde, lorsqu'il ne l'a pas remplacée.

Rapport à 1000 d'effectif moyen des fièvres typhoïdes sur les marins à terre et à bord :

	Effectif moyen	Fièvres typhoïdes	Cas de choléra	Cholé-rines	Fièvres intermittentes
2e trimestre 1854.	9.176	5.6	»	»	71.5[3]
3e — —	13.478	7.9	1485	»	26.2
4e — —	8.174	9.8	20	5	24.4
1er trimestre 1855.	7.957	19.5[1]	3	6	59.7[4]
2e — —	10.569	21.4[2]	109	142	25.0
3e — —	11.197	9.5	77	190	50.9[5]

[1] Quelques cas de typhus sur trois vaisseaux.

[2] Quelques cas de typhus dans l'escadre ; trois navires n'appartenant pas à l'escadre ayant le typhus à bord. Une croisière du *Labrador* devant Odessa avec nombreuses fièvres typhoïdes graves.

[3] Mouillage dans le Bosphore, où régnait le paludisme.

[4] Fièvres intermittentes des marins détachés à terre et sur le vaisseau *l'Alger*.

[5] Trois vaisseaux dans le Bosphore, où règne le paludisme.

Marroin est tellement convaincu de l'existence réciproque des deux infectieux qu'à propos de l'*Alger*, qui avait subi vers la fin de juillet, avant l'explosion du choléra, une avalanche de fièvres typhoïdes, qui nécessita l'évacuation des malades sur l'hôpital de Therapia, il écrit qu'il est assez disposé à croire (56 cas dont 35 algides et 21 typhiques) que cette circonstance a augmenté la proportion de la réaction typhoïde sur ce navire.

D'ailleurs, selon Briquet et Mignot (*in* Laveran, art. *Choléra*, *Dict. encyclop.*), la marche du choléra et de la fièvre typhoïde peuvent se confondre ; les deux maladies paraissent amoindries... mais le caractère mixte s'exprime par la gravité particulière que le choléra emprunte à ses complications presque toujours funestes.

Ces quelques exemples suffisent à montrer que dans toute statistique sur les fièvres typhoïdes à bord des navires, il faut tenir compte de l'influence cholérique, celle-ci pouvant changer leur gravité par sa présence.

Ce n'est pas seulement par les accidents immédiats propres à sa nature infectieuse, que l'influence cholérique peut se faire sentir, mais aussi par les maladies nouvelles qu'elle fait naître à sa suite. Ainsi, en Crimée, la diarrhée a précédé et suivi le choléra et la dysenterie s'est montrée immédiatement après. Toute fièvre typhoïde qui évoluera dans un pareil milieu sera plus ou moins modifiée. Voici un exemple de cette modification :

Le vaisseau *le Saint-Louis* [1], parti de Toulon, le 28 juin 1855 avec 550 hommes d'équipage, arrive le 4 août à Kamiesh ayant perdu deux hommes de fièvre typhoïde. Du 4 au 12 août, déchargement à Kamiesh, puis départ pour France avec un convoi de passagers. Pendant le séjour du *Saint-Louis* à Kamiesh, *cholérines* suivies de cas de choléra. 3 décès en quelques heures (1 en une heure) ; 8 évacués désespérés à Beïcos. « A mesure que nous quittions le Bosphore et les Dardanelles, le nombre des cholériques diminuait et nous ne perdîmes qu'un seul homme de cette affection le 31 août. Le choléra avait fait place à un nouveau genre d'affection. Des *embarras gastriques* et la *dysenterie* sévirent sur l'équipage. Nous avons compté jusqu'à 160 dysenteries ; chacun à bord, matelots et officiers,

---

[1] Dr de Comeiras, médecin de 1re classe. Rapp. manusc., *loc. cit.* Toulon.

a subi la même influence à des degrés variables. Dans le chiffre précité ne figurent pas les *diarrhées légères* que le régime et quelques astringents guérissaient avec facilité. La dysenterie affectait la forme bilieuse ; le médicament qui nous a réussi le mieux est l'ipéca en décoction (potion brésilienne). » 5 décès de dysenterie ; « tous sans exception ont été repris 2, 3, 4 fois, et j'attribue les décès aux écarts de régime. Vers la fin de la traversée, la dysenterie a alterné avec la *fièvre typhoïde* ; mais cette dernière s'est montrée avec des *caractères insidieux et se compliquait tout d'abord d'accidents adynamiques, d'éruptions variables, de sudamina, pétéchies et oreillons. L'ataxie affectait le caractère le plus alarmant et le plus insolite.* Chez la plupart de nos malades, on avait affaire à la *dothiénenterie proprement dite* ; mais chez quelques-uns, j'ai reconnu la plupart des symptômes du *typhus des camps*. Fort heureusement que cette maladie a cessé de se montrer après avoir fait quelques victimes. »

Treize décès, au total, plus 8 évacués dans un état désespéré sur un équipage de 550 hommes, tous influencés par le milieu. L'infection putride par les selles a transformé les fièvres typhoïdes existantes en vrais cas de typhus. Ce sont ces considérations qui m'ont fait rejeter de mon étude statistique les cas de fièvre typhoïde si nombreux observés sur les navires ayant participé à l'expédition de Crimée, lorsqu'ils n'ont pas été débarrassés de toute influence cholérique ou typhique ; mais, pour les études futures, on doit, si l'on veut être fixé définitivement sur la valeur des diverses conditions qui peuvent modifier sa gravité, en tenir le plus grand compte.

A Tourane, pendant l'expédition de 1857 à 1860, des fièvres du même genre auraient été observées, seulement avec complication de l'influence de la chaleur.

J'extrais du rapport du médecin en chef de l'expédition, de Comeiras[1], le passage suivant: « A Tourane, au mois de juin, le choléra fut remplacé par des *fièvres pernicieuses* en grand nombre, lesquelles se compliquaient de symptômes de typhus. Les malades étaient enlevés en quelques heures. Cette redoutable maladie pouvait trouver sa raison d'être dans plusieurs circonstances, encombrement d'individus, atteints de fièvre

---

[1] Rapp. manusc., *loc. cit.* Toulon.

pernicieuse et débilités par l'action énervante du climat, les privations de toutes sortes, l'habitation sous la tente pendant plusieurs mois, l'humidité et la chaleur considérable, enfin le peu de repos : c'était bien le *véritable typhus de camps.* » Pour moi, c'est toujours la fièvre typhoïde, seulement plus grave et compliquée de phénomènes de coups de chaleur. « Une fièvre ataxo-adynamique remarquable par la stupeur des sujets affectés, la petitesse et la mollesse du pouls. Ce dernier était parfois intermittent, irrégulier. Le soir, redoublement avec frisson, *ventre tendu, ballonné ;* urines sédimenteuses ; *délire sombre ou furieux ; énormes sueurs froides avec apparition sur toute la périphérie de sudamina confluentes. Quelquefois, éruption miliaire caractéristique ;* pas de pétéchies ; langue sèche, comme grillée, tremblotante. *Matières fécales d'une horrible fétidité, sorte de dysenterie ou de diarrhée colliquative alternant avec le ballonnement du ventre.* Le sulfate de quinine, ainsi que tous *les antispasmodiques excitants diffusibles, n'amenaient aucune modification favorable.* La médication était essentiellement variable. L'on faisait la médication des symptômes tout en insistant sur les moyens prophylactiques appliquables aux individus et au lieu affecté. »

Corre parle, d'après d'Ormay, d'une série de fièvres continues ayant caractérisé la constitution médicale pendant l'année 1864 en Basse-Cochinchine. Les symptômes donnés par d'Ormay s'appliquent bien à la fièvre typhoïde. On sait que dans cette colonie, l'influence cholérique est endémique. Faut-il voir dans certains signes relatés la preuve de cette influence ? Ainsi, « avant l'invasion de la maladie, les hommes se plaignaient d'anorexie, de nausées après le repas et d'aigreurs pendant la nuit ; les selles devenaient diarrhéiques et se chargeaient de flocons de matières grasses. » (*Corre*, page 264.) Pendant la maladie, les nausées et les vomissements bilieux persistaient. Les altérations intestinales étaient peu prononcées ; les phénomènes nerveux étaient intenses. (Voir page 265.)

À bord du *Ducouédic* au Tonkin (équipage, 210 hommes) éclate une épidémie de choléra ; 21 hommes sont touchés, dont 10 gravement et 4 mortellement. Gravité 19,04 pour 100. L'influence cholérique se fait sentir sur tout l'équipage.

151 diarrhées et 21 dysenteries sont observées dans le cours de la campagne. Aucun cas de fièvre typhoïde n'existe à bord. Or, au moment où le choléra vient frapper l'équipage, se passe un fait curieux de fièvre à forme typhoïde, que je crois devoir reproduire d'après le rapport du médecin-major[1], à cause de certaines particularités intéressantes.

Dans ce cas, « l'erreur du diagnostic au début eût été permise sans les circonstances suivantes.

« Une violente céphalalgie, des syncopes, une température de 40 degrés pendant plusieurs jours, quelques rares vomissements, l'absence totale de diarrhée pendant le 1ᵉʳ septénaire, la langue rôtie, une douleur à la pression dans la fosse iliaque, enfin le manque d'anurie, tels ont été les symptômes présentés par mon malade, dit le médecin-major, et ce sont bien ceux de la fièvre typhoïde au début. Ce n'est que le *septième jour* qu'a éclaté, avec violence, une attaque de vomissements et de diarrhée aqueuse incessante, en même temps que la température baissait et que les traits du visage, en se retirant et en noircissant, donnaient à la figure une expression caractéristique du choléra. » Le médecin-major n'employa pas la quinine ; il se contenta du traitement classique du choléra qui lui réussit très bien. On sait que dans la diarrhée de Cochinchine (voir Bérenger-Féraud, *Traité de la dysenterie...*) la quinine est parfois tout aussi inutile dans les accès algides qui la compliquent : il suffit de rappeler la circulation par les excitants pour ne plus voir l'accès algide reparaître, malgré l'absence de l'antipériodique. Dans le cas du *Ducouédic*, est-ce une fièvre rémittente compliquée d'accès algide (influence cholérique) au moment de sa chute ou une fièvre typhoïde que l'infectieux cholérique a touchée dans la période de collapsus du septième jour, lorsque sont signalés par certains auteurs (voir *paludisme et fièvre typhoïde*) les accès pernicieux des fièvres typhoïdes palustres? Autant de raisons militent pour l'une et pour l'autre explication, mais en cas que l'on admette la dernière, on avouera que l'association n'a pas produit de résultats bien funestes, puisque le malade a guéri assez facilement[2].

---

[1] Dr Raymond, médecin de 1ʳᵉ classe. Rapp. manusc., *loc. cit.* Toulon.

[2] La fièvre, dans ce cas, a cessé aussitôt après le début de l'influence cholérique. Quant à la rate, je ne puis dire, n'ayant pas trouvé son examen consigné dans le rapport de mon collègue, si elle a rétrocédé rapidement, ainsi que l'au-

Les convalescents de fièvre typhoïde sont exposés à être frappés par le choléra et rapidement enlevés par lui, à l'égal de tous les convalescents, valétudinaires ou cachectiques. Quand la période de réaction se fait, donne-t-elle une nouvelle poussée à l'infectieux typhoïde qui vient de terminer son effet; l'observation suivante du médecin-major[1] de la *Néréide* tendrait à le prouver.

OBSERV. XIV. — *Choléra typhoïde (fièvre muqueuse, choléra, état typhoïde). Fièvre intermitente tierce.*

« Le nommé N. V., matelot de troisième classe, se présente à la visite, se plaignant de céphalalgie, d'angine, et offrant tous les symptômes d'une fièvre muqueuse. Après 15 jours de traitement, il fut rendu à son service.

« Le 23 août, il reparut de nouveau, accusant un malaise général, une faiblesse et une apathie indéfinissable ; il fut gardé à l'hôpital du bord et mis en observation.

« Le 25, la coloration des joues avait fait place à une pâleur livide ; les yeux étaient excavés, le pouls petit et lent ; la respiration paraissait gênée : la peau sans être froide n'avait pas sa température normale. Le malade n'accusait aucune douleur et semblait plongé dans un engourdissement profond. Il n'y avait point d'évacuations.

« A cette époque, l'épidémie de choléra faisait encore de nombreuses victimes : je crus à un choléra sec. Les moyens les plus énergiques furent mis en usage. Deux vastes sinapismes enveloppèrent la poitrine dans toute son étendue ; d'autres furent mis aux mollets, en même temps que des bouteilles chaudes étaient disposées sous la plante des pieds. Cette médication externe fut secondée par l'administration à l'intérieur de l'acétate d'ammoniaque à la dose de 50 grammes en potion par cuillérées de quart d'heure en quart d'heure. Le malade fut enveloppé dans deux couvertures de laine chaudes.

« Après quatre heures d'attente, la réaction commença à se montrer ; vers le soir, la saignée me parut indiquée ; elle dut même être renouvelée le lendemain.

« Quelques jours plus tard, apparut un état typhoïde avec tous les symptômes de la fièvre typhoïde proprement dite, moins les taches rosées lenticulaires ; la tendance au sommeil reparut plusieurs fois et fut toujours combattue par les révulsifs cutanés et les stimulants diffusibles à l'intérieur.

« Après un mois d'alternatives diverses, la maladie sembla se transformer en une fièvre intermittente tierce qui céda au sulfate de quinine à la dose de 0,40 donné six heures avant le retour prévu de l'accès, etc. N. put être renvoyé à ses occupations le 5 octobre. »

Ici se termine ce que j'ai pu recueillir sur les fièvres ty-

---

raient constaté Hamernick et Griesinger, ce qui aurait pu servir de moyen de diagnostic entre l'accès algide et l'accès cholérique.

[1] Dr Berville, médecin de 2ᵉ classe. Rapp. manusc., *loc. cit.* Toulon.

phoïdes des navires qui ont été plus ou moins influencées par l'infection cholérique.

IX. DYSENTERIE, DIARRHÉE CHRONIQUE ET FIÈVRE TYPHOIDE.

Le professeur Mahé, dans les résumés cliniques de l'hôpital de Brest (*Arch. méd. nav.* t. XVI, p. 145) s'exprime ainsi au sujet de la complication de la dysenterie par la fièvre typhoïde vraie.

« Il ne faut pas ignorer que la dysenterie et la fièvre typhoïde peuvent coexister chez le même individu, ce qui est bien différent des cas de la dysenterie à forme typhoïde ou typhique (dont je n'ai pas à m'occuper ici), car dans la coïncidence des deux affections, l'autopsie a révélé leurs lésions propres, c'est-à-dire celle des plaques de Peyer, d'une part, appartenant à la fièvre typhoïde et les lésions du gros intestin, ressortissant à la dysenterie. (J. Perrier, sur des malades du camp de Châlons.) Il faut se rappeler, fait généralement omis dans nos classiques, que la fièvre typhoïde se marque par des ulcérations dans le gros intestin, dans une proportion que Griesinger évalue à plus de 20 pour 100, seulement pour les cas où les ulcérations et les lésions du gros intestin sont nombreuses et très accusées.

« Quant aux lésions de l'intestin grêle dans la dysenterie, elles sont rares et jamais très prononcées ; en sorte qu'il est vrai que si la fièvre typhoïde aime surtout l'intestin grêle, la dysenterie préfère le gros intestin. »

Donc, les fièvres typhoïdes compliquées de dysenterie seront absolument dans le cas des fièvres typhoïdes palustres où les deux infectieux marchent parallèlement (fièvres de Barthez, etc.) ; le complexus symptomatique créé sera des plus graves. Si la dysenterie est arrêtée dans ses effets par son spécifique, l'ipéca, la fièvre typhoïde deviendra bénigne ; les lésions typhoïdes n'auront pas le temps de se produire, leur localisation se faisant plutôt par dérivation dans l'intestin, et les taches rosées manqueront ou seront rares.

Malheureusement, le traitement arrive souvent trop tard, lorsque la lésion est déjà constituée ; la maladie reste alors des plus sérieuses et si la guérison vient à se produire, la convalescence est longue, fragile, suivie de reliquats persistants.

Sur beaucoup de transports, sur ceux en particulier de l'expédition de Chine, la dysenterie a fait son apparition après la succession des cas de fièvre typhoïde dans les circonstances indiquées précédemment. Dans ce cas, l'infection typhoïde, à trop faible dose pour constituer la maladie typhoïde, a préparé le terrain pour l'évolution de la dysenterie.

On voit quelquefois la dysenterie, qui s'est montrée dans le cours d'une fièvre typhoïde, être suivie de diarrhée chronique. Je pourrai en citer un exemple pris à l'hôpital de Saint-Mandrier.

La fièvre typhoïde fut légère, ainsi que la dysenterie qui se montra le 15e jour du début de la dothiénentérie. Celle-ci fut à son tour remplacée, vers le 5e ou le 6e jour de son existence par la diarrhée chronique. Enfin au 15e jour de la cessation des phénomènes dysentériques et alors que la diarrhée avait disparu, un accès de fièvre vint remplacer la crise dysentérique.

Cette succession d'accidents qui se retrouve assez souvent dans la diarrhée de Cochinchine, plaide assez fortement en faveur de l'opinion de ceux qui voient dans la dysenterie le résultat de la même cause qui fait naître le paludisme.

Plus fréquemment, on observe la dysenterie compliquée dans sa marche par la fièvre typhoïde et alors le cas est des plus graves : l'infectieux typhoïde vient donner une activité fatale aux lésions du gros intestin, déjà existantes et non modifiées par le traitement, Colson[1] sur 14 cas en a perdu 7. (Voir encore O. Brien, 1882. *Islande. Guerelin, Arch. gén. de méd.* 1855, VIII et *Masselot et Follet, Arch. gén. de méd.* 1843). Dutroulau cite un cas également terminé par la mort avec autopsie confirmative de l'existence des deux maladies. Delioux de Savignac[2] (page 176) a vu « un soldat atteint de dysenterie chronique dans une traversée de retour des Antilles en France, à bord d'un navire dont il était le chirurgien (la *Caravane*, 1841) présenter tous les symptômes d'une dothiénentérie à laquelle il a succombé. » Sabatier[3] sur la *Forte*,

[1] Colson. *Rapp. méd. sur les maladies qui ont régné sur l'établissement pénitentiaire de l'Ilet-la-Mère.* Thèse. Montpellier. 1855.

[2] Delioux de Savignac. *Traité de la dysenterie.* Paris, 1865.

[3] Sabatier. *Quelques considérations sur les maladies observées dans les mers de Chine.* Thèse. Montpellier, 1864.

signale aussi la grande gravité de ces cas. M. Bérenger-Féraud[1]
a également constaté cette association sur « des individus arrivés depuis peu de temps de France ordinairement et entrés à
l'hôpital pour dysenterie du premier au deuxième degré ; on
était, en ce moment, ajoute l'auteur, en temps d'épidémie de
fièvre typhoïde. Il y avait, dans la caserne d'où provenaient ces
malades, dans les salles où ils étaient soignés, des militaires
du même corps, de la même compagnie, atteints manifestement
et incontestablement de dothiénentérie, à un point quelconque
de l'évolution de leur dysenterie, c'est-à-dire *tantôt au début,
tantôt au milieu, tantôt à la convalescence ;* ces individus
entrés à l'hôpital pour flux de ventre dysentérique, ont présenté
les phénomènes de la fièvre typhoïde, soit légère, soit grave,
ont guéri ou ont succombé. Dans tous les cas, ces hommes
me semblent avoir présenté l'évolution parallèle mais séparée,
de deux maladies bien distinctes, de sorte qu'il faut admettre
pour ce qui les regarde que ce n'était pas une dysenterie typhoïde à proprement parler. » Je donnerai plus loin une observation prise à l'hôpital de Saint-Mandrier où la maladie s'est
encore terminée par la mort. Mais en dehors de ces traits isolés d'association des deux maladies, il n'est pas rare de voir la
dysenterie et la fièvre typhoïde frapper, en même temps, toute
une population ou tout un navire, et alors se rencontrant souvent dans leur marche. Il y a, en ce cas, une variation infinie
de degrés divers dans l'association produite.

En 1847, à Taïti, Erhel[2] a observé « quelques dysenteries
qui présentaient dans leur cours des symptômes qui se ressen-
taient de l'influence de l'épidémie typhoïde ; mais toujours il
fut possible de savoir laquelle des deux maladies on avait à
combattre : les autres symptômes n'apparaissaient que comme
des phénomènes intercurrents, ou bien, dans d'autres cas,
faisaient disparaître la première maladie pour régner seule.
Tantôt donc, c'était *une fièvre typhoïde qui succédait à la
dysenterie;* d'autrefois, c'étaient des *symptômes typhoïdes*
qui se montraient pour disparaître bientôt et laisser le malade
avec sa dysenterie primitive. »

Sur la *Sirène* et le *Gassendi*, présents sur rade de Taïti, il

[1] Bérenger-Féraud, *loc. cit.*
[2] *Quelques considérations sur la constitution médicale de l'île de Taïti.*
Arch. de méd., 1850.

en fut de même. Voici ce que l'auteur anonyme de l'article des *Archives de médecine navale*[1] dit, à propos de la fièvre typhoïde qui a été observée sur le premier de ces navires, la *Sirène :*

« La fièvre typhoïde est endémique à Taïti ; elle sévit particulièrement sur les Européens, mais elle attaque aussi les indigènes. Il y a toujours un certain nombre de cas de cette affection dans les salles de l'hôpital de Papeite... les cas sporadiques sont ordinairement de moyenne intensité, mais la fièvre typhoïde s'est plusieurs fois montrée à Taïti sous la forme endémique. En 1849, M. Gallerand a été témoin d'une de ces épidémies : « Elle a duré trois mois (juin, juillet, août),... les cas funestes étaient presque tous terminés par l'apparition des phénomènes ataxiques.... les pétéchies étaient très rares, mais les taches rosées lenticulaires et les sudamina manquaient rarement... » C'est à la suite de l'arrivée de 2000 individus de France, « les soldats et les matelots fournirent presque tous les cas ; la frégate *la Sirène* sur un personnel de 600 hommes eut 60 atteints, et 15 moururent en très peu de temps. » « Les circonstances de guerre, ajoute l'auteur de cette note, favorisèrent l'encombrement. »

Le médecin-major du *Gassendi*[2] signale aussi la même coïncidence à bord de son navire « en même temps que la dysenterie, éclatait la fièvre typhoïde, qui a atteint plusieurs de nos matelots. Un, entre autres, a été atteint très sérieusement. C'est le nommé Sarceaux qui ayant éprouvé des hémorrhagies très abondantes par l'anus, n'en a pas moins eu la chance d'échapper. Au moment où ce symptôme d'un si funeste augure se produisait chez lui, il apparaissait aussi chez l'infortuné chirurgien B. G. qui moins heureux que Sarceaux a promptement succombé. La convalescence de ce dernier a été très laborieuse et très longue. Entré à l'hôpital en octobre 1847, il n'était pas rétabli en mars 1848. »

Il ajoute : « J'en ai vu mourir un (dysentérique) qui avait offert des symptômes typhoïdes, les tranchées, la somnolence, le coma, les fuliginosités des yeux et de la langue, des pétéchies, des épistaxis, des hémorrhagies intestinales. »

---

[1] *Contrib. à la géographie médicale. Arch. méd. nav.* Tome IV, page 282, 1865.

[2] Dr Bouffier, médecin de 1re classe. Rapp. manusc., *loc. cit.* Toulon.

Sur la *Sibylle*[1] (1854, effectif 462 hommes) allant de France à Hong-Kong, se déclara, après deux mois de traversée à *contre-mousson*, de Bourbon au détroit d'Amboyne, une épidémie de dysenterie typhoïde ou typhique, qui enleva 108 hommes en l'espace d'un mois. Jamais on n'avait vu dans la marine un pareil désastre ! Je ne m'étendrai pas plus longtemps sur cette épidémie, car elle me paraît avoir été plutôt constituée par un mélange d'infection putride et typhique que putride et typhoïde.

Le 5 septembre 1853, la *Fortune* amène à la Guyane un convoi de 254 repris de justice qui avaient été entassés dans le faux-pont, pendant toute une longue traversée. A terre, on les installa, au nombre de cinquante environ, dans des cases mal aérées. Dans la première quinzaine de septembre grand nombre de diarrhées ; dans la deuxième quinzaine se présentent 12 cas de dysenterie ; et vers la fin du mois de septembre, Colson[2] remarque chez quatre hommes atteints de dysenterie aiguë, une complication de symptômes graves tels que *taches rosées lenticulaires*, stupeur, gargouillements dans la fosse iliaque droite qu'il rattache à l'élément typhoïde ; un de ces cas se termina par la mort. En ce moment régnait une épidémie de dysenterie qui dura jusqu'à la fin de l'année et dans le premier trimestre de l'année suivante, coïncidant avec les brises du large qui soufflèrent avec l'intensité la plus grande.

Pendant le mois d'octobre, sur 29 dysenteries aiguës à l'hôpital, 10 présentent encore cette complication, ce qui porte le total à 14 et sur ces 14, 7 sont suivies de mort, et l'autopsie faite avec le plus grand soin montre l'exactitude du diagnostic.

En même temps, Colson observe 6 cas de fièvre typhoïde sans dysenterie, dont un se termine par la mort au huitième jour, trois présentent la forme adynamique avec épistaxis, deux sont caractérisées par des taches rosées. Enfin, quinze embarras gastriques sont traités par lui, dont quelques-uns, fébriles, avec céphalalgie, stupeur légère, épistaxis, gargouillements dans la fosse iliaque droite (fièvres typhoïdes légères).

J'ai établi, d'après les chiffres donnés par Colson, la gravité de la dysenterie à partir du mois d'octobre, c'est-à-dire du moment où l'influence typhoïde s'est montrée et je suis arrivé à

---

[1] Dr Barthe, médecin de 1re classe. Rapp. manusc., *loc. cit.* Toulon.
[2] Colson, *loc. cit.* Thèse, Montpellier.

un résultat assez confirmatif de mes théories sur l'association de ces cas infectieux. en dépit des conditions météorologiques contraires.

	Cas	Décès	Gravité
4ᵉ trimestre 1853. Dysenterie	211	17	8.05 %
1ᵉʳ trimestre 1854. —	79	15	18.73
2ᵉ — —	13	5	38.46
Cas de dysenteries et de fièvres typhoïdes associés et comptés à part..	14	7	50.00
Fièvres typhoïdes sans dysenteries.	6	1	16.6

La dysenterie est moins grave, malgré les brises du large et le changement de la saison [1] lorsqu'elle coïncide avec la fièvre typhoïde. Ensuite, à mesure qu'on s'éloigne de ce moment, la gravité augmente. Comparée à la fièvre typhoïde, elle est moitié moins grave qu'elle; quant à celle-ci, elle présente une faible gravité. Mais l'addition de ces deux maladies arrive à former un produit d'une gravité considérable. C'est que dans ce cas, contrairement à ce que l'on a vu dans l'association du paludisme et de la fièvre typhoïde, le spécifique de la dysenterie manque, ou celui qui en tient lieu, l'ipéca, a été infidèle, l'atteinte dysentérique se trouvant au-dessus de sa puissance curatrice !

D'après ces considérations, on comprend combien la dysenterie, par sa présence, peut changer la signification d'une statistique et faire souvent imputer au climat ou à une autre condition, une gravité qui lui revient en propre ; ainsi je suis persuadé que, dans les épidémies du *Tage* et de la *Loire* citées plus haut, bien des fièvres typhoïdes ont dû être compliquées de dysenterie, malgré le silence des médecins-majors à ce sujet. Toutefois, ces faits sont rares dans la marine : sur les *transports de Cochinchine* qui présentent un chiffre si élevé de dysentériques, je n'ai jamais vu signalée la coexistence des deux maladies; je n'ai vu indiquée que l'action du miasme typhique (sabords fermés, encombrement) après quelques jours de mer; les malades étaient alors enlevés promptement présentant des symptômes pernicieux, analogues à ceux que nous avons vus dans des cas identiques.

La diarrhée chronique de Cochinchine est néanmoins quel-

[1] Le passage de la saison sèche à la saison humide a lieu en novembre. Début de la saison sèche en septembre.

quefois, en France, compliquée de l'infectieux typhoïde. Normand[1] en cite un cas où la diarrhée n'a pas paru beaucoup aggravée par l'existence de la maladie nouvelle.

« Un homme ayant contracté la fièvre typhoïde dans une salle a traversé les phases d'une maladie de *gravité moyenne*, traitée par l'alcool. Les selles avaient *changé d'aspect et ressemblaient parfaitement à celles des autres fièvres typhoïdes de la salle, c'est-à-dire étaient liquides et très brunes*. Quand il entra en convalescence, la diarrhée reprit la forme qu'elle avait antérieurement; mais en trois semaines, le régime lacté put en triompher. »

La fièvre typhoïde a ici dominé la marche de la diarrhée chronique. Delioux reconnaît que dans les faits de dysenterie typhoïde de Colson, c'est aussi dans la plupart des cas « la dothiénentérie qui semble avoir primé la dysenterie ».

Lorsque les accidents typhoïdes sont le résultat de la *malignité* de la dysenterie, ils sont, selon Sabatier, caractérisés par des phénomènes ataxiques ou adynamiques, de la stupeur, des épistaxis, la fuliginosité des dents, l'état de sécheresse extrême de la langue.

Lorsque, au contraire, les accidents tiennent à la coïncidence de la fièvre typhoïde, on observe en plus du gargouillement dans la fosse iliaque droite, un gonflement subit et rapide des parotides et des testicules, une éruption pétéchiale. 9 malades de Colson, sur 14, présentèrent des taches rosées (ventre, cou, poitrine et bras) dont trois moururent. — 4 fois elles apparurent vers le quatrième jour. — On signale aussi (voir Delioux), des éruptions diverses, bulleuses, miliaires, des éryspèles, des abcès, sortes de bubons, sur diverses parties du corps. Parfois se montrent par intervalles des frissons, suivis de réactions fébriles incomplètes; d'autrefois la fièvre est intense; enfin, il existe des mouvements convulsifs, des défaillances, un serrement au creux épigastrique (Zimmerman). Colson a eu[2] chez trois de ses malades, des vomissements bilieux incoercibles. Toutes les variétés d'évacuations intestinales sont possibles avec ténesme anal et vésical, suivant la gravité : selles des évacuations catarrhales ou inflammatoires, selles bilieuses, selles sé-

---

[1] Normand. *Mémoire sur la diarrhée de Cochinchine* (*Arch. de méd. nav.*, 1877).
[2] Bérenger-Féraud, *loc. cit.*

reuses, selles muqueuses, muco-sanguinolentes, sang pur;
enfin, vers la fin de la maladie, comme dans les cas de Bérenger-Féraud, les selles peuvent être « noirâtres liquides, petites,
ne contenant presque pas de sang, si ce n'est lorsqu'une hémorrhagie par érosion vasculaire d'une plaque de Peyer ulcérée
vient tout à coup en fournir avec abondance, cas auquel le
sang sort par l'anus, semblable, comme le dit Haspel, à celui
qu'on viendrait d'extraire d'une veine [1] ». Les malades du *Gassendi* ont présenté de pareilles hémorrhagies. Les lésions observées sont celles de la dysenterie et de la fièvre typhoïde,
mais Bérenger-Féraud a trouvé le maximum des altérations du
côté du cœcum et du colon, Il a noté comme Colson, dans
certains cas, en même temps que ces lésions, l'injection de la
muqueuse de l'intestin grêle et de la partie pylorique de l'estomac. Il a remarqué aussi que l'altération des plaques de
Peyer était moins profonde et moins étendue que dans la fièvre
typhoïde proprement dite. Sabatier n'aurait jamais vu le foie,
ni la rate à l'état sain. Dutroulau a constaté l'infiltration séro-
sanguine des enveloppes du cerveau, un engorgement hypostatique du bord postérieur des deux poumons, avec les lésions
de la fièvre typhoïde et de la dysenterie, mais peu prononcées.

La durée de la maladie a été rapide dans le cas de ce chirurgien de 5e classe, cité par Bouffier; dans le fait de
Dutroulau, elle a été de 15 jours; dans les quatre observations
de la thèse de Colson, de 23, 17, 15 et 20 jours; dans l'observation prise à Saint-Mandrier, de 18 jours, en ne comptant
qu'à partir du moment où s'est montrée la fièvre. — Mais dans
l'observation de Colson, où la mort a eu lieu le 25e jour, l'a-
mélioration s'était faite le 18e jour, lorsque le malade commit
l'imprudence de manger des goyaves; il eut une rechute terrible qui l'enleva en 5 jours. On peut donc dire que les malades meurent du 15e au 20e jour, c'est-à-dire dans les premiers jours du 5e septénaire, alors que la fièvre typhoïde vient
de parcourir sa période d'état et de produire tout son effet.

Voici l'observation résumée, prise à Saint-Mandrier.

OBSERV. XV. — *Dysenterie et fièvre typhoïde.*
Le nommé Chevalet, âgé de 22 ans, soldat du 4e de marine, présente, le
29 août, des selles dysenteriques, avec apyrexie. Après l'usage des pilules de
Segond son état s'améliore: on le met au quart d'aliments, lorsque *quatorze jours* après le début de la dysenterie, le 12 septembre, il accuse de

fortes coliques, de la dysphagie ; sudaminas sur le ventre, éruption rubéolique sur le tronc. Tristesse. Le malade reste au quart. *Sept jours* après, 18 septembre, même atteinte de coliques et selles diarrhéiques qui lui font prescrire, dans la soirée du 19, une potion à l'éther, au laudanum et à la ratanhia. Le 20, les coliques persistent ; la diarrhée est très abondante ; grande faiblesse. Le lendemain, amélioration, enfin, dans la soirée du sixième jour, après cette amélioration, la fièvre se déclare. C'était le début de la fièvre typhoïde grave bien caractérisée qui enleva le malade, le 11 octobre, après 18 jours de maladie.

Si l'on admet que la dysenterie présente dans sa nature un fond d'intermittence lié au paludisme ou à un autre infectieux, ainsi que de nombreuses recherches faites à Saint-Mandrier ont semblé me le prouver, on ne pourra s'empêcher de reconnaître que c'est au jour dit, où l'accès dysentérique devait se produire, que la fièvre typhoïde s'est montrée. La quinine, qui a été donnée largement au début pendant trois jours, n'a pas toutefois arrêté la marche de la maladie. Elle a encore été prescrite plus tard, mais avec autant d'insuccès ; l'intermittence devait par suite reconnaître un infectieux putride ou typhique et le fait paraît assez vrai, car à Toulon le paludisme n'existe qu'à l'état d'exception.

X. INFECTIONS MULTIPLES ET FIÈVRE TYPHOIDE

Je ne place ici que pour mémoire ce chapitre, qui devrait comprendre l'étude des fièvres typhoïdes évoluant au milieu des infections multiples et simultanées (typhus, dysenterie, choléra, paludisme, infection par les plaies, etc.), telles qu'on les a observées sur certains navires à la suite de la *guerre de Crimée*.

On comprend que dans ces conditions il soit difficile de faire la part de gravité qui revient à chacun des éléments qui ont figuré dans l'aggravation extrême de tous les cas de fièvre typhoïde. Je renvoie, par suite, aux auteurs où l'histoire médicale de ces faits a été donnée.

Le *Laplace*, qui a participé à toutes les expéditions faites dans l'espace de quatre années, contre la Chine, l'Annam, à Tourane (où les décès furent si nombreux par typhus, fièvre typhoïde, dysenterie, accès pernicieux et insolation....) et en

Cochinchine, a présenté 41 cas de fièvre typhoïde ainsi compliqués. — Malheureusement le rapport du médecin-major[1] ne contient aucun renseignement capable d'éclairer la question.

XI. Infections syphilitique et blennorrhagique.
FIÈVRE TYPHOÏDE

Il me reste à dire quelques mots sur les cas de fièvre typhoïde qui se présentent chez les hommes atteints de syphilis et de blennorrhagie.

A la Société de biologie (10 février 1885), M. de Synety (*Progrès médical*) a exposé une série de recherches sur les modifications subies dans leur marche par la syphilis et la blennorrhagie dans le cours de la fièvre typhoïde. Il a vu, pendant l'évolution de la dothiénentérie, les accidents syphilitiques disparaître spontanément et les accidents blennorrhagiques, au contraire, s'accentuer et tendre à se compliquer de cystite, de lymphagite, etc. Même après la guérison de la fièvre typhoïde, la blennorrhagie persiste, très réfractaire aux traitements ultérieurs. Il semble que les humeurs des dothiénentériques constituent un milieu de culture excellent pour le microbe de la blennorrhagie.

Enfin, M. Ollivier (*Acad. de méd.*, 10 juillet 1885) aurait observé deux cas de contagion de fièvre typhoïde, produits quinze jours après l'arrivée d'un malade atteint de dothiénentérie, sur deux malades syphilitiques. « A ce propos, M. Ollivier fait observer combien les syphilitiques semblent aptes à recevoir le poison typhoïdique, car il a observé antérieurement plusieurs cas semblables, dont l'issue a été défavorable. » Sorel (*Revue mensuelle de méd. et de chir.*) donne dans un travail sur les fièvres typhoïdes d'Algérie, une observation de fièvre typhoïde chez un syphilitique, qui s'est terminée par la mort au septième jour de maladie.

J'ai retrouvé à l'hôpital de Saint-Mandrier quelques cas de fièvre typhoïde survenus chez des hommes atteints de l'une ou de l'autre de ces maladies vénériennes. — Dans un cas, la gravité de la fièvre typhoïde fut très grave, mais dans d'autres

De Lespinois, médecin de 1re classe. Rapp. manusc., *loc. cit.* Toulon.

elle le fut moins. Le fait de l'aptitude particulière des individus contaminés par le mal vénérien à contracter la fièvre typhoïde, ou mieux à voir l'infectieux typhoïde qu'il possède à évoluer, n'en persiste pas moins.

Sur l'*Européen* le médecin-major[1] n'aurait constaté que deux cas de fièvre typhoïde sur un équipage de 165 hommes. au moment d'une épidémie de fièvre typhoïde qui sévissait à Alger et à Toulon, où le navire avait mouillé successivement. Ces deux cas se seraient montrés chez deux officiers atteints d'uréthrite : l'un, âgé de 27 à 28 ans, aurait eu une fièvre typhoïde bien caractérisée, ayant exigé 55 jours d'hôpital pour sa guérison. Chez l'autre, du même âge, la fièvre typhoïde aurait été plus grave. Chez les deux, l'écoulement se serait arrêté pendant le cours de la fièvre typhoïde. ne reparaissant. après la guérison, contrairement aux faits de Synety, qu'à l'état de suintement. Dans un cas observé par moi à Saint-Mandrier, une complication du côté de la vessie me fit croire à une péritonite qui a peut-être réellement existé ; mais je n'ai pu suivre le malade.

En tout cas. il faudra, dans des recherches futures, tenir compte de la situation créée par les virus vénériens. C'est dans ce but que je l'ai indiqué ici : les faits me paraissent d'ailleurs rentrer dans la catégorie générale de l'association des deux principes infectieux indiqués dans les chapitres précédents.

XII. — FIÈVRES TYPHOÏDES CHEZ LES EUROPÉENS ENTRÉS DANS LA PHASE ANÉMIQUE DU SÉJOUR AUX PAYS CHAUDS.

Après avoir étudié la fièvre typhoïde dans les pays chauds à l'état compliqué. soit par la chaleur, dans la phase d'excitation qui se montre après l'impression subite d'une température élevée, soit par les divers infectieux qui se mélangent à elle, il me reste à rechercher ce que devient cette même fièvre à l'état simple chez les individus séjournant depuis un certain temps dans les climats tropicaux.

Or, chez ces individus, à la phase d'excitation des premières

[1] Dr Morant, médecin de 1re classe. Communication orale.

chaleurs des trois ou cinq premiers mois, succède, ai-je déjà dit, *la période de dépression ou d'anémie* plus ou moins accusée.

Le *spiromètre*, qui dans un voyage des Antilles, était monté par l'impression subite de la chaleur de 3950 à 4175 (*Jousset*, p. 199), tombe au bout de 5 mois à 3906 puis 3795. — Au Sénégal, après plusieurs mois, il passe de 5490 à 5252. La *capacité vitale* est donc, après le premier effet de la chaleur, moins élevée dans les pays chauds ; elle est en corrélation avec la *combustion interne* moins active.

La *respiration ordinaire* devient, avec le temps, moins fréquente et moins profonde ; « les mouvements respiratoires étaient très fréquents au moment où l'organisme subissait pour la première fois la chaleur. La moyenne était de 20 dans les mois de juin, juillet, août, au Sénégal, mais le nombre pouvait s'élever à 26, 28 et même 52. Cette exagération disparaissait au bout de quelque temps, le chiffre devenant moins élevé et se tenait le plus souvent aux environs de 26... » (*Jousset*, p. 210). — Le temps de séjour fait donc tomber le chiffre des respirations « mais il ne le ramène pas à ce qu'il était dans les régions tempérées » (p. 211). Le degré de fréquence qui persiste est nécessaire à l'évaporation aqueuse, à l'abaissement de la température périphérique ; on peut dire que l'activité fonctionnelle respiratoire est moins forte de 20 pour 100 (p. 177).

Le *nombre des pulsations* diminue, après plusieurs mois de pays chauds ; le pouls devient plus calme. — Après 5 mois, de 91, il tombe à 87,85 ; après 5 mois, à 80,82. Mais son chiffre reste supérieur à ce qu'il était avant les effets des chaleurs torrides (p. 286).

La *tension artérielle* faiblit aussi. Elle coïncide avec une *plasticité moins grande* du sang et une *hypoglobulie* prononcée.

La *température* reste toujours plus élevée, mais elle l'est moins que dans la première période. Cependant le pouvoir calorifique semble perdre de son énergie aux pays chauds (p. 505).

La *digestion* est en souffrance ; le *foie* devient susceptible ; en général, il s'hypertrophie (alcool, piment). Les congestions de cet organe sont fréquentes ; les catarrhes de *l'estomac* de *l'intestin* sont aussi souvent observés. — La *nutrition* est languissante. Le *poids du corps* diminue.

Le *système nerveux* est moins sensible à la chaleur et aux excitations ; une certaine torpeur préside à toutes les fonctions.

Telle est la phase de dépression qui suit le passage subit du corps d'une température tempérée à une température tropicale !

On comprend qu'une fièvre typhoïde qui évoluera dans un pareil terrain, ne se présentera plus à l'observateur avec les mêmes symptômes que celle frappant l'individu à son arrivée dans les régions tropicales. L'influence des coups de chaleur (saison chaude, chaleur accidentelle) se retrouvera encore ici, mais modifiée, en raison de l'anémie plus ou moins grande des sujets.

Les *fièvres typhoïdes des acclimatés* (suivant l'expression employée par quelques auteurs pour caractériser l'état d'anémie des sujets après un certain temps de séjour dans les pays chauds), ne devront plus offrir, pour moi, ces réactions exagérées du système nerveux (ataxie, hyperthermie), ces engouements pulmonaires ou autres, que l'on a vus aux fièvres typhoïdes de la période de transition. L'impression thermique se montrera néanmoins plus intense que dans toute autre condition, en raison de la susceptibilité thermique des individus. Sa gravité sera moins grande.

Malheureusement, il est difficile de faire la part dans les statistiques portant sur les fièvres typhoïdes des acclimatés, soit du paludisme, qui complique généralement à terre, pour les troupes, la situation du typhisme qui se rencontre plus particulièrement à bord des navires, etc.

Dans l'épidémie de Ténès (Algérie, Frison), je relève pourtant dans les chiffres donnés par l'auteur, quelques indications qui me prouvent que la gravité diminue avec le temps de séjour.

De 9 à 10 mois de séjour, 25 cas ont donné 7 décès. Gravité   28.0%
De 22 mois et au-dessus, 13   —   2   —   15.5

Dans les 25 cas, ayant moins d'un an de séjour, il n'y a que six individus à avoir eu antérieurement quelques légers accès de fièvre, c'est-à-dire étant très peu impaludés.

Dans les 13 cas ayant plus de deux ans de séjour, 8 sont *paludéens.* — Sur ces 8, un appartient à un homme mort au moment où il venait de jouir en France d'un congé pour maladie. —

La gravité des fièvres typhoïdes des acclimatés diminue de ce fait encore de moitié ; elle n'est plus approximativement que de 7 pour 100, car je n'ai pu reconstituer avec les chiffres de Frison, la gravité telle qu'elle a été. D'ailleurs Frison dit expressément : « La diathèse palustre est venue aggraver la maladie et la compliquer d'une manière fâcheuse. »

La statistique de Martson pour l'Inde (donnée dans Corre, p. 553) éclaire assez mal la question, car il est difficile de faire la part du paludisme seul dans la gravité croissante des cas avec le temps de séjour.

A 1000 d'effectif :

1 an de séjour et au-dessous.	Morbidité.	54.59	Mortalité.	15.55	Gravité. 58.8%
2 et 3 ans.	—	25.73	—	9 56	— 56.0
4 et 5 ans.	—	17.71	—	8.55	— 47.0
Au-dessus.	—	2.65	—	1.52	— 49.0

Cependant l'on remarquera que si les cas de la deuxième et de la troisième année de temps de séjour offrent la même gravité que ceux de la première année, malgré le paludisme plus avancé qu'ils présentent, c'est donc, qu'en général, cette fièvre typhoïde de deuxième et troisième années est moins grave que celle de la première année ; chez les individus de quatrième et cinquième années et au-dessus où il n'y a plus qu'à considérer le paludisme profond qui a envahi les sujets, la gravité est beaucoup plus grande que dans les années antérieures.

Il m'est impossible de résumer en un tableau les caractères de ces fièvres typhoïdes des acclimatés, car, lorsque dans la description des fièvres typhoïdes des pays chauds donnés par les auteurs, on a retiré la part que j'ai faite aux *accidents de chaleur*, au *paludisme*, au *typhisme*, à *l'infection putride*, il ne reste plus qu'une fièvre typhoïde, dont les termes sont mal définis et se retrouvent un peu partout.

C'est à cette fièvre typhoïde ainsi réduite que j'appliquerai volontiers le caractère moins décidé, la durée plus courte de certains auteurs, la forme adynamique de Dutroulau, de Brassac, de de Lespinois, la forme muqueuse abdominale de Prat et de Torres-Homen. C'est à elle que j'attribuerai la rareté des taches rosées (de tous les auteurs), des épistaxis, la constipation ou la diarrhée, seulement vers la fin de la maladie (Torres-Homen et tous les auteurs) ; la terminaison par diarrhée ou dysenterie (de Laveran), l'absence de complications thoraciques (Bérenger-Féraud, Dutroulau), la fréquence des rechutes. Enfin, c'est à cette forme que je rapporterai les réflexions de Levacher sur les convalescences : « L'influence du climat, surtout lorsque dominent les chaleurs de l'hivernage, affaiblit et énerve les convalescents. Les chaleurs humides et l'activité qu'elles impriment à l'exhalation, la retiennent dans un état de débilité qu'ils subissent d'une manière d'autant plus rigoureuse et inévitable que pendant cette saison, les constitutions les mieux organisées et dans toutes les conditions de santé, ne peuvent elles-mêmes s'y soustraire[1]. »

La description de Dutroulau[2] s'adapte, selon moi, à cette fièvre typhoïde des acclimatés, que ce médecin différencie très bien de la fièvre typhoïde de transition qui est celle donnée par la plupart des auteurs ayant écrit sur les maladies des colonies.

« Les bâtiments qui arrivent d'Europe déposent quelquefois, dans nos hôpitaux, des fièvres typhoïdes graves, déclarées en France ou pendant la traversée ; une frégate arrivée à Fort-de-France en 1845 en avait même une épidémie, qui a été traitée à l'hôpital. Eh bien! rien n'est frappant, comme la différence que présente alors cette maladie de provenance étrangère, d'avec celle qui naît sur place et que l'on trouve quelquefois à côté d'elle, dans les mêmes salles. Je vais indiquer sommairement les différences.

« C'est par les symptômes de la fièvre inflammatoire et sans stupeur bien marquée que débute la fièvre typhoïde *modifiée* qui s'observe aux Antilles ; il y a de la somnolence au début, mais pas de phénomènes nerveux. Les symptômes abdominaux constitués par le gargouillement, rarement la véritable crépitation iléo-cœcale, par le météorisme, par les douleurs plutôt vagues que localisées, par la diarrhée alternant avec la constipation, ne se dessinent qu'après les premiers jours. Les éruptions cutanées se bornent à des sudamina et à quelques taches ecchymotiques qui deviennent plus tard des pétéchies, mais les taches rosées lenticulaires sont rares. Les râles qui annoncent la pneumonie hypostatique sont mal accusés : les phénomènes nerveux plutôt adynamiques qu'ataxiques, sont lents à

---

[1] Levacher. *Guide médical des Antilles.*
[2] Dutroulau. *Loc. cit.,* page 159.

se prononcer. La fièvre est continue avec exacerbation vespérale, accompagnée d'alternatives de sécheresse et de moiteur
à la peau, mais jamais intermittente et toujours rebelle au
sulfate de quinine. Après trois ou quatre septénaires, la
maladie cède habituellement à un traitement dont les évacuants
et les saignées locales forment la base, mais quelquefois elle
s'aggrave et se termine par la mort : ce sont ordinairement
les accidents cérébraux qui causent ce résultat (j'ajoute par
complication de coup de chaleur) ; je n'ai pas observé de péritonite par perforation, ni les gangrènes, ni les suppurations
qui éternisent la maladie. Du reste, l'autopsie ne laisse voir
que des plaques elliptiques assez rares vers la fin de l'iléon,
plutôt grises et molles que rouges et dures, pointillées et éro-
dées plutôt qu'ulcérées... les lésions pulmonaires ne sont
que de l'hyperémie et c'est l'encéphale qui présente les plus
graves altérations » (prouvant la cause que j'ai invoquée).

Cette fièvre typhoïde des acclimatés est, ajoute Dutroulau,
« toujours rare [1]... puisqu'il n'en compte pas plus de 4 à 5 cas
pour une année sur plus de 2000 malades », qu'il a observés
aux Antilles... Elle n'attaque guère les Européens que pendant
la première année de leur séjour. Dutroulau attribue cette
rareté aux conditions d'aération des habitations tropicales.
Pour nous, elle tient à la diminution progressive des cas loin
des foyers d'origine de France, à moins de circonstances particulières venant créer un foyer secondaire dans les pays chauds.
Je n'ai trouvé dans les rapports des médecins-majors des
navires que j'ai pu avoir entre les mains, aucune description
de ces fièvres typhoïdes des acclimatés. Il faudrait toute une
série de recherches portant sur des cas où le temps de séjour
sur les navires ou aux colonies depuis le départ de France
serait noté. Or, à l'heure actuelle, aucun document n'existe,
capable de mener à bien un pareil travail. C'est en me basant
sur les données physiologiques précédemment exposées, sur
la conviction que j'ai de la diminution de l'infectieux typhoïde,

[1] Selon de Saint-Pair et Walther cités par Brassac, p. 228, *Arch. méd. nav.*,
1865', la fièvre typhoïde, tout en étant assez rare aux Antilles, se montrerait relativement assez fréquente. « et alors, quand elle frapperait des Européens qui
n'ont pas un long séjour dans la colonie, sa gravité serait aussi prononcée que
dans les pays tempérés. » Autrement dit, la fièvre typhoïde des acclimatés est peu
grave.

au fur et à mesure de son éloignement de France, à moins de
création de foyers secondaires (Calédonie, Taïti, Australie...)
sur les accidents que j'ai cru devoir être tantôt le fait de l'action de la chaleur, tantôt du typhisme, du paludisme, etc.,
que j'ai admis comme probablement applicable à ces fièvres
typhoïdes des acclimatés, la description de Dutroulau. Aux
recherches futures à prouver si mes déductions sont vraies ou
fausses !

XIII. — PROPHYLAXIE. TRAITEMENT.

La première des conditions pour diminuer le nombre des
fièvres typhoïdes à bord des navires, serait celle qui tendrait
à rendre le foyer infectieux typhoïde des ports d'armement,
moins intense, par des mesures hygiéniques que devraient
prendre les municipalités de ces villes. — Les autres conditions sont toutes dominées par celle-ci.

Il faudrait, ensuite, que les navires fussent armés dans la
saison où l'infectieux typhoïde est dans son minimum d'activité
(dans le port de Toulon aux mois de novembre, décembre,
janvier et février).

Comme conséquence de ce fait, il serait convenable de ne
pas entasser les hommes sur les transports dans la saison
chaude, sous prétexte de beau temps dans le cours du voyage.

Quand le navire entre en armement, tous les hommes
atteints *d'embarras gastriques fébriles* doivent être envoyés
à l'hôpital, car la plupart de ces embarras deviendront des
fièvres typhoïdes.

Cette mesure doit surtout être appliquée avec la plus stricte
rigueur dans les derniers jours qui précèdent le départ pour la
haute mer.

Enfin, si les conditions le permettent, l'armement du navire ne doit pas être conduit trop précipitamment. Il faut
donner au navire qui arme un nombre de jours suffisants pour
laisser à l'infectieux typhoïde le temps de faire son évolution.
Sur le *Tourville* dont l'armement et les essais ont duré deux
mois, le nombre des fièvres typhoïdes a presque été nul (quatre
fièvres typhoïdes légères) pendant la campagne qu'il vient de
faire dans les mers de Chine, avec un effectif de 558 hommes.

Il est vrai que pendant ces deux mois de séjour en rade de Toulon avant son départ, j'avais envoyé à l'hôpital 23 cas de fièvre typhoïde.

Je désirerai, en outre, que les matelots venant des ports du nord, pour les navires armés à Toulon, aient dans la période d'armement du navire dans cette ville, aussi peu que possible de permissions de descendre à terre.

Après le départ du port d'armement, toute fièvre typhoïde qui se présentera sera évacuée à la première relâche. — Il n'y a aucun intérêt à faire subir aux individus atteints de cette pyrexie, l'impression d'une *chaleur subite*, surtout celle de la mer Rouge et aux mois les plus chauds.

Il conviendra, à ce sujet, d'imiter la sage conduite de ce médecin-major qui débarqua à Port-Saïd tous ses malades de dothiénentérie (quoiqu'il n'ait voulu éviter, par ce débarquement, que la création d'un foyer typhoïde secondaire à bord de son navire, ce qui était une erreur de sa part, puisque toutes les fièvres typhoïdes sont le résultat d'une importation).

« Il est certain pour nous, dit-il [1], que ces hommes avaient contracté leur affection à terre, qu'il n'existait aucun foyer épidémique provenant du bâtiment, et qu'il était bon de ne pas en créer un, vu l'importance de notre voyage et la quantité des passagers que nous avions ; aussi avons-nous conseillé à l'autorité de débarquer nos malades à l'hôpital de Port-Saïd, afin d'arrêter le mal si faire se pouvait. »

Le mal n'a pas été arrêté, mais tous les malades ont guéri, ce qui n'aurait pas eu lieu, s'ils avaient subi les chaleurs de la mer Rouge.

Sur l'*Aveyron*, le médecin-major [2] a pris, avec raison, la même détermination à propos de l'un de ses malades atteint de fièvre typhoïde.

Le 15 septembre, un caporal d'armes présente le début d'une fièvre typhoïde ; moral mauvais : cet homme est très affecté d'être ainsi malade pour la première fois de sa vie. « La température atteint très vite 40°,5 le soir. — Le troisième et le quatrième jour, en proie à un délire ambulatoire des plus prononcés, il voulait se précipiter par la fenêtre, injuriait les

---

[1] Dr Barre, médecin de 1re classe. Voy. du 30 mai. *Annamite*. Rapp. manusc., *loc. cit.* Toulon.

[2] Dr Ambiel, médecin de 1re classe. *loc. cit.*

infirmiers et était une cause de dérangement considérable pour le bord. Aussi étant donnée la perspective d'une traversée dans la mer Rouge, par des températures élevées et la longueur de la traversée, j'ai cru devoir proposer au commandant de le débarquer et de l'envoyer à l'hôpital de Port-Saïd. J'ai eu de ses nouvelles depuis ; il a parfaitement guéri et est rentré en France. »

J'ai retrouvé dans d'autres rapports de mes collègues des exemples aussi démonstratifs des bons résultats par le débarquement des malades avant la traversée des mers à températures tropicales.

Pour les navires partant de Toulon, il conviendra donc de débarquer toutes les fièvres typhoïdes existant à bord, soit à Port-Saïd, pour les navires passant la mer Rouge, soit à Alger, à Oran, à Dakar ou à Ténériffe, pour les navires qui viennent de Toulon ou des ports du nord.

Quand le débarquement sera impossible pour une raison ou pour une autre, il conviendra d'isoler toute fièvre typhoïde qui suivra à bord son cours dans les latitudes chaudes ; il faudra placer le malade dans l'un des endroits les plus aérés et les plus frais du navire.

Je ne sais sur quel rapport de médecin-major j'ai lu que la température ambiante de l'hôpital était, près d'un malade de dothiénentérie, de 33 à 35 degrés (du fait du voisinage du tuyau de la machine, je crois). Il est évident que la complication par coup de chaleur a dû se montrer chez ce malade.

Le médecin-major de l'*Annamite*, le Dr Barre, se loue beaucoup dans le traitement des fièvres typhoïdes qu'il a soignées, des effets des *pankas* que l'on avait installés au-dessus de chaque lit de l'hôpital. — La ventilation, le renouvellement de l'air constituent, en effet, un des meilleurs moyens de combattre l'exagération de la chaleur du malade, dont une partie vient du milieu qui l'entoure.

Après la ventilation du malade, je recommanderai l'emploi *des bains répétés à la température de l'eau des caisses à eau du bord, des lotions froides, des boissons glacées, l'ingestion de petits morceaux de glace, les lavements d'eau froide.*

Je donnerai, en même temps, le *bromure de potassium* à la dose de 3 à 4 grammes par jour et continué pendant longtemps.

Je supprimerai tous les alcooliques toniques quelconques, me contentant de la décoction de quinquina dans laquelle l'on aurait dissous une certaine quantité d'extrait de quinquina.

Je surveillerai les accidents du côté du cerveau, du cœur, du poumon et de l'intestin.

1° *Contre ceux du cerveau :* sangsues aux jugulaires, sinapismes aux membres inférieurs, lavements purgatifs.

2° *Contre ceux du cœur :* excitants diffusibles, dérivatifs à la région précordiale.

3° *Contre ceux du poumon :* nombreuses ventouses sèches, infusion d'ipéca et ergot de seigle, noix vomique.

4° *Contre les hémorrhagies intestinales :* l'opium, la térébenthine cuite et surtout l'ergot de seigle.

Enfin, à la première relâche je débarquerai le malade, car il sera toujours mieux dans un hôpital à terre, surtout dans les latitudes chaudes.

Pour éviter toute contagion à bord, il conviendra d'isoler le malade et de désinfecter ses selles. Cette mesure de désinfection devrait, d'ailleurs, être générale à bord des navires dans les deux premiers mois du jour de l'armement. Le sulfate de fer serait distribué *larga manu* dans les poulaines de l'équipage.

Contre les complications typhiques, putrides, etc., les moyens sont trop connus pour que j'insiste beaucoup sur leur emploi.

Éviter l'encombrement; multiplier les ouvertures d'aération ; employer en cas de mauvais temps les machines à propulsion de l'air dans les diverses parties du navire où sont les postes de couchage des hommes [1]; faire passer tous les jours, dans les zones chaudes, les hommes à la douche (propreté et *réfrigération* du corps); surveiller les insolations et les coups de chaleur (tentes et tauds faits), qui favorisent l'évolution de l'infectieux typhoïde ; traiter par l'eau phéniquée ou la chaux les matières des vomissements du mal de mer (contagion possible par cette voie); badigeonner les parois intérieures du navire avec de l'eau de chaux contenant du chlorure de chaux ou un excès d'acide phénique au moins deux fois par semaine; désinfecter les eaux de la cale, les parcs à bœufs et à

____

[1] Ce qui n'existe sur aucun navire, et le système d'Ecklund, par aspiration, étant insuffisant dans les pays chauds.

chevaux, les selles dysentériques ; maintenir les blessés, les dysentériques dans une atmosphère de vapeur d'eau phéniquée ; lessiver à l'eau bouillante les effets, linges, couvertures, hamacs des hommes atteints de fièvre typhoïde ; isoler et débarquer les malades atteints de fièvres éruptives, dès qu'il y aura possibilité de le faire ; réduire les communications dans les rades où l'infectieux typhoïde a élu domicile (Taïti, Nouvelle-Calédonie, Australie, etc.), lorsque les conditions du service le permettent ; ne pas aller, dans les premiers mois d'une campagne, dans les rades où régnera la fièvre jaune et, quand la visite sera forcée, consigner les hommes à bord, etc. En cas d'épidémie violente, ne pas hésiter à relâcher pour débarquer les malades, les passagers, aérer et désinfecter le navire par le chlore, l'acide sulfureux, etc. Avertir l'autorité supérieure de l'urgence de sortir au plus tôt, en augmentant la vitesse du navire, d'une région où la mer est mauvaise, créant des conditions de typhisme et de putridité à bord des plus dangereuses.

Je terminerai ces conseils par l'examen de la question suivante : Faut-il rapatrier les fièvres typhoïdes survenues dans les traversées d'aller aux pays chauds?

Je ne crois pas qu'il y ait nécessité absolue d'user d'un rapatriement immédiat, à moins de complications ayant anémié au plus haut point les malades, car je redouterai toujours pour les convalescents de la fièvre typhoïde *ordinaire* un nouveau voyage dans les mers chaudes sur des navires où les hôpitaux sont toujours un foyer de chaleur et d'encombrement. J'aimerai mieux les voir se remettre dans les hôpitaux bien aménagés des colonies ou dans les *sanataria*, lorsqu'ils existeront, car il ne faut pas oublier que les convalescents de fièvre typhoïde reviennent vite à la santé, même à bord des navires restant dans les pays chauds, ainsi qu'il m'a été donné quelquefois de le constater.

XIV. CONCLUSIONS

Je résumerai en quelques propositions les faits principaux de cette longue étude sur la fièvre typhoïde dans la marine et dans les pays chauds, renvoyant le lecteur aux chapitres spéciaux où sont traitées les questions laissées de côté dans ces conclusions.

1. Le *foyer infectieux typhoïde existant à Toulon* est des plus considérables ; il atteint toute son intensité au milieu de la ville, frappant d'autant plus les hommes qu'ils sont moins acclimatés à son action, qu'ils viennent d'un air plus pur, qu'ils sont plus surmenés, etc.

2. Dans les *mois chauds de l'année*, l'infectieux typhoïde est dans toute son activité à Toulon ; les cas et les décès de fièvre typhoïde sont plus nombreux, mais la gravité est moins considérable que dans les autres mois de l'année.

3. Les navires qui ont des rapports avec Toulon sont plus ou moins touchés, suivant la fréquence de leur venue dans le port de cette ville ou suivant la distance qui les sépare de lui.

4. Les navires qui partent de Toulon, dans les *mois chauds de l'année*, au moment de la plus grande expansion du foyer typhoïde, sont ceux qui présenteront les cas les plus nombreux de fièvre typhoïde.

5. La *chaleur climatique* des pays tempérés paraît favoriser le développement de la fièvre typhoïde, mais elle n'augmente pas, en général, sa gravité, à moins que la chaleur ne vienne agir brusquement sur cette fièvre à titre de complication.

6. L'influence de la *chaleur des saisons dans les stations des climats tempérés* est la même que celle constatée à Toulon.

7. La *chaleur des pays tropicaux* ne s'oppose pas au développement de l'infectieux typhoïde ; elle augmente sa gravité, parce qu'elle agit toujours plus ou moins à titre de complication. Toutefois, à cause de l'éloignement du port d'infection de France, il y a atténuation de la dose de l'infectieux typhoïde ; la fièvre typhoïde des pays chauds présente alors, de ce fait, une gravité égale à celle de la fièvre typhoïde de France (Toulon).

8. Dans les pays chauds, l'influence de la chaleur des saisons est la même que celle constatée dans les climats tempérés, avec cette différence toutefois que la chaleur saisonnière vient ajouter des effets infectieux à ceux de la chaleur propres aux climats tropicaux.

9. L'étude des *fièvres typhoïdes des transports* montre qu'elles sont d'autant plus nombreuses que la traversée est

plus longue, la chaleur plus intense et son action plus grande.

10. Les fièvres typhoïdes qui se déclarent dans les premiers jours de la traversée sont plus graves, toutes choses égales, que celles qui se montrent plus tard ; il n'y a d'exception que pour les fièvres typhoïdes qui seront soumises aux effets d'une transition brusque de température dans le sens le plus élevé.

11. C'est alors par *coup de chaleur* à des degrés divers que la chaleur subite agit plus ou moins violemment sur les fièvres typhoïdes venant de France.

12. C'est aussi par la même influence que beaucoup de fièvres typhoïdes de nos climats ou des colonies sont gravement compliquées.

13. Le nombre des fièvres typhoïdes sur des navires partis de France décroît au fur et à mesure de l'éloignement du port d'armement (les cas les plus nombreux se présentent dans la deuxième semaine du départ de France), à moins qu'un nouveau foyer typhoïde ne se trouve sur la route des navires (Nouvelle-Calédonie, Taïti, Australie, etc.). Sur les navires revenant des colonies, la fièvre typhoïde n'existe qu'à l'état d'exception.

14. Cette loi de décroissance, constatée sur tous les navires, prouve que la fièvre typhoïde est importée à bord. La moyenne des jours d'incubation serait de dix à vingt-cinq jours, mais elle va fréquemment à quarante ou quarante-cinq jours. Dans certains cas, l'incubation a été de soixante jours.

La *contagion* a été rarement observée ; l'infection par les selles étant à peu près impossible sur des navires, surtout sur ceux en marche.

15. La statistique des cas montre donc, par suite de cette importation de l'infectieux typhoïde à bord des navires, que celui-ci subit dans la marine une atténuation plutôt qu'une exagération.

16. Les *matelots* sont moins frappés que les *passagers civils ou militaires* non acclimatés au milieu nautique. Les *condamnés* présentent les cas les moins nombreux, mais lorsqu'ils sont touchés par l'infectieux typhoïde, la maladie est des plus graves, en raison de l'usure de ces individus,

17. Certaines *professions* maintenant les hommes dans les profondeurs du navire, près des foyers putrides de la cale, exposent plus que d'autres les hommes à avoir la fièvre typhoïde.

18. *L'encombrement, le défaut d'aération* favorisent le

développement de l'infectieux typhoïde, mais ne le font pas naître. Le *miasme typhique* complique toujours gravement les fièvres typhoïdes qui subissent son influence. La *perniciosité*, constatée dans les cas où il existe à un haut degré, lui appartient.

19. Il en est de même des infectieux *putride*, *malarien*, *amaril*, de *celui des fièvres éruptives, de la pneumonie*, etc.

20. Le *paludisme* s'oppose d'une façon générale à la naissance de l'infectieux typhoïde. Les transports et les navires revenant des colonies paludéennes, n'ont qu'exceptionnellement des fièvres typhoïdes, et encore sont-elles, la plupart du temps, légères. L'association typho-malarienne n'est grave que lorsqu'elle coïncide avec la période des lésions viscérales du paludisme; sa marche est généralement fatale; l'impuissance de la quinine étant absolue dans ce cas.

21. La chaleur aggrave, par sa présence, par son action de *coup de chaleur*, d'intensité variable, toutes ces associations. Aussi importe-t-il, au plus haut point, de dégager son influence des effets particuliers des infectieux cités. Il faut surtout ne pas prendre pour des accidents typhiques ou pernicieux des faits qui lui appartiennent en tant que chaleur.

22. La fièvre typhoïde des acclimatés, c'est-à-dire des individus ayant un certain temps de séjour dans les colonies, est peu grave, à moins de complication paludéenne sérieuse.

23. Le traitement des fièvres typhoïdes compliquées par l'action plus ou moins profonde de la chaleur, doit s'inspirer des moyens employés contre le coup de chaleur.

24. C'est par l'atténuation persévérante du foyer infectieux des ports d'armement que la présence des fièvres typhoïdes à bord des navires sera réduite à son minimum de fréquence.

TABLE DES MATIÈRES

ERRATA

Page 5, ligne 3, au lieu de existants, *lisez :* existant.

Page 5, ligne 21, au lieu de prémices, *lisez :* prémisses.

Page 8, ligne 3 (tableau), au lieu de 35, *lisez :* 55.

Page 9, ligne 2 (tableau), au lieu de 23,0, *lisez :* 11.2.

Page 10, note et tableau, au lieu de 2.85, *lisez :* 0.85.

Page 20, ligne 7 (1er tableau), au lieu de 704, *lisez :* 904.

Page 23, ligne 5, au lieu de 667, *lisez :* 677.

Page 24, ligne 31, au lieu de 1 Pacifique, *lisez :* 1 Martinique.

Page 24, ligne 31, au lieu de 2 Mexique, *lisez :* 3 Mexique.

Page 28, ligne 2 (tableau), *ajoutez :* 7e station : Méditerranée. . . . . . 34.8.

Page 32, ligne 32, au lieu de 1175, *lisez :* 1115.

Page 36, ligne 4 (tableau), au lieu de 9, *lisez :* 5.

Page 41, ligne 5, au lieu de a eu lieu, *lisez :* a lieu.

Page 41, ligne 7, au lieu de ont été plus, *lisez :* sont plus.

Page 47, ligne 4 (tableau), au lieu de 12, *lisez :* 22.

Page 48, ligne 7, au lieu de se refuser à reconnaître, *lisez :* se refuser de reconnaître.

Page 50, ligne 1 (1er tableau), *ajoutez* au nombre de navires le chiffre 2.

Page 50, ligne 3 (4e tableau), au lieu de 150, *lisez :* 1.50.

Page 51, ligne 9 (1er tableau), au lieu de 1100, *lisez :* 1160.

Page 56, ligne 2 (1er tableau, mois de juillet), au lieu de 6, *lisez :* 3.

Page 58, tableau, au lieu de décès de fièvres typhoïdes, *lisez :* décès de fièvre typhoïde.

Page 60, 2e tableau, *ajoutez :* suite de la note.

Page 63, ligne 24, au lieu de fourni, *lisez :* fournis.

Page 65, D. Navires sans fièvres typhoïdes, au lieu de 9, *lisez :* 3.

Page 65, ligne 4, au lieu de 5, *lisez :* 9.

Page 67, ligne 4 (1er tableau, gravité), au lieu de 10.7, *lisez :* 16.7.

Page 75, tableau : mettre le tableau en note à la suite de : *Voyages en Nouvelle-Calédonie et Australie.*

Page 81, ligne 11, au lieu de virus, *lisez :* poison.

Page 85, ligne 4 (1er tableau), au lieu de 4.08, *lisez :* 4.65.

Page 121, ligne 1 (note), au lieu de Dutouleau, *lisez :* Dutrouleau.

Page 128, ligne 10, au lieu de 3, *lisez :* 2.

Page 128, ligne 31, au lieu de qu'à minuit, *lisez :* qu'à minuit 3.

Page 129, ligne 1, au lieu de ple 1, *lisez :* ple.

Page 129, ligne 18, au lieu de (pays chauds), *lisez :* (pays chauds) 2.

Page 134, ligne 2 (note), au lieu de P. 185, *lisez :* P. 68.

Page 136, ligne 3 (3e tableau), au lieu de 0.80, *lisez :* 1.52.

Page 137, ligne 4 (tableau), au lieu de 46.6, *lisez :* 41.6.

Page 155, ligne 7, au lieu de P. 194, *lisez :* P. 79.

Page 182, note 2, au lieu de P. 86, *lisez :* P. 54.

Page 184, ligne 7, au lieu de P. 184, *lisez :* P. 41.

Page 187, ligne 32, au lieu de P. 275, *lisez :* P. 128.

Page 197, tableau (gravité des cas, dernière ligne), au lieu de 70.2, *lisez :* 7.02.

Page 199, ligne 39, au lieu de 191, *lisez :* 76.

Page 210, ligne 5, au lieu de 66, *lisez :* 201.

Page 225, ligne 6, au lieu de 174 — 177, *lisez :* 128 — 150.

Page 242, ligne 44 (note), au lieu de abcès dans la caisse, *lisez :* abcès dans la cuisse.

Page 260, notes 1 et 2, au lieu de notes 1 et 2, *lisez :* notes 2 et 1.

Page 278, ligne 1, au lieu de existence réciproque, *lisez :* influence réciproque.

Page 304, ligne 37, au lieu de ajouter des effets infectieux à ceux de la chaleur propres, *lisez :* ajouter ses effets pernicieux à ceux de la chaleur propre.

Page 305, ligne 4, au lieu de montreront plus tard, il n'y aura, *lisez :* montrent plus tard, il n'y a.

Page 305, ligne 5, au lieu de qui seront, *lisez :* qui sont.

Page 305, ligne 8, au lieu de agira, *lisez :* agit,

13316 — Imprimerie A. Lahure, rue de Fleurus, 9, à Paris.

9 782329 433219